A NOVA CIÊNCIA DA
longevidade

ROSE ANNE KENNY, M.D., PH.D.

A NOVA CIÊNCIA DA *longevidade*

VIVA MUITO E COM SAÚDE
FAZENDO MUDANÇAS SIMPLES EM SUA ROTINA

Tradução
Mirtes Frange de Oliveira Pinheiro

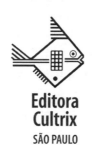

Editora
Cultrix
SÃO PAULO

Título do original: *Age Proof – The New Science of Living a Longer and Healthier Life.*
Copyright © 2022 Rose Anne Kenny.

Publicado originalmente em inglês em UK por Lagom, um selo da Bonnier Books UK Ltd.

Copyright da edição brasileira © 2023 Editora Pensamento-Cultrix Ltda.

1ª edição 2023.

Todos os direitos reservados. Nenhuma parte desta obra pode ser reproduzida ou usada de qualquer forma ou por qualquer meio, eletrônico ou mecânico, inclusive fotocópias, gravações ou sistema de armazenamento em banco de dados, sem permissão por escrito, exceto nos casos de trechos curtos citados em resenhas críticas ou artigos de revistas.

A Editora Cultrix não se responsabiliza por eventuais mudanças ocorridas nos endereços convencionais ou eletrônicos citados neste livro.

Editor: Adilson Silva Ramachandra
Gerente editorial: Roseli de S. Ferraz
Preparação de originais: Alessandra Miranda de Sá
Gerente de produção editorial: Indiara Faria Kayo
Editoração eletrônica: Ponto Inicial Design Gráfico
Revisão: Claudete Agua de Melo

Dados Internacionais de Catalogação na Publicação (CIP)
(Câmara Brasileira do Livro, SP, Brasil)

Kenny, Rose Anne

A nova ciência da longevidade : viva muito e com saúde fazendo mudanças simples em sua rotina / Rose Anne Kenny ; tradução Mirtes Frange de Oliveira Pinheiro. – 1. ed. – São Paulo : Editora Cultrix, 2023.

Título original: Age proof: the new science of living a longer and healthier life

Bibliografia.

ISBN 978-65-5736-246-4

1. Autocuidados de saúde 2. Bem-estar 3. Envelhecimento 4. Gerontologia 5. Vida saudável
I. Título.

23-149582	CDD-305.26

Índices para catálogo sistemático:
1. Longevidade: Envelhecimento: Aspectos sociais :
Sociologia 305.26
Eliane de Freitas Leite - Bibliotecária - CRB 8/8415

Direitos de tradução para o Brasil adquiridos com exclusividade pela
EDITORA PENSAMENTO-CULTRIX LTDA., que se reserva a
propriedade literária desta tradução.
Rua Dr. Mário Vicente, 368 — 04270-000 — São Paulo, SP — Fone: (11) 2066-9000
http://www.editoracultrix.com.br
E-mail: atendimento@editoracultrix.com.br
Foi feito o depósito legal.

Dedico este livro à memória de meus pais –
Kay e Billy Kenny.

Sumário

Prefácio		9
Capítulo 1	Você Tem a Idade Que Sente Ter – Idade Não é Um Número	17
Capítulo 2	Por Que Envelhecemos?	41
Capítulo 3	Amizade	61
Capítulo 4	Nenhum Momento de Tédio Sequer – Riso e Propósito	81
Capítulo 5	Uma Boa Noite de Sono	93
Capítulo 6	Relaxamento e Ritmo de Envelhecimento	115
Capítulo 7	Em Busca do Elixir da Juventude	135
Capítulo 8	Água Fria e Hormese	149
Capítulo 9	Alimentação	157
Capítulo 10	Sexo e Intimidade	191
Capítulo 11	Cuidado Permanente com os Músculos	203

8 | A NOVA CIÊNCIA DA LONGEVIDADE

Apêndices – Autotestes	217
Qualidade de Vida – Escala de Controle, Autonomia, Autorrealização e Prazer (CASP-12)	218
Questionário de Preocupações do Estado da Pensilvânia (PSWQ-A)	223
Percepções do Envelhecimento	225
Subescala de Propósito na Vida da Escala de Bem-Estar Psicológico de Ryff	235
Escala de Solidão da Ucla	238
Escala de Depressão do Centro de Estudos Epidemiológicos (versão curta)	240
Apoio Unipodal	242
Referências	245
Agradecimentos	317
Créditos das ilustrações	318

Prefácio

EM JANEIRO DE 2018, EM UMA NOITE ESCURA E CHUVOSA, percorri uma estrada alagada que conduzia a uma cidade localizada na parte central da Irlanda. Ia dar uma palestra sobre envelhecimento e saúde. Durante aquele terrível trajeto, achei que seria impossível atrair o público com um tempo tão ruim. A palestra seria realizada em um hotel gelado que costumava ser utilizado para funerais e casamentos, e foi anunciada como a "primeira de uma série de palestras a serem realizadas em toda a Irlanda para falar sobre uma nova pesquisa de uma docente do Trinity College".

O salão era grande e frio, e estava vazio; o pequeno atril, voltado para várias cadeiras douradas e vazias, parecia deslocado e solitário. O retroprojetor era antigo demais para ser compatível com o sistema PowerPoint; então, minha assistente saiu em busca de outra tecnologia. Dizendo para mim mesma que eu devia estar maluca, encontrei o tímido gerente do hotel, que reforçou minha apreensão ao se desculpar por um evento simultâneo que ocorria do outro lado da rua, a "Missão". Há muito tempo não ouvia esse termo. Missão é uma antiga tradição irlandesa, um evento anual em que a Igreja Católica local reúne pregadores de ordens religiosas visitantes. Fiquei desanimada: no interior da Irlanda, a Missão era uma concorrência desleal.

10 | A NOVA CIÊNCIA DA LONGEVIDADE

Porém, pouco a pouco, o salão começou a encher. Chegaram pessoas de todas as idades: mães de 30 e poucos anos com os filhos, homens e mulheres na faixa dos 50, 60 e 70 anos de idade, dois ônibus repletos de moradores dos arredores e de vilarejos próximos, e residentes de uma instituição de longa permanência, gentilmente transportados por um voluntário, um policial uniformizado. O clima começou a ficar mais caloroso com o burburinho, as risadas e o tilintar de louça. O clube de futebol da Associação Atlética Gaélica (GAA) servia chá, café e bolo, e exibia os dois troféus esportivos mais cobiçados da Irlanda: das Copas de Sam Maguire e de Liam McCarthy, resultando em fotos e comentários animados da multidão crescente. Uma banda de música infantil ajustou os instrumentos, a plateia tomou seus assentos e, ao ritmo animado de música irlandesa, entrei em cena para dar início à primeira de uma série de palestras.

Mais tarde, conversei com os participantes, que me bombardearam com perguntas e comentários. Fiquei surpresa quando alguém disse que nunca tinha ido a uma palestra antes, "fora o sermão do padre na missa de domingo" (o que era irônico, tendo em vista o evento da Missão do outro lado da rua a que haviam faltado). Foi comovente. Muita gente perguntou se eu tinha por escrito o conteúdo da palestra e se havia um livro com as informações fornecidas. Essa foi a semente para a criação deste livro, que contém um apanhado das minhas palestras e representa um tributo à alegria que senti ao compartilhar todo o conhecimento e experiência que acumulei ao longo da vida.

◆

Meus pacientes, colegas de trabalho e amigos sempre dizem que odeiam a ideia de envelhecer. Quem está na casa dos 40 ou 50 anos diz que tenta não pensar nisso, pois acha que tem uma conotação muito negativa. No entanto, a ciência que estuda o envelhecimento é vasta e caminha a passos largos. Quando eu era uma jovem médica, a gerontologia era praticamente inexistente, mas nos últimos vinte anos sofreu uma explosão. E continua a evoluir, fornecendo boas evidências de que a "volta final", como diz um dos meus pacientes, pode ser o período mais tranquilo, proveitoso e prazeroso da vida – sobretudo se nos prepararmos para ele.

Parte dessa preparação consiste em compreender quais são os fatores que determinam o envelhecimento e o que podemos fazer a respeito no momento oportuno. Você já parou para pensar sobre por que estamos vivendo mais? Uma menina nascida hoje viverá, em média, três meses a mais que sua irmãzinha que nasceu há um ano. Em 1800, a expectativa de vida era de 40 anos; duzentos anos depois, essa expectativa mais que dobrou, passando para 85 anos ou mais. No início da minha carreira, um paciente hospitalizado de 100 anos ou mais era algo inusitado, e corríamos para ver essa raridade; hoje isso não é mais um fato extraordinário.

Fui atraída pela gerontologia quando fazia residência médica, e a razão pela qual envelhecemos ainda incita minha curiosidade e norteia minhas pesquisas. Tanto naquela época como agora, interagir com os pacientes e aprender com suas histórias de vida produzem respostas e soluções, pois levanta a pergunta óbvia: o que faz algumas pessoas parecerem resistentes ao envelhecimento, enquanto outras "envelhecem cedo"?

As Zonas Azuis contêm muitos dos segredos que podem ajudar a responder a essa pergunta. Trata-se de cinco lugares no mundo que têm a maior proporção de centenários de todo o planeta. São eles: Sardenha (Itália), Okinawa (Japão), Península de Nicoya (Costa Rica), Loma Linda (Estados Unidos) e Icária (Grécia), todos locais litorâneos. Os habitantes das Zonas Azuis não apenas vivem mais como também têm mais saúde e menos tendência a adoecerem na velhice. Além disso, têm mais probabilidade de serem fisicamente ativos e saudáveis após os 100 anos de idade.

Neste livro, utilizo os conhecimentos adquiridos com o estudo das Zonas Azuis para transmitir os últimos avanços da ciência que constituem o alicerce de um envelhecimento bem-sucedido. A base da longevidade saudável abrange vários fatores prazerosos: um propósito de vida; inclinação à curiosidade; bastante variedade, muitas risadas e amizades; senso de pertencimento; e fortes vínculos com amigos e familiares, com os quais compartilhar refeições, vinho e muito mais. Desde a descoberta dessas zonas e dos fatores que determinam a longevidade saudável de seus habitantes, inúmeras pesquisas tentam descobrir por que eles afetam o envelhecimento e quais são as razões biológicas para que as pessoas das Zonas Azuis vivam tanto e tão bem. Como o fato de ter um propósito de vida pode nos afetar biologicamente, tornando mais lento o envelhecimento celular? E como chegamos à conclusão de que precisamos ter um objetivo para sobreviver? Se encontrarmos essas respostas, o que poderemos fazer para manter vivo esse propósito? Essas são algumas das perguntas que tentarei responder nestas páginas.

Este livro é uma compilação do que aprendi em minha experiência como médica e pesquisadora dessa área. O que torna esta obra singular é a apresentação das informações mais recentes fornecidas por um dos estudos multidimensionais mais abrangentes do mundo (que liderei), aliadas a mais de trinta e cinco anos de experiência clínica em gerontologia, exemplificadas com histórias interessantes de pacientes que reuni ao longo dos anos.

Tive o privilégio de criar e dirigir um estudo revolucionário sobre envelhecimento, que acompanhou quase 9 mil adultos a partir de 50 anos de idade. Desde 2009, o Estudo Longitudinal Irlandês sobre Envelhecimento (Tilda – The Irish Longitudinal Study on Ageing) gerou mais de quatrocentos artigos científicos. Ele abrange todos os aspectos da vida, como atividade sexual, alimentação, saúde física e mental, genética, experiências na infância, expectativas, amizades, finanças e muito mais, para formar o complexo panorama que explica por que e como envelhecemos. Nenhum aspecto isolado leva ao envelhecimento; trata-se de uma combinação de fatores, muitos dos quais podemos manipular.

Valendo-me do Tilda e de vários outros estudos correlatos, tive o cuidado de assegurar que as informações apresentadas neste livro fossem rigorosamente baseadas em evidências – e não em *fake news*. Procuro deixar bem clara a força das evidências que dão base às informações e evitar qualquer tipo de conjectura. Faço questão de enfatizar isso, porque uma amiga norte-americana me enviou um livro "excepcional" (*best-seller*) sobre saúde e bem-estar. A intenção dela era boa; ela achava que poderia ser uma fonte de "inspiração" para mim. Comecei a ler o livro, mas não consegui terminar, pois muitas das afirmações do autor se baseavam em suposições, e não em evidências. Perguntei-me como uma mulher culta como minha amiga podia ser tão ingênua.

Outro motivo que me levou a escrever este livro é que, durante meus anos como médica e pesquisadora, testemunhei uma mudança bem-vinda nas expectativas e na curiosidade dos pacientes. As pessoas estão muito mais bem informadas e, em decorrência, mais engajadas nos processos de diagnóstico e tratamento. Pouco a pouco, médicos e pacientes tomam decisões compartilhadas e se tornam mais conscientes de uma abordagem holística à saúde e ao envelhecimento. A medicina tem incorporado cada vez mais a qualidade de vida e fatores de bem-estar geral às discussões com os pacientes. A disciplina saiu aos poucos do seu silo tradicional e passou a levar em conta experiências de vida mais amplas que contribuem para o desenvolvimento de doenças e processos relacionados à idade. No início de minha carreira, a medicina era muito mais didática: o médico "dizia ao paciente o que fazer". A mudança nessa cultura se deve, em parte, ao compartilhamento de um conhecimento mais amplo de todos os componentes que levam a uma boa resposta ao tratamento, incluindo estilo de vida, relacionamentos e atitudes.

Lembro-me de um episódio que ocorreu durante minha formação médica. Era hora da tradicional sessão clínica matinal na enfermaria. O médico responsável, um enfermeiro, três residentes e dois internos estavam reunidos em torno do leito de uma paciente em uma ala de dezesseis leitos sem divisórias – uma visão assustadora para qualquer paciente. Todas as atenções estavam voltadas para o médico, que, postado ao lado da cabeceira do leito e de costas para a paciente em questão, explicava com entusiasmo que "aquela paciente", que havia sofrido um AVC (acidente vascular cerebral), estava com o lado esquerdo do corpo paralisado (braço e perna); que dificilmente ela

14 | A NOVA CIÊNCIA DA LONGEVIDADE

se recuperaria; e que suas faculdades mentais também tinham sido afetadas devido à extensão da lesão. Ele tinha chegado a essas conclusões com base na interpretação de sua tomografia cerebral. O médico foi além, afirmando que ela não teria condições de ter uma vida independente e que era bem provável seu encaminhamento a uma instituição de longa permanência para idosos. Naquele momento, a paciente sentou-se na cama e repreendeu o médico: "Eu estou aqui debaixo do seu nariz, ouvindo tudo o que o senhor diz. Portanto, faça o favor de se dirigir diretamente a mim. Ontem, comecei a mexer a mão e o braço direitos, e dei alguns passos com a ajuda de uma enfermeira. Tenho uma família grande que me dá todo o apoio possível e pretendo ir para a minha casa. Eles já estão providenciando algumas mudanças no meu lar. Sou uma artista de sucesso e *vou* voltar a pintar".

Fico exultante quando me lembro da energia e determinação daquela paciente. Hoje em dia é normal que os pacientes participem de todas as etapas do tratamento, o que é facilitado pela disponibilidade de informações na internet. Os médicos também aprenderam a se comunicar melhor. Quando apresentamos opções e fornecemos todas as informações aos pacientes, podemos conhecê-los melhor, saber o que é importante para eles e por quê, quais são suas expectativas, as experiências de vida que influenciaram seus sintomas e decisões, e, desse modo, fazer uma abordagem conjunta. Cada vez mais, os pacientes querem saber por que determinada doença surge, entender o que deu errado com seu corpo e usar essas informações para tomar decisões. Por esse motivo, neste livro falo sobre como uma doença surge à medida que envelhecemos, bem como sobre os fundamentos biológicos que levam a essas mudanças.

Nunca pergunto a idade de um paciente. Tomo minhas decisões com base na avaliação de sua idade biológica, feita após exame físico e anamnese. Não existem duas pessoas de 83 anos iguais: uma consegue correr uma maratona, enquanto outra é uma frágil residente de uma instituição para idosos. O tratamento clínico das duas é muito diferente e não se relaciona a um mero número. Nossas experiências e circunstâncias na infância influenciam nossa biologia na meia-idade e na velhice.

De fato, o envelhecimento biológico começa bem cedo – na terceira década de vida já se estabeleceu nas células. Ao ler este livro, você vai descobrir a amplitude do envelhecimento biológico e como ele difere da idade cronológica. Um estudo demonstrou uma diferença de vinte anos no relógio biológico do envelhecimento em adultos de apenas 38 anos. Portanto, a idade não é um número: o que conta são as mudanças biológicas, e a boa notícia é que podemos mudar e melhorar a maioria dos fatores que alteram nosso relógio – controlamos 80% de nosso envelhecimento biológico. Ao final do livro, incluí alguns dos testes que usamos no estudo Tilda, bem como os resultados esperados para sua idade e sexo, para que possa verificar seu desempenho em medidas que influenciam reconhecidamente o ritmo do envelhecimento.

Este livro analisa em detalhes a busca secular da humanidade pelo elixir da juventude e da vida. Fico feliz em apresentar sólidas evidências científicas para convencê-lo de que você *tem* a idade que sente ter, de que existem inúmeras maneiras de tornar a "volta final" mais prazerosa e garantir satisfação, curiosidade e alegria por toda a vida.

Capítulo 1

Você Tem a Idade Que Sente Ter – Idade Não é Um Número

Durante toda a minha vida profissional, sempre fiquei fascinada com o modo como a atitude das pessoas influencia não apenas seu envelhecimento, mas também sua saúde. Há pouco tempo, atendi uma paciente de 85 anos com leve infecção respiratória e que estava ansiosa para se curar logo, porque todos os dias ela cuidava, segundo suas palavras, de uma "vizinha idosa". A vizinha tinha 74 anos, mas era frágil e dependia da minha paciente, que se sentia muito bem em prestar essa assistência. Achei engraçado ouvir a paciente descrever alguém onze anos mais nova como idosa, sem se dar conta de que ela também o era. É comum isso acontecer com pessoas que não sentem a própria idade, que acreditam ser mais jovens do que são, mais jovens do que sua "idade cronológica". Para elas, o ditado popular de que os 70 anos de hoje são os 60 de ontem é a mais pura verdade, e essa atitude está bastante alinhada com a ciência atual.

Eileen Ash é outro ótimo exemplo disso. No momento em que escrevo este livro, ela é uma das mulheres mais velhas da Grã-Bretanha

18 | A NOVA CIÊNCIA DA LONGEVIDADE

e, aos 105 anos, ainda dirige, tendo obtido sua carteira de habilitação há oitenta anos. Quando li a respeito de Eileen, fiquei impressionada com sua atitude positiva e o fato de sempre ter tido uma vida ativa e variada, e de continuar assim até hoje. Apesar de ter mais de um século de idade, Eileen continua a fazer caminhadas diárias em ritmo acelerado e a praticar yoga, atividade que iniciou aos 90 anos, quando a maioria das pessoas opta por diminuir o ritmo de vida. Ela comenta: "Tem dias que eu faço a postura do gato. Em outros, faço a postura do gato e do cachorro. O yoga faz muito bem ao meu corpo. Mantém meus músculos em funcionamento". Ela demonstra uma atitude positiva, otimista, repleta de coragem e autoconfiança, o que lhe permite enfrentar novos desafios em cada fase da vida sem se inibir pela idade. Eileen não age "de acordo com sua idade", apenas continua com entusiasmo a levar uma vida plena; sua idade cronológica não interfere em suas ambições nem em seu modo de vida.

Ela é um exemplo vivo de como a atitude de alguém em relação à idade afeta o ritmo do envelhecimento biológico. A ciência mostra que a atitude dela ajuda a retardar tanto o envelhecimento físico quanto o cognitivo. Meu grupo de pesquisa fez alguns trabalhos interessantes nessa área e mostrou que a maneira como a pessoa se sente em relação à própria idade, mais jovem ou mais velha, na verdade influencia a rapidez com que ela envelhece. Em outras palavras, os processos celulares que caracterizam o envelhecimento podem ser controlados pela atitude e por percepções.

De uma praticante de yoga de 105 anos a alguém de 40 anos que se esforça para correr 1 quilômetro, todos nós conhecemos pessoas que parecem surpreendentemente jovens ou velhas para sua idade. Podemos distinguir duas formas de idade que ajudam a explicar essa discrepância: a idade cronológica, contada a partir do nascimento até determinada data; e a idade biológica ou fisiológica, que considera o grau de funcionamento do organismo em relação à idade cronológica.

Nascemos com um número fixo de genes, nosso DNA, mas alguns dos genes podem ser ativados ou inativados por fatores como alimentação, exercício, abordagem psicológica e atitude. Essa ativação ou inativação dos genes é chamada de epigenética. O envelhecimento biológico é definido pela epigenética, que ocorre em todas as idades, e essas alterações na função gênica aceleram ou retardam o envelhecimento celular. A epigenética explica as diferenças entre o envelhecimento biológico e o cronológico, e por que Eileen, aos 105 anos, não apenas parece mais jovem como também tem um comportamento mais jovial do que outras pessoas mais jovens em termos cronológicos. Graças à sua atitude positiva e ao fato de não ter deixado de se exercitar ao longo da vida, Eileen ativou genes protetores que diminuem o ritmo do envelhecimento celular. A epigenética também explica por que gêmeos idênticos, que têm os mesmos genes, porém diferentes experiências de vida e hábitos de saúde distintos, envelhecem em ritmos diferentes. As células tornam-se mais vulneráveis ou mais protegidas dependendo dos genes que são ativados ou inativados.

Podemos analisar a epigenética com base em amostras de sangue e usar os resultados para compreender melhor por que algumas pessoas, como Eileen, vivem mais com saúde. Por exemplo, nosso estudo mostrou que experiências adversas na infância, como alcoolismo parental ou pobreza; problemas de saúde mental, como depressão; má alimentação; e baixo nível de escolaridade aparecem em nossos genes e estão ligados a problemas de saúde na velhice. A análise da epigenética significa poder ver que as alterações nos genes são causadas por fatores modificáveis – fatores que, tanto como indivíduos quanto como sociedade, podemos influenciar para controlar o envelhecimento biológico e, portanto, o tempo de vida. Em outras palavras, a epigenética explica a relação entre a atitude de um indivíduo a respeito da idade e o real envelhecimento celular. Para explorar com mais profundidade a ciência que está por trás disso e descobrir alguns dos segredos do envelhecimento bem-sucedido, vamos analisar a princípio uma das conquistas científicas mais importantes do mundo: o genoma humano.

20 | A NOVA CIÊNCIA DA LONGEVIDADE

Em junho de 2020, comemoramos vinte anos do lançamento do Projeto Genoma Humano. Graças ao trabalho realizado nesse projeto, podemos compreender melhor as alterações genéticas que determinam a longevidade de Eileen. Em seu lançamento, o Projeto Genoma Humano foi descrito por Tony Blair como uma "revolução na medicina cujas implicações ultrapassam até mesmo a descoberta do antibiótico". Bill Clinton, presidente dos Estados Unidos à época, foi ainda mais enfático: "Hoje, estamos aprendendo a linguagem com que Deus criou a vida". Foi uma conquista científica revolucionária, de enorme alcance e proporção.

Cada célula do corpo tem cerca de 2 metros de DNA, e temos 30 trilhões de células. O DNA consiste em 23 pares de cromossomos, cada um formado por 3 bilhões de "letras" de informações genéticas. O Projeto Genoma Humano foi criado para interpretar todas essas letras. Não existe nenhum índice, nenhuma explicação e nenhuma maneira facilmente discernível de decifrar esse alfabeto obscuro. Foi necessário que milhares de cientistas de todo o mundo, durante sete anos, trabalhassem juntos e trocassem informações sempre que realizavam um estudo para descobrir algo mais sobre as letras do alfabeto. Foi um trabalho lento, difícil e complicado. Mas após 4 bilhões de anos de evolução, um organismo – nós – foi capaz de decifrar o próprio código de instruções. Isso foi de grande ajuda não apenas para o diagnóstico de doenças genéticas, mas também para o conhecimento dos genes que contribuem para a longevidade. Além disso, agora sabemos que os genes podem ser ativados ou inativados, e que hábitos de saúde e outros fatores externos controlam a epigenética.

Até o momento, descobriu-se que um dos genes que mais influenciam o processo de envelhecimento é o DAF2. A atividade desse gene, ou seja, sua ativação ou inativação, controla muitas das importantes vias que regem o envelhecimento das células. Exemplos do papel desse gene também são encontrados em animais. A manipulação do gene em animais, algo ainda não permitido em humanos, permite-nos estudar como pequenas alterações na função gênica, e, portanto, na epigenética, afetam o envelhecimento das células e a expectativa de vida.

VOCÊ TEM A IDADE QUE SENTE TER – IDADE NÃO É UM NÚMERO | 21

Uma pequena alteração no gene DAF2 de um nematoide, o *Caenorhabditis elegans,* dobra seu ciclo de vida. Como compartilhamos um grande número de genes com esse verme, é provável que aconteça a mesma coisa com seres humanos. O DAF2 também controla a atividade da insulina e do hormônio do crescimento, que desempenham papéis importantes no desenvolvimento de todos os tecidos e na maneira como metabolizamos o açúcar e produzimos energia, processos fundamentais para a sobrevivência de todas as células. Aliás, a atividade do DAF2 das pessoas que vivem até os 90 anos ou mais é diferente da atividade do das que não passam dos 90. Alimentação, obesidade, exercício e restrição calórica influenciam o gene DAF2, o que talvez explique por que esses fatores diminuem o ritmo do envelhecimento e aumentam a expectativa de vida. Essa é uma porta que se abre para usarmos essas novas informações a fim de obtermos mais controle sobre o envelhecimento.

Os relógios epigenéticos surgiram do trabalho do Projeto Genoma Humano e são uma extensão do que sabemos sobre epigenética. Quando nos referimos à ativação ou inativação de um gene, estamos descrevendo a "metilação do DNA", ou seja, o acréscimo de um grupo metila ao DNA (um grupo metila é formado por um átomo de carbono e três átomos de hidrogênio). Isso ocorre o tempo todo no corpo inteiro e ajuda a manter o DNA estável. O montante de alteração da metilação pode ser usado para determinar a idade do tecido. Ao mapear essa alteração ao longo da vida, criamos o relógio epigenético como uma medida do envelhecimento biológico. Trata-se de uma ciência ainda em desenvolvimento, e novos "relógios", que usam diferentes combinações de montantes de metilação, continuam a ser descobertos e testados acerca de sua precisão. Nenhum relógio ainda é preciso o suficiente para estimar com clareza a idade biológica de um indivíduo, mas estamos cada vez mais próximos desse grau de precisão. Em pouquíssimo tempo, seremos capazes de determinar a idade biológica exata de um indivíduo.

Portanto, em essência, o relógio epigenético permite calcular a diferença entre a idade biológica e a idade cronológica – o ritmo do envelhecimento. Há uma propaganda exagerada em torno do assunto, e hoje existem produtos no mercado que alegam determinar a idade biológica com precisão. No momento em que escrevo este livro, minha opinião é de que esses produtos devem ser considerados com cautela. Nosso estudo mostra que, até agora, os métodos não são sensíveis ou específicos o bastante para fornecer estimativas precisas da idade biológica de um indivíduo nem levam em consideração toda a complexa rede de fatores que influenciam o processo de envelhecimento. Porém, essa é uma área de pesquisa que se encontra em pleno desenvolvimento, e não há dúvida de que em breve surgirão testes mais precisos da idade biológica.

Nos últimos anos, aprendemos bem mais sobre os vários fatores que influenciam os relógios epigenéticos. Os que afetam nossos relógios de modo adverso são doença, maus hábitos de saúde (tabagismo ou obesidade) e experiências de vida estressantes. A aceleração da idade ocorre quando os relógios disparam em consequência desses eventos ou hábitos. Outra área que influencia o envelhecimento biológico é o humor. O cantor e compositor canadense Justin Bieber dorme em uma câmara hiperbárica, supostamente para aliviar a ansiedade. Talvez isso não seja tão bizarro quanto parece. Estresse e mudança de humor persistentes, como depressão e ansiedade, podem causar danos de longo prazo devido ao excesso de exposição aos hormônios do estresse e ao estado fisiológico adverso que eles geram. Um estudo muito conhecido da Nova Zelândia, o estudo de Dunedin, acompanhou mil participantes, todos nascidos entre abril de 1972 e março de 1973, com exames detalhados a intervalos regulares desde o nascimento. Nas idades de 26, 32 e 38 anos foram realizados exames de saúde detalhados, além de exames de sangue para determinar o envelhecimento biológico. Além disso, foram obtidos detalhes da percepção dos participantes de como estavam envelhecendo – a atitude deles em relação ao envelhecimento. David Belsky e Terrie Moffitt, pesquisadores responsáveis pelo estudo, disseram que alguns dos indivíduos de 38 anos tinham idade biológica epigenética de 28 anos, enquanto outros tinham idade biológica de 48 anos (veja a página ao lado).

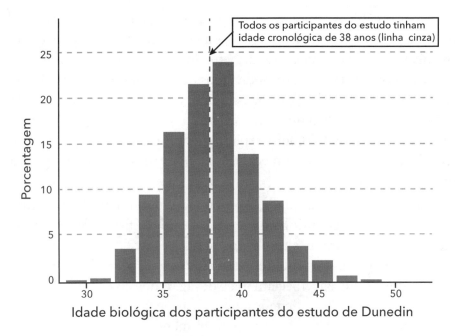

Participantes com idade cronológica de 38 anos do estudo de Dunedin, que mostram a ampliação da idade biológica de 28 para quase 50 anos.

Qual é a razão dessa variação de quase 22 anos no envelhecimento biológico, mesmo aos 38 anos? O principal determinante foi o mau humor e o estresse, sobretudo na infância, mas também na faixa dos 20 e 30 anos.

Além disso, Belsky e Moffitt testaram a hipótese de que os que eram biologicamente mais velhos que a idade cronológica de 38 anos continuavam a envelhecer mais rápido que os participantes de mesma idade cronológica que conservavam fisiologias "mais jovens". Os pesquisadores concluíram que um indivíduo de 38 anos com idade biológica de 40 envelheceu 1,2 ano mais rápido ao longo de doze anos do que um participante com idade cronológica e idade biológica de 38 anos. Em outras palavras, os indivíduos biologicamente mais velhos na ocasião da primeira coleta de dados continuaram a envelhecer em um ritmo mais acelerado durante os anos subsequentes. Além disso, o ritmo de deterioração fisiológica ficou evidente em vários sistemas orgânicos: pulmões, boca, gengivas e dentes, frequência cardíaca e pressão arterial, rins, fígado, olhos, função imunológica, ossos, lipídios sanguíneos, índices de diabetes, índice de massa corporal, gordura corporal e cérebro. Nos indivíduos que envelheciam mais rápido, todos os órgãos envelheciam mais rápido; o envelhecimento acelerado não estava confinado a um único sistema, era generalizado. Isso indica que um mecanismo comum explica o envelhecimento biológico. Se conseguirmos definir esse mecanismo, poderemos ter a chave para o elixir da juventude.

Ainda antes da meia-idade, os jovens adultos que envelheciam com mais rapidez também tinham menor capacidade física. Por exemplo, eles apresentaram piores resultados nos testes de equilíbrio, pois foram incapazes de se manter em pé sobre uma só perna pelo mesmo tempo que os que envelheciam mais devagar; nos de habilidades motoras finas, ao serem solicitados a encaixar pequenos objetos em um painel perfurado; além de apresentarem menor força de preensão.

Embora os jovens adultos não tivessem nenhuma doença na ocasião dos exames, os resultados expuseram problemas em órgãos que acabariam resultando em doenças relacionadas ao envelhecimento, como os olhos. O olho é a janela do cérebro. Os pequenos vasos sanguíneos oculares se originam da mesma fonte que os pequenos vasos que se dirigem para o cérebro. Esse ponto de partida em comum nos permite tirar conclusões sobre os vasos cerebrais com base nos vasos oculares em adultos. Mudanças detectadas em fotografias retinianas preveem a ocorrência de acidente vascular cerebral (AVC) e demência vascular no futuro. Os jovens adultos do estudo de Dunedin cuja idade biológica era maior que a idade cronológica tinham vasos oculares significativamente "mais velhos", levantando, assim, a possibilidade de que corressem maior risco de sofrer um AVC e ter demência mais tarde.

Em um experimento paralelo, solicitou-se que estudantes universitários que não conheciam os participantes do estudo nem seus dados avaliassem fotografias de rosto deles. Os estudantes conseguiram identificar com precisão diferenças no envelhecimento facial dos participantes do estudo que espelhavam o envelhecimento biológico – identificaram os que envelheciam mais rápido afirmando que pareciam "mais velhos". Esses mesmos participantes disseram que se sentiam mais velhos e se consideravam menos saudáveis.

Esses achados nos revelam alguns fatos importantes. Por exemplo, que o envelhecimento começa cedo e que afeta a maioria dos sistemas corporais ao mesmo tempo. Por que pessoas de 38 anos parecem e se sentem mais velhas? A diferença de quase doze anos em relação à idade biológica se devia, sobretudo, a experiências adversas na juventude. No entanto, as coisas não são tão ruins quanto parecem. Todos os fatores que aceleram o relógio epigenético são modificáveis – eles estão sob nosso controle e, se fizermos algo em relação às circunstâncias que desencadeiam o envelhecimento epigenético, podemos influenciá-lo em qualquer estágio da vida. Nunca é tarde demais para mudar, mas, quanto mais cedo ocorrer a mudança, melhor. Além disso, nem todas as pessoas de 38 anos que relataram mau humor ou estresse tiveram envelhecimento acelerado. Muitas eram resilientes aos fatores psicológicos que afetam a mudança biológica. Vale ressaltar que, em geral, esses participantes resilientes eram otimistas e tinham percepção e atitude positivas apesar das circunstâncias adversas.

Percepções do envelhecimento, senso de controle e resposta emocional ao fato de envelhecer são fatores importantes. Isso nos remete à minha paciente de 85 anos e a Eileen Ash. Ambas tinham percepção e atitude positivas, boa autoestima e otimismo. Dizem que a percepção afeta o modo como envelhecemos porque as pessoas que "sentem sua idade" têm doenças ou distúrbios que aceleram o envelhecimento e alteram sua percepção. Mas diversos estudos, entre eles, alguns feitos pelo nosso grupo, confirmaram que "temos a idade que sentimos ter", seja qual for nosso estado de saúde. Em outras palavras, as percepções podem se sobrepor a outros fatores que, caso contrário, poderiam limitar o envelhecimento físico. O simples fato de se sentir mais jovem do que a própria idade cronológica diminui o ritmo do envelhecimento, não importando a presença de doenças ou distúrbios. Isso porque uma atitude positiva em relação ao envelhecimento altera a composição química celular de maneira benéfica, possivelmente reduzindo a inflamação dentro da célula e, em decorrência, mudando seu estado de metilação e epigenética.

Um de nossos estudos mostrou que as pessoas que sentem ter sua idade cronológica ou estar perto dela têm mais probabilidade de desenvolver fragilidade física e problemas de saúde mental nos anos subsequentes se comparadas às que dizem se sentir mais jovens do que sua idade cronológica. Foi isso o que aconteceu quando ajustamos as análises para levar em consideração qualquer doença existente no início do estudo. Percepções negativas em relação ao envelhecimento resultam em diminuição da autoconfiança, da autoestima e do nível de satisfação com a vida, bem como em menos saúde física e mental. Percepções negativas resultam, mais tarde, em maior propensão a ter doenças como cardiopatia, a sofrer um infarto do miocárdio e a morrer precocemente.

Isso me lembra da importante influência que a linguagem, a mídia e as atitudes de amigos, familiares e sociedade têm sobre a maneira como nos sentimos e de como é difícil permanecermos resilientes diante de estereótipos negativos. Se alguém ou algo lhe diz a todo momento que você é velho, é difícil não se sentir velho.

Pesquisadores da Universidade Yale, nos Estados Unidos, mostraram que a percepção do envelhecimento pode mudar com rapidez a fisiologia de um indivíduo, e que as mudanças são incorporadas e se tornam crônicas com a exposição repetida a estereótipos negativos. Nos experimentos desses pesquisadores, adultos foram expostos a uma série de palavras para descrever o envelhecimento. Para os estereótipos positivos foram usados termos como "realizado", "conselheiro" "alerta", "astuto", "criativo", "esclarecido", "orientador", "em processo de melhoria", "perspicaz", "culto" e "sábio". Os estereótipos negativos foram "Alzheimer', "confuso", "em declínio", "decrépito", "demente", "dependente", "doente", "moribundo", "esquecido", "incompetente", "guarda coisas no lugar errado" e "senil". Os participantes foram submetidos a testes de matemática e vocabulário, que os colocavam sob estresse após serem expostos aos estereótipos, enquanto eram realizados vários testes fisiológicos para averiguar o impacto biológico dos testes estressantes de matemática e vocabulário.

Os participantes expostos a estereótipos negativos apresentaram respostas fisiológicas excessivas e indesejadas, com aumento da pressão arterial, aumento da frequência cardíaca e redução do fluxo sanguíneo cutâneo. Isso mostrou que os estereótipos negativos sobre envelhecimento tornavam os participantes menos capazes de mitigar as respostas ao estresse. A influência dos estereótipos positivos sobre envelhecimento, por outro lado, produziu respostas fisiológicas mais moderadas ao estresse. Em outras palavras, os estereótipos positivos ajudaram os participantes a lidarem com o estresse.

Em outro estudo realizado por nosso grupo, solicitou-se a adultos a partir de 50 anos que dissessem até que ponto eles concordavam com dezessete afirmações, como "Não tenho controle sobre a maneira como o envelhecimento afeta a minha vida social", "À medida que envelheço, posso participar menos das atividades", ou "À medida que envelheço, fico mais sábio", "À medida que envelheço, tem muita coisa que posso fazer para manter minha independência". Quanto mais esses adultos mais velhos concordavam com afirmações negativas como as duas primeiras e quanto menos concordavam com afirmações positivas como as duas últimas, piores eram suas atitudes em relação ao envelhecimento e maior a propensão a ter um envelhecimento físico e cognitivo acelerado ao longo dos oito anos seguintes. Por exemplo, as atitudes negativas em relação ao envelhecimento foram associadas a redução da velocidade em uma caminhada, memória pior e desempenho ruim em vários outros testes mentais. Isso ocorria até mesmo depois que levávamos em conta a saúde de modo geral, os medicamentos, as circunstâncias de vida e muitos outros fatores que promovem confusão. Em outras palavras, as percepções exerciam influência independente sobre o ritmo de envelhecimento físico e mental.

Além disso, ficou demonstrado que as atitudes negativas afetavam a maneira como os problemas de saúde interagiam. Participantes debilitados que tinham atitudes negativas mostravam habilidades mentais inferiores às dos participantes que não estavam debilitados.

28 | A NOVA CIÊNCIA DA LONGEVIDADE

Entretanto, os participantes debilitados que tinham atitudes positivas exibiam o mesmo nível de habilidade mental dos participantes que não estavam debilitados. Portanto, mais uma vez, atitudes e percepções positivas tiveram um caráter de proteção, enfatizando que nós, de fato, temos a idade que sentimos ter. Mesmo que tenhamos problemas de saúde, a atitude ainda predomina.

Quando apresentei esses dados a um eminente cardiologista aposentado, ele disse que estava convencido do poderoso efeito da "mente sobre o coração" e de que o estresse e as percepções podiam influenciar inclusive a ocorrência de um infarto do miocárdio. Ele me contou a seguinte história:

> Em 1980, atendi um paciente com forte angina. O teste ergométrico confirmou a quantidade reduzida de fluxo sanguíneo para o músculo cardíaco. Disse ao paciente que ele precisava ser submetido a uma angiocoronariografia para definir a anatomia dos vasos sanguíneos do coração. Ele ficou muito preocupado, pois não queria fazer nenhum procedimento invasivo. Tive de passar um bom tempo tentando convencê-lo de que o exame era necessário. No final, ele concordou e foi internado na ala particular de um hospital universitário de Londres, onde na época não havia monitoramento cardíaco. Às sete horas da manhã do dia seguinte, recebi um telefonema do hospital me informando que ele tinha sido encontrado morto no leito. É óbvio que essa poderia ter sido uma evolução natural da doença, mas sua negatividade me impressionou e me fez achar que isso contribuiu para aquela morte súbita.

Passando para um assunto um pouco mais leve, as pessoas subestimam o quanto a atividade sexual está ligada à percepção de envelhecimento. A atividade sexual é uma parte importante da vida para a maioria dos casais e está fortemente relacionada à qualidade de vida. Pessoas sexualmente ativas têm uma qualidade de vida melhor, mesmo na velhice. Em nosso estudo, adultos mais velhos sexualmente ativos têm uma visão mais positiva, são menos propensos a se considerar velhos e a acreditar que o envelhecimento tem consequências negativas. Todos esses são fatores que contribuem para uma melhor qualidade de vida e uma idade biológica mais jovem em casais sexualmente ativos.

Como evidenciado pelo paciente do meu colega cardiologista, adultos mais velhos com atitudes negativas em relação ao envelhecimento vivem 7,5 anos a menos do que aqueles que têm atitudes positivas, sobretudo por causa dos índices mais altos de doenças cardíacas. Nosso estudo confirma a relação entre percepção de envelhecimento e morte. Como havíamos reunido detalhes de muitos aspectos da vida e da saúde dos participantes do estudo, pudemos mostrar que a percepção de envelhecimento afetava de modo independente a morte precoce. Portanto, nossas próprias percepções em relação ao envelhecimento e a influência da sociedade sobre essas percepções são muito importantes para uma vida saudável e longeva. A maneira como percebemos o envelhecimento é literalmente uma questão de vida ou morte.

Sempre Jovem é uma comédia de 1951 estrelada por Marilyn Monroe. Quando o tipógrafo John R. Hodges (Monty Woolley) é forçado a se aposentar aos 65 anos, por causa da política interna da empresa, ele decide fazer algo a respeito. Com o cabelo tingido de preto, apresenta-se como Harold P. Cleveland, Diretor da controladora da empresa em que ele trabalhava, e faz uma visita de inspeção ao antigo local de trabalho, com os executivos da companhia nervosos e confusos em seu encalço. Mais tarde, Hodges reclama da falta de funcionários mais velhos e experientes, fazendo o presidente da empresa, Louis McKinley (Albert Dekker), mudar a política de aposentadoria. John Hodges faz um discurso inflamado sobre as virtudes dos trabalhadores mais velhos. Ele é aplaudido de pé, os jornais o elogiam e até mesmo o mercado de ações sobe com o otimismo produzido. Quando a farsa é descoberta, Hodges tinha sido tão bem-sucedido em promover mudanças na empresa que Cleveland lhe oferece um emprego como assessor de relações públicas, mas Hodges recusa. Ao mudar a atitude e a política etarista da empresa, conseguira o que queria e estava feliz com o resultado.

As políticas de aposentadoria compulsória permitem que os empregadores obriguem os funcionários a se aposentar em determinada idade, em geral aos 65 anos. A aposentadoria compulsória era bastante difundida nos Estados Unidos nas décadas de 1960 e 1970, e ainda é comum em muitos países europeus. Porém, por meio de uma alteração do Age Discrimination in Employment Act (Lei de Discriminação de Idade no Emprego), de 1978, o Congresso Americano tornou ilícita a aposentadoria compulsória antes dos 70 anos e, em 1986, aboliu de vez essa prática. A aposentadoria foi redefinida. Ela deixou de ser automática em determinada idade e passou a ser uma retirada voluntária da força de trabalho na idade mais apropriada para as capacidades, os interesses e os planos de carreira do indivíduo. Essa abordagem poderia ser adotada de modo mais amplo.

Muitos países europeus ainda têm aposentadoria compulsória para os trabalhadores do setor público, embora uma grande parcela dos trabalhadores queira maior flexibilidade em relação à aposentadoria. No Japão, 43% das pessoas querem continuar trabalhando depois da idade de aposentadoria, enquanto na França essa porcentagem é de apenas 15%. Dois terços dos cidadãos norte-americanos preferem aliar um trabalho de meio período à aposentadoria parcial a se aposentar de vez. De certo modo, é provável que as disparidades nas preferências por flexibilização entre os países sejam motivadas pelos vários tipos de sistemas de aposentadoria. Valores de aposentadoria que variam de acordo com a idade e vantagem financeira do maior tempo de trabalho são fatores importantes que moldam a atitude dos trabalhadores em relação à flexibilidade. Por exemplo, os limites com relação ao montante de renda que pode ser obtido sem gerar redução no valor da aposentadoria diminuem o incentivo em trabalhar além da idade oficial de aposentadoria. Entretanto, os indivíduos não são motivados a trabalhar mais tempo somente por questões de ganho financeiro, mas também por satisfação pessoal. Pesquisas de vários países europeus e dos Estados Unidos mostraram que trabalhadores com mais de 45 anos têm menos estresse e se sentem mais satisfeitos com a vida, em média, do que os mais jovens. Isso vale para trabalhadores de tempo integral, de meio período e profissionais autônomos.

Poder escolher quando parar de trabalhar é importante e afeta tanto a satisfação com a vida quanto a percepção de envelhecimento.

VOCÊ TEM A IDADE QUE SENTE TER – IDADE NÃO É UM NÚMERO | 31

Testemunhei a tristeza de colegas que, de repente, foram obrigados a se aposentar. Além de ser lastimável para eles, esse ato representou também uma grande perda para as instituições e a sociedade como um todo. Na minha visão, a aposentadoria compulsória é etarista e discriminativa, e a opção por continuar trabalhando é uma política mais equitativa.

Infelizmente, a aposentadoria compulsória condiz com outras atitudes sociais negativas em relação ao envelhecimento. Estereótipos relacionados à idade, encontrados em geral na literatura e na mídia, retratam adultos mais velhos como fisicamente fracos, esquecidos, teimosos e egoístas, e há um consenso generalizado desses atributos em diferentes culturas e gerações. No entanto, de acordo com a Organização Mundial da Saúde, existem poucas evidências médicas ou psicológicas objetivas dessas "verdades" comumente aceitas sobre o envelhecimento. Apenas uma pequena minoria de adultos mais velhos têm problemas físicos, cognitivos ou mentais. A maioria é independente e tem uma boa qualidade de vida, que ainda melhora depois dos 50 anos. Além do mais, atitudes negativas em relação ao envelhecimento produzem desigualdades sociais.

"Ele falou que eu estava muito velho para aquilo", "Ela presumiu que eu não conseguiria entender por causa da minha idade" e "Não me deram o emprego por causa da minha idade" são apenas alguns dos exemplos do etarismo cotidiano de que 77% dos adultos mais velhos pesquisados no Reino Unido disseram ser vítimas. Essas atitudes negativas se estendem para nossos contatos sociais. Uma pesquisa de 2018 feita pela European Social Survey, que levou em conta a atitude de 55 mil pessoas de 28 países, mostrou que o Reino Unido está repleto de divisões intergeracionais: metade dos adultos jovens e de meia-idade pesquisados admitiram que não têm nenhum amigo com mais de 70 anos de idade. Somente um terço dos portugueses, suíços e alemães disseram que têm amigos mais velhos.

Em sociedades etaristas, adultos mais velhos, por consequência, têm mais probabilidade de serem excluídos de eventos sociais e

32 | A NOVA CIÊNCIA DA LONGEVIDADE

piores perspectivas de emprego que jovens adultos. Diante de todas essas atitudes negativas, os indivíduos têm dificuldade de manterem a jovialidade. Um fato preocupante é que, no contexto de algumas doenças, adultos mais velhos têm menos probabilidade de receber o mesmo tratamento apenas por causa da idade.

Isso foi demonstrado durante a pandemia de Covid-19, quando, na expectativa de uma necessidade premente de leitos de UTI e ventilação, alguns países elaboraram uma política segundo a qual pacientes acima de certa idade (em geral, 70 anos) não receberiam tratamento intensivo, enquanto outros países basearam essas decisões, de maneira correta, na probabilidade de sobrevivência e na "saúde biológica", uma abordagem sensata.

No Reino Unido, a abordagem era ambígua. De acordo com o Equality Act (Lei de Igualdade), é ilegal negar a uma pessoa mais velha acesso à assistência médica em função da idade. Mas o NHS, o Sistema Nacional de Saúde, usou um teste de triagem de "fragilidade" para determinar quem deveria receber um tratamento mais agressivo. A idade representava 50% da pontuação de fragilidade e, portanto, criava um viés de avaliação contra os pacientes mais velhos. Dave Archard, professor emérito da Universidade de Queen, em Belfast (Irlanda do Norte), afirmou que "um serviço de saúde sobrecarregado não é desculpa para uma discriminação que resultaria em rejeição das pessoas mais velhas". E acrescentou: "A discriminação de pacientes no atendimento de saúde com base na idade envia uma mensagem sobre o valor das pessoas. Essa discriminação expressa publicamente a visão de que os mais velhos têm menos valor ou menos importância que os jovens. Isso os estigmatiza como cidadãos de segunda classe". Catherine Foot, diretora de evidências do Centre for Ageing Better, concordou. "A idade cronológica nunca deve ser o principal fator que determina o direito de uma pessoa aos cuidados de saúde. Do ponto de vista médico, esse é um indicador ruim da capacidade que a pessoa tem de responder bem aos cuidados intensivos e se recuperar."

A nossa maneira de pensar, falar e escrever sobre o envelhecimento tem um efeito direto sobre a saúde. Pergunte a si mesmo: você é etarista? Você se identifica com algum dos estereótipos dos quais falamos? Todos nós ficaremos velhos, e, se as atitudes negativas em relação ao envelhecimento permanecerem por toda a vida, terão efeitos prejudiciais mensuráveis sobre a maneira como as pessoas envelhecem, sobre a maneira como *nós* envelhecemos. Se quisermos uma sociedade mais equitativa agora e no futuro, não podemos ter atitudes etaristas, seja em relação ao próprio envelhecimento ou ao dos outros.

Todos os setores da sociedade precisam estar cientes do perigo de aceitar atitudes negativas. Profissionais da imprensa podem tomar medidas para evitar uma linguagem tendenciosa quando se referir à idade. Médicos devem se policiar para não serem tendenciosos nas estratégias terapêuticas. Pesquisadores e formuladores de políticas devem trabalhar juntos para estimular novas maneiras de reforçar atitudes positivas. A boa-nova é que haverá uma mudança devido ao grande número de pessoas que vêm "atingindo a maioridade" e que vão exigir igualdade social. Um bom exemplo disso são os *baby boomers*, cuja atitude em relação ao envelhecimento é diferente da de seus predecessores.

Baby boomer é uma expressão usada para descrever uma pessoa que nasceu entre 1946 e 1964. A geração *baby boomer* compõe uma porção substancial da população mundial, sobretudo nos países desenvolvidos. Depois da Segunda Guerra Mundial, a taxa de natalidade subiu de modo vertiginoso em todo o mundo, e a "explosão" de novos bebês ficou conhecida como *baby boom*. Nesse período, nasceram quase 77 milhões de bebês, somente nos Estados Unidos. Os primeiros *baby boomers* viveram até os 63 anos, em média, enquanto os mais recentes podem viver até os 79 anos. Dado o número elevado, aliado ao aumento natural da expectativa de vida, os *baby boomers* representam uma coorte crescente de envelhecimento. Uma grande porcentagem de *baby boomers* viverá até 25 anos a mais que seus pais. Os que se aposentaram com 60 e poucos anos podem esperar viver mais 25 anos, pelo menos. Essa é a geração de Woodstock, do "poder das flores", dos *hippies*, do maior acesso à educação, dos movimentos liberais e de novos gêneros musicais. A voz deles *será* ouvida. Essa geração pós-guerra tem grandes expectativas. Com mais riqueza, saúde

34 | A NOVA CIÊNCIA DA LONGEVIDADE

e energia, e com seus filhos agora adultos, é mais provável que possam se dar o luxo de aproveitar a aposentadoria realizando sonhos de viagens e outros itens de sua longa lista de coisas a fazer antes de morrer. Quando os *baby boomers* atingirem a idade de se aposentar, é cada vez mais provável que tenham saúde suficiente para correr maratonas, construir casas e até mesmo abrir um novo negócio.

Para analisar como os diferentes países e culturas abordam o envelhecimento, é só olhar para a Dinamarca. Como sociedade, devemos ter consciência de que atitudes etaristas se infiltram em nossa biologia e que as circunstâncias da infância afetam a saúde e o bem-estar dos adultos, podendo ter, portanto, influências de longa duração. Sendo assim, para alcançar uma sociedade mais igualitária, a infância e a velhice são prioridade, e a Dinamarca é um exemplo de uma sociedade assim.

O Índice de Progresso Social avalia a capacidade que a sociedade tem de atender às necessidades humanas básicas de seus cidadãos. Ele se baseia em indicadores sociais e ambientais que determinam a qualidade de vida do país. Em suma, o índice calcula o bem-estar geral do ser humano, incluindo dados de 128 países sobre cinquenta indicadores, e a Dinamarca tem ficado sistematicamente no topo do *ranking* de felicidade da Europa nos últimos quarenta anos. A sociedade dinamarquesa torna fácil vivenciar uma existência interessante e gratificante, na qual a idade é respeitada.

O gasto *per capita* com crianças e pessoas mais velhas dos dinamarqueses é maior do que o de quase todas as outras nações. Os jovens recebem excelente educação e excelente assistência médica. Graças a um sólido sistema de ensino multidisciplinar, os dinamarqueses são empregados produtivos. Os adultos passam pouco tempo se preocupando com a aposentadoria. Eles se concentram mais em arrumar emprego na área que amam e podem desfrutar seus últimos anos sabendo que suas necessidades serão atendidas. É um círculo virtuoso.

Os dinamarqueses adotam a política de "envelhecer em casa". Há cerca de trinta anos, começaram a fechar instituições de longa permanência e a redirecionar fundos e recursos humanos para que as pessoas pudessem ficar na própria casa, com apoio às suas necessidades de saúde, conforme necessário. O número de residentes de instituições de longa permanência, portanto, é inferior a um décimo do da Irlanda, embora a diferença populacional seja de 5,3 contra 4,4 milhões, respectivamente. Quanto ao pequeno número de pessoas que estão em instituições de longa permanência, os cuidados são dispensados em casas com quatro ou cinco "apartamentos" e um posto de enfermagem central. Casais podem ficar juntos, e, se um deles morrer, o cônjuge pode permanecer no apartamento da instituição, ou seja, "em casa".

Há uma marca de felicidade estabelecida na vida movida por propósito dos dinamarqueses. Como ocorre com todas as formas de felicidade, ela supõe que as necessidades básicas sejam atendidas, para que as pessoas possam ir em busca de suas paixões no trabalho e no lazer, qualquer que seja a idade. Os acadêmicos se referem a isso como felicidade eudemônica, termo que significava "felicidade" na Grécia antiga. O instituto internacional de pesquisa Gallup avalia a felicidade perguntando às pessoas se elas "aprenderam ou fizeram algo interessante no dia anterior". O conceito foi popularizado por Aristóteles, que acreditava que a verdadeira felicidade só era alcançada com uma vida de significado, quando se fazia o que valia a pena ser feito.

Os invernos são longos e escuros na Dinamarca; em novembro, a noite chega às 16h45. Para compensar, os dinamarqueses criam ambientes acolhedores com velas e o calor da lareira, e reúnem amigos de todas as idades. Etarismo é raro na Dinamarca, assim como qualquer tipo de discriminação. Os dinamarqueses mostram que é possível ter uma sociedade mais igualitária e felicidade eudemônica em todas as fases da vida. Em decorrência, a expectativa de vida nesse país é uma das mais altas do mundo e tem subido sistematicamente 0,18% ao ano – hoje é de 81,11 anos.

Essa abordagem igualitária também é evidente nas Zonas Azuis, onde as diversas gerações se respeitam e as amizades transcendem a idade, a posição social e o prazer; amizades e felicidade são importantes para todos, não importa a idade.

—◆—

A linguagem que usamos tem importância, e o etarismo é exemplificado pela linguagem e pela terminologia. Termos como "senil", "demente" e "velho" são infelizes e por sorte estão desaparecendo. No entanto, ainda há um termo em uso comum que precisa ser eliminado: "idoso". Algumas palavras podem ser convenientes, mas promovem estereótipos pela generalização e falta de especificidade. Sendo assim, usar o termo "idoso" no caso de alguém forte e independente, e também em relação a alguém frágil e dependente, diz pouco sobre o indivíduo, além de ser um descritor impreciso e enganoso.

Pense em quantas vezes você ouviu referências a "idosas" ou "idosos" durante a recente pandemia de Covid-19. Esses termos são etaristas. Etarismo, assim como racismo e sexismo, é um tipo de preconceito ou prejulgamento, moldando a percepção das pessoas. Embora termos etaristas rebaixem adultos mais velhos, ainda assim existe um etarismo desmedido, mesmo no sistema de saúde, que lança a pessoas mais velhas o estereótipo de doentes, frágeis e fisicamente dependentes. O etarismo resulta em menos cuidados e afeta de maneira negativa o tratamento dos pacientes.

Adultos mais velhos não gostam de ser chamados de "idosos", ainda que apliquem esse termo para descrever outra pessoa, como no caso da minha paciente de 85 anos que se referiu à sua vizinha "idosa" de 74 anos! Em um estudo europeu, indivíduos mais velhos demonstraram preferência por "pessoa mais velha" ou "sênior" e rejeitaram terminantemente os termos "velho" e, sobretudo, "idoso". Em 1995, o Comitê de Direitos Econômicos, Sociais e Culturais das Pessoas Mais Velhas da Organização das Nações Unidas rejeitou o termo "idoso", preferindo "pessoa com mais idade". Além disso, um manual da mídia publicado pelo International Longevity Centre (Centro Internacional de Longevidade) recomendou a expressão "adultos com mais idade", em vez de "sênior" e "idoso". O relatório afirma que: "Afinal de contas, não nos referimos às pessoas com menos de 50 anos como 'cidadãos juniores'". Está na hora de a nossa linguagem amadurecer, de usar termos precisos, exatos, que não façam juízo de valor e que os adultos mais velhos prefiram.

—◆—

Gostaria de terminar por onde comecei, com a ciência das atitudes positivas e do envelhecimento bem-sucedido. O estudo das freiras é um bom exemplo de como as atitudes têm influência de longo alcance.

Você consegue se imaginar sendo convidado para fazer parte de um estudo em que os pesquisadores perguntam se estaria disposto não apenas a ser examinado em detalhes, a intervalos regulares, mas também a doar seu cérebro para ser dissecado após sua morte? É exatamente o que perguntaram às 678 freiras da congregação School Sisters of Notre Dame, nos Estados Unidos, que concordaram em participar do estudo longitudinal de David Snowdon em 1991. As irmãs foram estudadas por meio de exames médicos e testes psicológicos regulares até a morte delas. Todas concordaram que seu cérebro fosse submetido a estudos anatomopatológicos após a morte. Dessa maneira, foi possível mapear a influência da saúde e das experiências de vida das freiras, ao longo de toda a vida, sobre o cérebro.

O estudo das freiras foi o mais próximo possível de um experimento humano de longo prazo. Em um estudo clínico, é importante que os pesquisadores controlem o maior número possível de fatores, para investigar melhor o elemento em que estão interessados – nesse caso, a saúde do cérebro e a demência. Nesse sentido, as freiras eram uma opção perfeita: tinham o mesmo estado civil e nenhuma tinha filhos, e quase todas haviam sido professoras durante toda a vida. Possuíam renda e nível socioeconômico semelhantes, faziam uma alimentação controlada, moravam juntas em ambientes semelhantes, não fumavam, não tomavam bebida alcoólica e tinham acesso a serviços de enfermagem, saúde preventiva e outros tipos de serviços de saúde similares. Levantavam-se e se deitavam no mesmo horário. Em outras palavras, as condições físicas e as circunstâncias que costumam confundir e complicar a interpretação dos dados foram controladas o máximo possível.

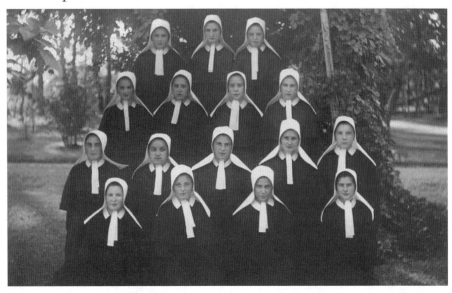

Esta fotografia dos arquivos do convento mostra as freiras da School Sisters of Notre Dame em 1927, e a foto abaixo mostra as sobreviventes da classe 60 anos depois.

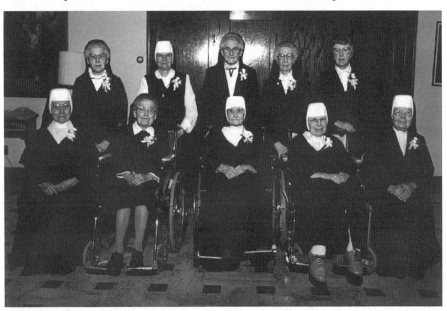

Alguns dos fatores inesperados que afetaram o fato de as freiras desenvolverem ou não demência foram a atitude delas quando jovens e seu temperamento. Um dado fascinante disponível aos pesquisadores era uma carta arquivada que todas as freiras escreveram quando tinham 20 anos, depois do noviciado e antes de fazerem os votos finais. Isso revelou a atitude das freiras e como essa atitude afetou o processo de envelhecimento sessenta anos depois.

O temperamento determina a capacidade que a pessoa tem de lidar com o estresse e as adversidades da vida. Como exemplificado pelo estudo de Dunedin, mecanismos de enfrentamento, como atitude positiva e um bom temperamento, ajudam a administrar melhor o estresse. Atitudes positivas promovem uma espécie de proteção contra patologias cerebrais. Eis aqui dois exemplos de atitudes distintas evidentes nas cartas das noviças:

> **Freira 1** (baixa emoção positiva): *Nasci em 26 de setembro de 1909. Sou a mais velha de sete filhos, cinco meninas e dois meninos. Passei o ano do meu noviciado no convento ensinando Química e Latim no Notre Dame Institute. Com a graça de Deus, pretendo dar o melhor de mim à nossa Ordem para disseminar a religião e para minha santificação pessoal.*

> **Freira 2** (alta emoção positiva): *Deus iniciou bem minha vida ao me conceder uma graça de valor inestimável. O ano passado, que passei como noviça estudando no Notre Dame College, foi muito feliz. Agora não vejo a hora de receber meu Hábito Sagrado de Nossa Senhora e ter uma vida de união com o Amor Divino.*

Em termos simples, as freiras que expressaram emoções mais positivas viveram, em média, uma década a mais do que suas colegas mais pessimistas, além de terem menos propensão a desenvolver demência. Aos 80 anos, 60% das freiras menos felizes tinham morrido. A probabilidade de sobrevivência esteve sistematicamente a favor das freiras mais positivas.

A maneira como percebemos a nós mesmos influencia o ritmo biológico do envelhecimento. Percepções podem sofrer influência de atitudes da sociedade, seja por etarismo, seja pelas experiências ao longo da vida. Quanto mais otimistas e positivas forem nossas percepções, maior a probabilidade de vivermos mais, com mais saúde e felicidade. Isso se explica por mudanças no envelhecimento biológico, como evidenciado pela metilação do DNA nas células de todo o corpo. Espero que essa consciência possa nos levar a envelhecer da maneira mais bem-sucedida possível e até mesmo permita que nossas últimas décadas de vida sejam os anos de melhor qualidade de vida.

Capítulo 2

Por Que Envelhecemos?

EM 25 ANOS, UM EM CADA QUATRO HABITANTES DA EUROPA e dos Estados Unidos terá 65 anos ou mais. O maior aumento será na faixa etária acima dos 80 anos. Estima-se que o número de octogenários triplicará, passando de 143 milhões em 2019 para 426 milhões em 2050. Em 2018, pela primeira vez na história, o número de pessoas com mais de 65 anos superou o número de crianças menores de 5 anos em todo o mundo.

Existem algumas áreas geográficas onde homens e mulheres atingem uma idade extremamente avançada, em que a proporção de pessoas com 100 anos ou mais é maior do que em qualquer outro lugar. Essas áreas, como já citado, são conhecidas como Zonas Azuis.

O conceito de Zonas Azuis surgiu em estudos publicados em 2004, nos quais os pesquisadores Gianni Pes e Michel Poulain identificaram uma província da Sardenha como a região com maior concentração de centenários. Em um mapa, os dois contornaram em azul um grupo de vilarejos com a maior incidência de pessoas longevas, e passaram a chamar a área dentro desse círculo de "Zona Azul", consolidando a expressão tanto entre cientistas como entre o público em geral. Dan Buettner é um jornalista que, apesar de não ser especialista em Ciência ou Gerontologia, interessou-se pelos estudos de Michel Poulain sobre as Zonas Azuis. Junto a Pes e Poulain, ele estendeu a expressão "Zona Azul" a outras áreas de longevidade comprovada: Okinawa, uma ilha japonesa no oceano Pacífico; a comunidade de Adventistas do Sétimo Dia de Loma Linda ("colina linda", em espanhol) em San Bernardino, Califórnia; Nicoya, uma península na costa do Pacífico, na Costa Rica; e Icária, ilha grega e pequeno arquipélago no mar Egeu. Esse conceito mais amplo foi publicado na *National Geographic* em 2005, tornando-se um dos artigos mais citados da história da revista. Com base em dados e nas primeiras observações da vida nessas zonas, os cientistas começaram a tentar explicar por que essas populações tinham uma vida longa e mais saudável. A compreensão atual da longevidade baseia-se nos estudos desses cientistas.

É importante observar que, embora as Zonas Azuis fiquem a muitas milhas de distância umas das outras, e até mesmo em continentes diferentes, seus habitantes têm um estilo de vida semelhante. Um fator de suma importância é que a prática de atividade física, como caminhada, jardinagem e trabalhos domésticos, faz parte da rotina diária desses cidadãos. Para os centenários das Zonas Azuis, exercício físico não é uma atividade fixa planejada, como uma aula de ginástica, mas sim algo a ser realizado sempre que houver uma oportunidade. Em uma palestra da qual participei há pouco tempo, Michel Poulain exibiu um vídeo impressionante de uma mulher de quase 100 anos de idade cortando lenha, algo que vinha fazendo todas as manhãs durante toda a sua vida adulta.

Outra característica dos centenários das Zonas Azuis é o fato de terem um propósito. *Ikigai* é o termo que os habitantes da ilha de Okinawa usam para "propósito", ou razão de ser, enquanto os habitantes da península de Nicoya usam a expressão "plano de vida" – saber o que vai ser feito naquele dia ao se levantar pela manhã. Pesquisas subsequentes demonstraram que as pessoas são mais saudáveis e mais felizes quando têm um propósito de vida; além disso, podem viver até sete anos a mais. Ter senso de pertencimento e fortes vínculos com familiares, como cônjuge, pais, avós e netos, contribui para se ter também um senso de propósito, algo que faz parte da história de vida dos centenários das Zonas Azuis. No caso dos adventistas, o "propósito" deles é ser parte de uma comunidade religiosa, o que acrescenta de 4 a 14 anos à expectativa de vida.

Embora o estresse esteja presente no cotidiano de todos, algumas pessoas têm mais dificuldade de lidar com ele. Os centenários das Zonas Azuis sempre lançam mão de rituais para aliviar o estresse da rotina diária. Os habitantes de Icária tiram uma soneca na parte da tarde; os sardos cultivam o hábito do *happy hour*, ocasião em que batem papo e tomam vinho com familiares e amigos; os adventistas fazem orações comunitárias. Todas essas atividades ajudam a reduzir o estresse. Relaxamento, socialização, risadas, amizades e meditação sempre fizeram parte dos rituais deles. Mais adiante, vou explicar como esse "tempo ocioso" é benéfico para os sistemas nervoso e cardiovascular, desacelerando a biologia do envelhecimento.

A alimentação é outro importante fator que contribui para a longevidade. Sei, por experiência própria, que as pessoas "reviram os olhos" quando um profissional fala sobre alimentação. Lembro-me de uma entrevista que dei para uma rádio. Quando abordei o tema alimentação, o apresentador contestou: "Ah, não! Essa chatice outra vez!". Muitos cientistas afirmam, no entanto, que para envelhecer bem é fundamental ter uma boa alimentação. O que distingue as Zonas Azuis são suas similaridades, apesar da distância física e das diferenças culturais entre as comunidades. A alimentação, nesse caso, é predominantemente de origem vegetal: a base é formada por leguminosas, complementada por hortaliças, frutas e cereais integrais, com pouco consumo de carne. Os centenários das Zonas Azuis aplicam a regra dos 80%, ou seja, param de comer quando o estômago está 80% cheio, fazendo a mais leve refeição do dia ao cair da tarde. Isso é bem diferente da cantilena que eu (e é provável que também alguns de vocês) ouvia quando criança: "Coma tudo, tem muita gente que passa fome no mundo". Já naquela época isso não fazia sentido para mim.

Eis a seguir uma lista dos hábitos de vida dos centenários das Zonas Azuis que os ajudam a ter uma vida mais longa e saudável:

1. Propósito de vida.
2. Redução do estresse
3. Ingestão calórica moderada.
4. Alimentação predominantemente de origem vegetal – semivegetariana.
5. Consumo moderado de álcool, de preferência vinho
6. Espiritualidade ou religiosidade.
7. Vida familiar.
8. Vida social.
9. Atividade física regular.

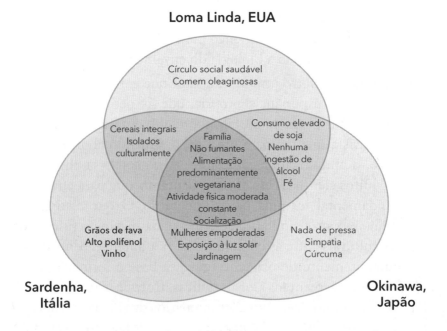

Sobreposição de hábitos saudáveis em três Zonas Azuis.

Vale ressaltar que, nas Zonas Azuis, as pessoas não só vivem mais como também gozam de excelente saúde. O índice de doenças na velhice é muito menor do que em qualquer outro lugar. Portanto, as pessoas das Zonas Azuis fazem parte do cenário ideal – mais saúde e vida mais longa. Isso pode ser atribuído a um delicado equilíbrio entre o estilo de vida tradicional ainda praticado nessas áreas e um pouco de modernidade, com mais riqueza e melhor assistência médica. Mas outro fator importantíssimo é a felicidade. De modo geral, os centenários das Zonas Azuis são felizes e têm uma atitude positiva.

◆

Como você pode imaginar, uma das dificuldades de pesquisas em regiões e áreas de suposta longevidade é a verificação da idade das pessoas ditas "longevas". Afinal de contas, é provável que todos nós já tenhamos mentido a respeito da idade alguma vez. Como podemos ter certeza de que uma idade declarada é verdadeira, ainda que exista uma certidão de nascimento? Acontece que há falsificação de certidões. Eis um fato ilustrativo.

Na edição de janeiro de 1973 da *National Geographic*, o físico Alexander Leaf fez um relato detalhado de suas viagens para comunidades de supostos indivíduos longevos: os habitantes de Hunza, no Paquistão; de Abcázia, na região da ex-União Soviética; e de Vilcabamba, no Equador. Segundo Leaf, havia dez vezes mais centenários nessas comunidades do que na maioria dos países ocidentais. E isso, como observou ele, mesmo com más condições sanitárias, doenças infecciosas, alta mortalidade infantil, analfabetismo e falta de tratamento médico moderno, o que tornava ainda mais excepcional a longevidade de seus habitantes. No entanto, infelizmente para Leaf, que, tenho certeza, agiu de boa-fé, alguns anos depois se comprovou, sobretudo em Vilcabamba, que muita gente havia aumentado a idade para melhorar o *status* social ou promover o turismo local. Mais tarde, Leaf reconheceu que não havia provas substanciais de longevidade no povoado de Vilcabamba. Outros estudos confirmaram que nenhuma das áreas mencionadas antes haviam resistido a um escrutínio. Tendo em vista a experiência de Alexander Leaf, Poulain e seus colegas realizaram estudos rigorosos de vigilância e validação nas Zonas Azuis. Esses pesquisadores acabaram confirmando

46 | A NOVA CIÊNCIA DA LONGEVIDADE

que a proporção de pessoas que atingiam idades bastante avançadas com boa saúde e índices mais baixos de artrite, cardiopatia, demência e depressão era muito maior nessas regiões do que em qualquer outro lugar do mundo. As observações e os detalhes das Zonas Azuis resistiram a uma análise minuciosa.

No momento em que escrevo este livro, a recordista de longevidade da espécie humana, aos 122 anos e 164 dias, é uma francesa, Jeanne Louise Calment. Gosto muito da história de vida dela. Para mim, resume todos os elementos que compõem um envelhecimento bem-sucedido. Jeanne nasceu em Arles, Bouches-du-Rhône, na região da Provença, em 21 de fevereiro de 1875. Seu pai, um construtor naval, morreu aos 93 anos, e sua mãe, aos 86. Ela tinha um irmão mais velho, François, que morreu aos 97 anos – uma forte marca familiar de longevidade. Aos 21 anos, Jeanne se casou com o herdeiro de uma loja de tecidos, e o casal se mudou para um espaçoso apartamento que ficava sobre a loja da família, em Arles. Jeanne nunca precisou trabalhar. Ela tinha empregados e levava uma vida tranquila na alta sociedade, cultivando *hobbies* como esgrima, ciclismo, tênis, natação e patinação, além de tocar piano e compor músicas com amigos. No verão, o casal praticava montanhismo. A vida de Jeanne era idílica, repleta de diversão e quase sem estresse. Sem preocupações financeiras, ela se dedicava a muitas atividades de lazer e exercícios. Jeanne teve uma filha, que morreu de pleurite aos 36 anos de idade. Seu marido morreu com 73 anos, de uma suposta intoxicação causada por cerejas estragadas.

Em 1965, com 90 anos e sem herdeiros vivos, Jeanne assinou um contrato de usufruto vitalício em relação a seu apartamento com André-François Raffray, vendendo a propriedade em troca do direito de uso do imóvel e de uma renda mensal de 2.500 francos (380 euros) até sua morte.

André-François morreu trinta anos depois. A essa altura, Jeanne havia recebido mais do que o dobro do valor do apartamento, mas a família dele teve de continuar a fazer os pagamentos para ela. A esse respeito, Jeanne fez a seguinte declaração: "Na vida, às vezes as pessoas fazem maus negócios". Em 1985, ela se mudou para uma instituição de longa permanência, onde viveu com independência até os 110 anos.

No início, Jeanne seguia uma rotina diária rigorosa na instituição. Acordava às 6h45 e fazia uma longa oração na janela, agradecendo a Deus por estar viva e pelo lindo dia que começava. Ela demonstrava, assim, sua atitude positiva em relação à vida. Sentada em sua poltrona e usando fones de ouvido, fazia ginástica. Seus exercícios incluíam flexão e extensão dos braços, das mãos e, em seguida, das pernas. As enfermeiras notaram que suas pernas eram mais ágeis que as dos outros residentes, que eram trinta anos mais jovens. Desde então, ficou comprovado que a velocidade de caminhada de uma pessoa é um forte indício da longevidade saudável. Seu café da manhã consistia em café com leite e torradas.

Jeanne se banhava sozinha com o auxílio de uma toalha, em vez de tomar banho de chuveiro. No rosto, usava sabonete, depois passava azeite de oliva e talco. No almoço, ela mesma lavava seu copo e talheres. Todos os dias, ela preparava uma salada de frutas com banana e laranja. Jeanne gostava de chocolate e, após a refeição, fumava um cigarro e tomava um cálice de vinho do Porto. Faço aqui um aparte, para comentar que meu marido, que é um apreciador de charutos e vinho do Porto, cita com frequência Jeanne Calment como exemplo de que seu hábito pode fazer bem, e não mal à saúde. Em geral, ele faz isso quando estou lhe dando uma bronca por causa do charuto! À tarde, Jeanne tirava uma soneca de duas horas e, depois, visitava outros residentes da instituição para contar as últimas notícias que tinha escutado no rádio. À noitinha, fazia uma refeição frugal, voltava para o quarto, ouvia música (a visão embaçada por causa da catarata, que ela tinha se recusado a operar, a impedia de fazer palavras cruzadas), fumava um último cigarro e se deitava às dez da noite. Aos domingos ela ia à missa e, às sextas-feiras, à oração vespertina.

Fora aspirina para enxaqueca, Jeanne nunca tinha tomado medicamentos, nem mesmo um chá de ervas. Ela não tinha hipertensão nem diabetes, e seus exames de sangue no último ano de vida estavam normais. Infelizmente, aos 114 anos Jeanne sofreu uma queda e fraturou o quadril. A partir de então, ficou presa a uma cadeira de rodas, mas viveu mais nove anos. Jeanne permaneceu lúcida até o final da vida. Um documentário sobre sua vida, intitulado *Beyond 120 Years with Jeanne Calment* [Além dos 120 Anos com Jeanne Calment], foi lançado em 1995.

Mas nem mesmo a história de Jeanne escapou do escrutínio e do questionamento da comunidade científica. Em dezembro de 2018, seu recorde de longevidade foi contestado por Valery Novoselov, geriatra russo, professor adjunto – o primeiro degrau da escada acadêmica – da Universidade de Moscou, na Rússia, e por Nikolay Zak, técnico de laboratório. Seu artigo cético foi publicado em um site, e não em uma revista científica. Eles também questionaram a história de Jeanne em um artigo publicado em ResearchGate.net. Segundo eles, houvera uma conspiração de fraude, uma troca de identidade entre mãe e filha. Além disso, afirmaram que era matematicamente impossível viver até a idade avançada de Jeanne Calment. Embora a alegação dos dois não tenha sido confirmada, nem suas afirmações submetidas ao crivo de especialistas da área, eles criaram uma grande celeuma na mídia e na comunidade científica. Eu me lembro de que, na noite anterior à publicação do artigo, tive um jantar com um renomado geriatra britânico. Ele me adiantou que aquela história impressionante seria publicada no dia seguinte, desacreditando e difamando Jeanne Louise Calment e sua família. Nem mesmo ele pensou em questionar a validade da história de Jeanne!

Mas a alegação era equivocada, e foi refutada no ano seguinte. Todos os detalhes da idade de Jeanne Calment foram apresentados em um artigo revisado por outros colegas, desacreditando, assim, Zak e Novoselov.

A vida de Jeanne exemplifica muitas das características de estilo de vida nas Zonas Azuis e abrange todos os segredos de um bom envelhecimento. Ela desfrutava de segurança financeira, não tinha fontes de estresse, vivia intensamente, fazia muitas atividades ao ar livre, era bastante curiosa, possuía vários amigos e uma vida social, tinha uma boa alimentação e manteve rotinas e rituais saudáveis até sua morte. Se André-François Raffray soubesse como a história familiar de Jeanne iria contribuir para que ela tivesse uma vida longa e saudável, talvez tivesse se recusado a fechar o negócio do apartamento em 1965, que lhe custou muito caro! A maioria das pessoas que leem a história de Jeanne supõem que sua longevidade se deve aos "excelentes genes", mas há várias teorias que devem ser analisadas.

Os primeiros pesquisadores concluíram que o processo de envelhecimento estava ligado à fertilidade. Em outras palavras, achavam que a mortalidade aumenta à medida que a fertilidade diminui, e que toda a biologia depende dessa relação. Embora em muitas espécies, como a dos seres humanos, a trajetória de mortalidade de fato seja compatível com essa teoria, existem inúmeras exceções. Em algumas espécies, como a das tartarugas-do-deserto, a mortalidade diminui com a idade, enquanto em outras, como a de um minúsculo organismo de água doce conhecido como hidra, ela permanece constante. Portanto, a fertilidade não explica por que todos os animais envelhecem. Além disso, as trajetórias de mortalidade não têm estreita relação com a expectativa de vida das espécies. Em outras palavras, tanto espécies de vida curta como de vida longa apresentam taxas de mortalidade crescentes, decrescentes ou constantes. Por exemplo, os seres humanos e outros mamíferos têm mais probabilidade de morrerem com idade cada vez mais avançada, enquanto no caso das plantas isso é bastante variável.

A longevidade pode ser manipulada. É provável que uma das maiores conquistas nesse campo até agora seja a manipulação de genes e, em decorrência, da longevidade e de sua plasticidade, por exemplo, retardando ou acelerando o envelhecimento. Sabemos agora que a manipulação de sistemas de reparação do DNA em camundongos às vezes acelera o envelhecimento. Por outro lado, podemos desativar um único gene, como o do receptor de hormônio do crescimento, e aumentar de modo significativo a vida de um camundongo. Foram feitas muitas pesquisas com essa mesma abordagem – de desativação e ativação de genes – para reduzir a ocorrência de doenças e retardar o processo de envelhecimento. Até o momento, esses estudos só foram realizados em animais, e ainda não são seguros para serem realizados em seres humanos. Mas existem outras teorias, não relacionadas a genes, que tentam explicar por que envelhecemos. Conhecer as diversas teorias nos ajudará a compreender o que podemos fazer como indivíduos para retardar o envelhecimento e atingir uma expectativa de vida próxima à das pessoas das Zonas Azuis, e com saúde.

—◆—

Há inúmeras explicações, além da genética, para o que leva as células a envelhecerem – e nenhuma delas predominante. Segundo uma dessas teorias, o acúmulo de toxinas, radicais livres e proteínas nocivas nas células causa danos e, com o tempo, provoca a morte delas. Conforme outra, o envelhecimento é programado, por exemplo, por um relógio interno. Somos programados para viver determinado número de anos. Uma teoria popular mais recente é de que o sistema imunológico muda à medida que envelhecemos, "atacando-nos" e depois nos matando.

Vamos dar uma olhada rápida em todas as possibilidades, porque elas servem de base para as recomendações sobre envelhecimento bem-sucedido dos capítulos subsequentes. Tentei simplificar as explicações científicas e transmiti-las da maneira mais breve e clara possível.

Começaremos com a teoria dos genes, porque, segundo minha experiência, é a mais arraigada na crença popular. Os genes são responsáveis por até 30% da expectativa de vida até os 80 anos e desempenham um papel muito maior na probabilidade de superar os 80 anos. Há pouco tempo, dissuadi educadamente um paciente de sua firme convicção de que os "genes são tudo" e de que ele não precisava se preocupar, pois seu pai morrera com 94 anos e sua mãe, com 87. Portanto, ele, que tinha 68 anos, me garantiu que o fato de fumar um maço de cigarros por dia, estar acima do peso e beber pelo menos meia garrafa de vinho por dia não faria nenhuma diferença em sua saúde. Afinal de contas, disse ele sorrindo, "eu tenho ótimos genes". Sua afirmação não está de todo correta. O envelhecimento é determinado apenas em parte pelos genes que herdamos.

POR QUE ENVELHECEMOS? | 51

Temos duas cópias de cada gene – uma herdada de cada um dos pais. Na maioria, nossos genes são os mesmos, mas um pequeno número (menos de 1%) é significativamente diferente entre as pessoas. Temos entre 20 mil e 25 mil genes. Alelos são formas do mesmo gene com pequenas diferenças no DNA. Essas pequenas diferenças são responsáveis por nossas características físicas distintas.

Pesquisas feitas com gêmeos nos ensinaram muito sobre genes e envelhecimento. Gêmeos idênticos representam um "experimento natural", pois têm os mesmos genes ao nascer e, portanto, estão "programados em termos genéticos" para envelhecer da mesma maneira. Mas não é o que acontece! Isso porque experiências de vida e fatores ambientais, entre eles, hábitos de vida (como o tabagismo, o consumo de álcool e a alimentação do meu paciente), exercem um grande efeito no ritmo com que envelhecemos e determinam predominantemente por quanto tempo viveremos.

Um estudo dinamarquês feito com 2.872 pares de gêmeos idênticos nascidos entre 1870 e 1900 comparou a contribuição relativa da genética e de outros fatores "ambientais". Nesse estudo, as influências genéticas nos gêmeos foram mínimas até a maturidade, mas se evidenciaram depois disso. Em outras palavras, experiências infantis, circunstâncias sociais e econômicas, estado civil, alimentação, sono, tabagismo, ingestão alcoólica, depressão, estresse e atividade física influenciaram predominantemente o envelhecimento nas primeiras décadas de vida, e os genes só se tornaram mais dominantes quando eles estavam mais velhos. Estudos posteriores realizados com gêmeos confirmaram que os genes contribuem apenas com 20% a 30% da variação na sobrevivência até os 80 anos, e os fatores genéticos desempenham um papel muito mais importante na longevidade após os 80. Os restantes 70% a 80% de variação na sobrevivência até os 80 anos se devem a fatores externos ou ambientais. Portanto, se meu paciente chegar aos 80 anos, essa hipótese sobre os genes lhe conferirem proteção pode estar correta. Ele está muito mais propenso, no entanto, a sucumbir a problemas causados por seu estilo de vida bem antes disso.

52 | A NOVA CIÊNCIA DA LONGEVIDADE

Portanto, os genes desempenham um papel dominante na longevidade excepcional – ou seja, no caso de se chegar a 100 anos ou mais. Mas a longevidade excepcional é um traço raro – em uma amostra de 5 mil pessoas nos Estados Unidos, somente 1 é centenária; e apenas 1 em 7 milhões é supercentenária (tem 110 anos ou mais). Um fato impressionante é que irmãos de centenários têm mais probabilidade de viver 100 anos do que outros que nasceram no mesmo ano. Portanto, os genes desempenham um papel importante no superenvelhecimento, e já identificamos alguns desses genes, como o DAF2. Muitos dos genes associados à longevidade excepcional estão envolvidos na regulação do açúcar no sangue e no metabolismo de alimentos, bem como na produção de energia e na taxa metabólica das células. Você vai apreciar o entusiasmo em saber se podemos manipular esses genes para tentar reduzir a frequência de problemas de saúde de todos nós na velhice.

Mas voltemos à questão dos fatores "ambientais" e do envelhecimento. Você já deve ter ouvido falar de pessoas que deixam transparecer suas emoções. Bem, no que se refere ao envelhecimento, o rosto revela nossa idade! O rosto envelhecido é um bom exemplo do envelhecimento celular. As células e os tecidos cutâneos faciais exibem todas as marcas do envelhecimento e estão à mostra para todo mundo ver. Minha mãe achava que dava para saber quem fumava pela sua pele, pois o fumo acelera o ritmo do envelhecimento. Outro recente experimento com gêmeos provou que ela tinha razão. Pesquisadores de Ohio, nos Estados Unidos, reuniram quase duzentos pares de gêmeos idênticos que participavam de um festival anual de gêmeos. Eles mostraram fotografias de gêmeos a um grupo independente e pediram que identificassem diferenças na aparência dos gêmeos e dissessem se achavam que um gêmeo parecia mais velho que o outro, e também que adivinhassem a idade deles. Esses pesquisadores descobriram que vários fatores influenciavam o aspecto e o envelhecimento facial, entre eles, tabagismo e exposição excessiva ao sol – dez anos de tabagismo adicionavam 2,5 anos a mais de envelhecimento no rosto de um dos gêmeos, se comparado a um gêmeo que não fumava.

O estresse também influenciou a interpretação das fotos: gêmeos divorciados pareciam, em média, ser dois anos mais velhos que um gêmeo casado ou viúvo. Gêmeos que tomavam antidepressivos também pareciam mais velhos – possivelmente porque a depressão, por si só, dava à pessoa um aspecto mais envelhecido ou porque os antidepressivos relaxavam a musculatura facial, acentuando o aspecto de envelhecimento. Envelhecimento facial e peso corporal também foram relacionados. Maior peso corporal antes dos 40 anos de idade foi associado a aparência mais velha. No entanto, em mulheres com mais de 40 anos, maior peso corporal foi associado a aparência mais jovem, quando comparadas com gêmeas mais magras. Lembro-me de ter ouvido uma entrevista com a atriz Kathleen Turner há mais de uma década. Na entrevista, ela disse que, "depois de certa idade", devemos sacrificar um pouco no tamanho dos quadris em prol do rosto – uma ideia que parece ser corroborada por essa pesquisa. Portanto, muitos fatores externos, e não apenas os genes, contribuíram para um aspecto mais envelhecido no caso de gêmeos idênticos.

Toda célula tem um núcleo. O núcleo é a "biblioteca" das células e dá instruções para todas as atividades celulares, inclusive tudo o que regula o envelhecimento. O núcleo abriga os cromossomos, que contêm nossos genes e, portanto, nosso DNA, que dita o que somos. O DNA é responsável pela divisão das células ao longo da vida. Cada célula tem 46 cromossomos, compostos de proteína e de uma única molécula de DNA. As células do nosso fígado usam somente o "DNA hepático", o restante é desativado. Nossos olhos usam o "DNA ocular" etc.

Em cada extremidade do cromossomo existe um telômero, que costuma ser comparado ao protetor plástico nas extremidades dos cadarços de sapato. Os telômeros são assunto de intenso debate na gerontologia, pois protegem os cromossomos, impedindo que se desenrolem, se unam uns aos outros ou mudem de formato. Cromossomos danificados não conseguem enviar mensagens do núcleo para outras estruturas da célula de maneira eficiente. Toda vez que uma célula se divide (replicação), o DNA se separa para que as informações genéticas sejam copiadas. Quando isso acontece, a codificação do DNA é duplicada – com exceção do telômero. Concluído esse processo, a cópia se separa da original na altura do telômero. Assim sendo, a cada divisão celular, o telômero fica cada vez mais curto, até não conseguir proteger por completo o cromossomo. Então, a célula morre. Usamos o comprimento do telômero para determinar a idade da célula e quantas divisões ela ainda vai sofrer. Daí o interesse da gerontologia pelos telômeros.

O envelhecimento se caracteriza pela quebra de secções dos cromossomos no núcleo, que impede a transferência de informações fundamentais desse núcleo ou "biblioteca" para as outras partes da célula. Em decorrência, as instruções do núcleo se tornam falhas. Entre essas instruções estão informações sobre replicação celular, produção de energia e remoção de resíduos metabólicos. Informações falhas resultam em funcionamento lento, operação ineficiente e, por fim, morte de uma célula.

No final, todas as nossas células são "mortais", com exceção das células cancerosas. Ao contrário das células normais, as células cancerosas não sofrem morte celular programada, mas continuam a se multiplicar indefinidamente. Portanto, elas acabam invadindo todas as outras células e órgãos do corpo, um processo chamado metástase. As células cancerosas não apresentam encurtamento do telômero, e talvez seja por isso que elas sobrevivem. Se compreendermos melhor a permanência do telômero nas células cancerosas, isso pode nos ajudar a manipular o encurtamento do telômero nas células normais e, em consequência, retardar o envelhecimento. Nos dias atuais, não podemos manipular os genes humanos nem o comprimento do telômero humano. Mas com os genes de camundongos é outra história.

Os cientistas conseguiram manipular a quebra de cromossomos em camundongos para tornar as células mais jovens. Por essa descoberta, Shinya Yamanaka recebeu o prêmio Nobel em Fisiologia ou Medicina em 2012. Ele foi capaz de transformar células maduras em células jovens, que tinham a capacidade de se diferenciar em vários tipos de células – chamadas de células-tronco pluripotentes. O embrião humano consiste sobretudo dessas células pluripotentes, que podem se tornar uma célula nervosa, cutânea, cardíaca ou hepática e, a partir daí, iniciar a formação de um órgão no embrião. Shinya Yamanaka conseguiu identificar um pequeno número de genes nos camundongos que regulam a transição de células maduras para pluripotentes. Quando esses genes eram "inativados", as células da pele podiam ser reprogramadas como células pluripotentes imaturas, o que significa poderem se converter no tipo de célula que os cientistas escolhiam. Essa importante descoberta tem grande potencial para a manipulação futura do envelhecimento, bem como para o desenvolvimento de novas abordagens para transplantes de órgãos.

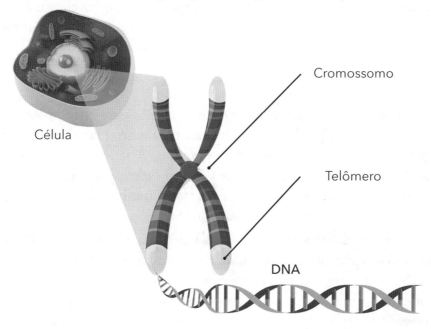

Proteínas que atuam como caminhões de reciclagem para levar resíduos e toxinas do interior das células para centros de reciclagem na célula e em outros locais também são ativadas e desativadas por instruções do núcleo. Em animais modificados geneticamente para produzir níveis elevados dessas proteínas, a expectativa de vida é 30% maior. Isso é extraordinário. Em média, o homem ocidental vive até 80 anos. Se fôssemos capazes de manipular essas proteínas "recicladoras", a expectativa de vida aumentaria tanto que chegaria a 105 anos. O homem mais velho no Reino Unido tem 111 anos – ele poderia chegar a 141 se pudéssemos manipular essas proteínas. Muitas doenças relacionadas ao envelhecimento ocorrem devido à incapacidade de os caminhões de reciclagem limparem com rapidez os resíduos das células – doenças como artrite, cardiopatia, câncer e demência. O processo de limpeza que as células usam para destruir e reciclar resíduos celulares é chamado de autofagia. As pesquisas nessa área renderam a Yoshinori Ohsumi, biólogo celular japonês, o prêmio Nobel de Fisiologia ou Medicina de 2016. Ele elucidou os mecanismos da autofagia e a relevância deles para o envelhecimento. O trabalho agora está centrado em maneiras de manipular a autofagia para aumentar a expectativa de vida com saúde.

❧

Outra teoria diz que estamos programados para envelhecer, que cada um de nós é programado ao nascer para morrer em determinada idade, em virtude dos genes que herdamos. A base dessa teoria é a falta de variação da expectativa de vida em cada espécie. Os elefantes morrem por volta de 70 anos, os macacos-aranha, por volta dos 25 anos, e os seres humanos, por volta dos 80 anos.

Do ponto de vista técnico, não há nenhuma razão para que o corpo humano precise envelhecer, desde que possa se reparar e se renovar. Se esse fosse o caso, os indivíduos apenas viveriam até que um acidente ou outro evento externo os matasse. Entretanto, à medida que envelhecemos, quase todas as nossas funções fisiológicas sofrem alterações – os hormônios, o sistema imunológico, a função muscular, a função cardíaca, a função pulmonar, os sistemas sanguíneos e a função cerebral. Portanto, o envelhecimento deve ser causado por outro fator, e não pelo tempo. A teoria do envelhecimento programado postula que o envelhecimento é um processo intencional, que somos pré-programados para envelhecer e morrer.

POR QUE ENVELHECEMOS? | 57

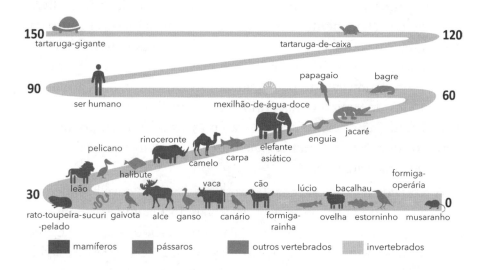

O diagrama acima ilustra as diferenças na média de expectativa de vida de diferentes animais. (Com permissão de Silvin Knight 2020. Dados extraídos de "The Duration of Life in Animals", de S. S. Flower, dos Anais da Sociedade de Zoologia de Londres.)

A teoria do ritmo de vida, ou teoria da taxa metabólica, sustenta que os seres humanos e outros organismos vivos têm um número finito de incursões respiratórias, batimentos cardíacos e outros parâmetros, e que morrerão quando tiverem esgotado esse número. Essa é uma teoria atraente para a qual existem algumas evidências. Há uma clara relação entre a frequência cardíaca e o tempo de vida da maioria dos animais. Animais de pequeno porte têm frequência cardíaca mais alta e tempo de vida mais curto; animais de grande porte têm frequência cardíaca mais baixa e tempo de vida maior. Mas não existem provas definitivas de que os seres humanos tenham um número finito de batimentos cardíacos, embora pessoas com frequência cardíaca de repouso mais alta morram mais cedo.

A teoria dos radicais livres é uma teoria de envelhecimento muito conhecida e bastante divulgada, sobretudo por empresas com interesse pessoal em suplementos. Quando as células geram energia, elas produzem moléculas de oxigênio instáveis chamadas radicais livres. Os radicais livres são alguns dos "resíduos" metabólicos que

58 | A NOVA CIÊNCIA DA LONGEVIDADE

mencionamos antes. A teoria propõe que o excesso de radicais livres acelera o envelhecimento. Antioxidantes são substâncias encontradas em plantas que absorvem os radicais livres como esponjas. Em experimentos de laboratório, números mais elevados de antioxidantes minimizam o dano causado pelos radicais livres. Entretanto, a maioria dos estudos de suplementos antioxidantes realizados com seres humanos ainda não mostrou efeitos tão potentes. Não está totalmente claro por que isso ocorre, mas analisarei os suplementos de maneira detalhada mais adiante.

A teoria de ligação cruzada de proteínas atribui o envelhecimento à ligação excessiva entre proteínas nas células, formando estruturas rígidas como escadas no interior da célula e provocando alterações e enrijecimento estruturais característicos das doenças relacionadas à idade, como artérias enrijecidas, catarata, rugas cutâneas e fibrose pulmonar.

Por fim, uma teoria popular sobre o envelhecimento é que ele se deve, sobretudo, à inflamação que ocorre por uma disfunção do sistema imunológico quando ficamos mais velhos. O sistema imunológico combate a infecção e tudo o que é "estranho" ao corpo. A eficácia do sistema imunológico atinge seu pico na puberdade, e depois diminui aos poucos. Uma resposta imunológica deficiente provoca inflamação celular e, com o tempo, morte celular.

Graças à pandemia global de Covid-19, todos ficamos bastante conscientes do papel fundamental do sistema imunológico e de sua fragilidade, principalmente em idades mais avançadas. Pessoas mais velhas têm duas vezes mais probabilidade de ter um quadro grave de Covid-19, porque o sistema imunológico envelhecido tem mais dificuldade de combater a infecção. Menos de 1% dos indivíduos na faixa dos 20 anos morre de Covid-19, em comparação com 20% dos octogenários. De modo geral, 80% das mortes foram de pessoas com mais de 65 anos. Na Itália, país com uma das populações mais velhas do mundo, a média de idade de morte por Covid-19 foi de 81 anos. Isso coloca uma defasagem de 20 anos entre a média de idade das pessoas que testaram positivo para o vírus e os mortos. Portanto, a possibilidade de retardar ou reverter os efeitos do envelhecimento sobre o sistema imunológico traria benefícios substanciais para infecções atuais e futuras. A compreensão das alterações celulares que estão por trás do declínio da função imunológica aumentou nos últimos anos, e estudos em andamento que avaliam os métodos para aumentar a imunidade ganharam proeminência devido à Covid-19.

—◆—

Resumindo, o mais provável é que todas as teorias aqui descritas contribuam, de uma maneira ou de outra, para o envelhecimento celular e a morte celular. É implausível que o envelhecimento tenha apenas uma razão – ele é multifatorial. Entretanto, a boa notícia é que as diversas intervenções que analisaremos, como alimentação, hormese, exercício, sexo, riso, amizade e sono, exercem seus efeitos em nível celular por meio de uma ou mais vias envolvidas nas teorias do envelhecimento.

Nos países ocidentais, consome-se uma parcela significativa do orçamento de saúde com problemas relacionados à idade. Há quem diga que retardar o envelhecimento produz apenas um benefício pontual, depois do qual incorreriam as mesmas despesas com saúde. Mas as evidências revelam o contrário. Sabemos com base em experimentos realizados com animais que retardar o envelhecimento produz uma redução real de doenças e dos índices de mortalidade. Em outras palavras, se o envelhecimento celular for postergado, o período no final da vida em que o animal é acometido por doenças associadas ao envelhecimento se reduzirá. Por exemplo, animais submetidos a restrição calórica não só apresentam uma redução do risco de morte, como também do risco de ter uma grande variedade de doenças associadas ao envelhecimento, como catarata, doenças renais, artrite, demência e muitas outras. Se fosse possível obter o mesmo resultado com as pessoas, os benefícios em termos de saúde e vitalidade seriam observados de imediato, e o oneroso período de fragilidade e incapacidade no final da vida ocorreria em um intervalo mais curto antes da morte. Essa redução de doenças e incapacidade traria ganhos financeiros, não apenas porque as populações mais velhas poderiam contribuir ao longo de mais anos, mas também porque os programas de benefícios sociais e assistência médica seriam utilizados por um número menor de anos.

O ritmo de envelhecimento da população difere pelo mundo afora. A França teve quase 150 anos para se adaptar a um aumento de 10% para 20% na proporção de pessoas com mais de 60 anos. Já o Brasil, a China e a Índia tiveram apenas vinte anos para fazer a mesma adaptação. Isso exercerá uma enorme pressão sobre os sistemas de saúde e assistência social desses países. Por esse motivo, o mundo enfrenta grandes desafios para garantir que os sistemas de saúde e assistência social estejam prontos para lidar com as características demográficas do envelhecimento.

Os países europeus onde os cidadãos têm as taxas mais altas de boa saúde após os 65 anos de idade são Suécia e Suíça. Por quê? O que esses países têm de diferente? Entre as explicações figuram alimentação melhor, assistência médica de melhor qualidade, altas taxas de atividade física e sociedades igualitárias. Em outras palavras, fatores que estão sob nosso controle como indivíduos e como sociedade. Se conseguirmos compreender o processo do envelhecimento, saberemos não apenas o que podemos fazer como indivíduos para ter uma vida longa e saudável, mas também como a sociedade pode auxiliar melhor seus cidadãos enquanto estes envelhecem, garantindo equidade.

Se pudéssemos retardar o processo de envelhecimento em apenas sete anos, reduziríamos pela metade as doenças em todas as idades. Isso teria um impacto imenso na expectativa de vida humana e nos custos com assistência médica. Os irmãos Wright, que construíram e voaram no primeiro avião do mundo, olharam as aves e pensaram: "Essas aves são mais pesadas que o ar e conseguem voar. Se as aves conseguem voar, nós podemos fabricar um avião". E assim o fizeram. Não há nenhuma lei na natureza que diz que o envelhecimento é imutável. Portanto, sejamos otimistas sobre o que podemos fazer por nós mesmos, agora e à luz das novas descobertas que estão prestes a serem feitas.

Capítulo 3

Amizade

Nossos amigos e relacionamentos literalmente nos mantêm vivos. Até mesmo Albert Einstein reconheceu a influência da amizade: "Por mais raro que seja o amor verdadeiro, a amizade verdadeira é ainda mais rara". Quando comecei a estudar a associação entre laços familiares, amizade e saúde no estudo Tilda, fiquei impressionada com os efeitos físicos da amizade e a diferença que faz ter bons amigos – não apenas no que diz respeito ao prazer e à qualidade de vida, mas também a desfechos concretos, como doença cardíaca e até mesmo a determinação de quando morreremos. Boas amizades aumentam nossos anos de vida.

Há pouco tempo, fiquei sabendo de uma história encantadora sobre uma amizade improvável, que enfatiza a importância da amizade não apenas para nós, seres humanos, mas também para outros animais. Trata-se de um macaco-de-cauda-longa (*Macaca fascicularis*) resgatado e um gatinho preto e branco abandonado. O gatinho vagava por um parque de conservação da Wildlife Friends Foundation em Phetchaburi, Tailândia, e logo foi adotado por um residente, o macaco Jojo. Jojo tinha sido resgatado pela fundação alguns anos antes, depois de ser encontrado cruelmente enjaulado em um restaurante. Ele era mantido sozinho na jaula para os clientes tirarem fotos. Nem é preciso mencionar quanto o isolamento imposto a Jojo é doloroso em particular para animais sociais como o macaco, que, como nós, são uma espécie gregária que gosta de viver em comunidade e grupos organizados. Porém, seis anos depois, Jojo é um novo macaco; ele se tornou o líder dos outros macacos resgatados pelo centro de resgate de animais selvagens e adotou um novo amigo, o gatinho abandonado. A dupla peluda colocou de lado as diferenças entre espécies e divide comida, posa para fotos e até cata piolho um do outro. Essa história mostra que a amizade pode criar laços inesperados entre as espécies.

Em 2020, governos do mundo todo reagiram à crise causada pela Covid-19 estimulando ou obrigando as pessoas a fazerem isolamento por longos períodos. Ainda não sabemos quais serão as consequências no longo prazo dessa abordagem às nossas populações gregárias. Neste capítulo, vamos analisar como o isolamento é um contrassenso para os seres humanos e, assim como no caso de Jojo, ruim para a saúde física e psicológica.

—◆—

Um dos relatos mais contundentes sobre a natureza e o poder da amizade foi feito por Cícero (106-43 a.C.), orador romano, que escreveu em seu clássico texto *Sobre a Amizade* [*De Amicitia*]:

> Se o mundo fosse privado do sentimento de amizade, nenhuma família, nenhuma cidade poderia subsistir; nem mesmo a agricultura subsistiria. Se isso não estiver suficientemente claro, basta observar o dissenso e a discórdia para entender a força da amizade. Pois que família é tão estável, que cidade é tão forte que o ódio e as divisões internas não possam destruir? Daí, podemos ver todo o bem que a amizade faz.

Não longe de Arpino, terra natal de Cícero, situa-se a cidade montanhosa de Roseto Valfortore, cenário de um dos estudos mais revolucionários sobre amizade e saúde, que estabeleceu com firmeza a contribuição da amizade para o envelhecimento biológico.

A cidade fica nos contrafortes dos Apeninos, na província italiana de Foggia, e se organizou em torno de uma grande praça central e uma igreja. Degraus estreitos sobem a encosta, ladeados por casas de dois andares com telhas vermelhas coladas umas às outras. Durante séculos, os habitantes de Roseto trabalharam nas pedreiras de mármore das montanhas ao redor da cidade ou cultivaram os campo no vale abaixo, percorrendo de 6 a 8 quilômetros pela manhã e, depois, fazendo o longo percurso de volta à noite. Era uma vida dura. Os cidadãos mal sabiam ler, eram paupérrimos e não tinham muita esperança de melhoria financeira, até que, no final do século XIX, chegou a notícia de que havia uma terra de oportunidades do outro lado do oceano.

Em janeiro de 1882, um grupo de moradores de Roseto zarpou para Nova York. Acabaram arrumando emprego em uma pedreira de ardósia perto de Bangor, na Pensilvânia. Mais tarde, outras famílias fizeram o mesmo trajeto, juntando-se aos seus compatriotas na pedreira. Esses imigrantes, por sua vez, enviaram notícias a Roseto e, em 1894, cerca de 1.200 cidadãos de Roseto haviam solicitado visto para os Estados Unidos, deixando ruas inteiras da cidadezinha abandonadas. Entretanto, quando chegaram à terra nova, restabeleceram sua velha cidade natal. Construíram casas de dois e três andares por toda a encosta, limparam e cultivaram a terra, plantaram cebola, feijão, batata e árvores frutíferas em seus grandes quintais. A cidade ganhou vida. As pessoas começaram a criar porcos e plantar uvas para produzir vinho caseiro. Construíram escolas, um parque, um convento e um cemitério. Surgiram pequenas lojas, padarias, restaurantes e bares.

A população de Bangor, cidade vizinha, era predominantemente galesa e inglesa, e a da cidade mais próxima, alemã. Isso quer dizer que, dadas as relações hostis entre ingleses, alemães e italianos naquela época, a nova Roseto permaneceu sendo exclusiva de seus cidadãos. O idioma falado era o dialeto sulino de Foggia. A Roseto da Pensilvânia era um mundo pequenino e autossuficiente, quase desconhecido pela sociedade ao redor, e poderia ter se mantido assim, não fosse por Stewart Wolf.

64 | A NOVA CIÊNCIA DA LONGEVIDADE

Stewart Wolf foi um pioneiro da medicina psicossomática. Nasceu em Baltimore, em 1914, e morreu de Alzheimer em Oklahoma, em 2005, aos 91 anos de idade. O dr. Stewart começou a estudar a população da Roseto norte-americana, na Pensilvânia, no início da década de 1960, depois que um médico local lhe disse que raramente atendia um paciente de menos de 50 anos com quadro de infarto do miocárdio. Isso contrastava demais com as cidades vizinhas e o restante dos Estados Unidos, cujas taxas de mortalidade por infarto em homens com mais de 40 anos tinham proporções epidêmicas. A taxa de mortalidade por doença cardíaca em Roseto era a metade da registrada em todas as outras regiões dos Estados Unidos. A estatística confirmava que Roseto era um lugar muito mais sadio para se viver, e ninguém sabia por quê. O dr. Stewart achou que algum fator específico do estilo de vida dos moradores da cidade, cuja maioria era de imigrantes italianos, tinha um efeito benéfico para a saúde.

Em suas publicações, o dr. Stewart descrevia Roseto, na Pensilvânia, como uma bela cidadezinha, embora modesta, de quase 2 mil habitantes. Em 1962, ele e sua equipe de pesquisadores foram para lá com todo o equipamento científico necessário a fim de descobrir por que havia essa extraordinária diferença nos índices de infarto. Depois de anos de trabalho, inclusive extensa anamnese e exames físicos, bem como exames de sangue detalhados, as razões ainda não estavam claras. Aquilo não podia ser explicado pela genética, porque os cidadãos de Roseto que moravam nas cidades vizinhas não estavam protegidos da morte precoce por doença cardíaca, tampouco de diferenças relacionadas a alimentação, tabagismo, exercício físico ou peso corporal. Era um mistério.

Então, em um domingo, ao observar as pessoas saírem da igreja batendo papo e rindo antes de voltarem para casa para um longo almoço com toda a família e os amigos, Wolf se deu conta de que o segredo de Roseto era sua própria população. O que era diferente eram as atitudes, as amizades, o respeito pela família, o contato social constante e o senso de diversão que permeavam Roseto. Em 1964, Wolf e seus colegas publicaram um artigo no *Journal of the American*

Medical Association sobre o assunto, concluindo que o que explicava a baixa taxa de mortalidade por infarto eram as interações sociais com amigos e familiares. Junto com o sociólogo John Bruhn, seu colega de longa data, ele cunhou a expressão "efeito Roseto".

Wolf notou que, muitas vezes, três gerações moravam sob o mesmo teto e que havia uma interação constante entre a família, os vizinhos e a comunidade. Havia 22 sociedades cívicas em uma cidade de 2 mil habitantes. Os cidadãos de Roseto tinham fortes laços familiares e muitos amigos, e mantinham relações tradicionais e próximas com a família e a comunidade. O índice de criminalidade era baixo, e havia poucos pedidos de assistência social. A sociedade era igualitária. A vida social dos habitantes de Roseto, não importando a renda nem o grau de instrução, era centrada na família. Não havia ostentação, ou seja, quem tinha mais dinheiro não se exibia. As pessoas faziam compras quase exclusivamente no comércio local, embora cidades próximas tivessem estabelecimentos maiores. Os italianos de Roseto casavam entre si. As famílias eram unidas, solidárias e independentes, mas nas horas de necessidade também contavam com a ajuda fraterna da comunidade mais ampla.

Ninguém era solitário em Roseto. Ninguém parecia infeliz ou estressado. Cidades vizinhas mais ricas tinham quase o dobro da taxa de cardiopatia, embora a assistência médica, a alimentação e as ocupações fossem melhores que as de Roseto, ou pelo menos iguais.

Em seu livro, que recomendo, *The Power of Clan*, os autores Wolf e Bruhn contam a história da cidade de 1935 a 1984. Eles ressaltam como os residentes evitaram a interiorização do estresse ao compartilhar recursos, preocupações e emoções. Porém, à medida que os casamentos entre italianos se tornaram menos frequentes; que os vínculos sociais entre família e comunidade foram desfeitos; e que as pessoas abastadas de Roseto se tornaram consumistas e adotaram comportamentos mais modernos, foi possível mostrar uma correlação clara com o aumento de casos de doença cardíaca. Por fim, as taxas de doenças cardíacas de Roseto eram as mesmas das de qualquer outra cidade dos Estados Unidos. No entanto, Roseto havia revelado a ciência que está por trás da interação social e da boa saúde, e seu oposto – isolamento social, solidão e morte precoce.

Macacos como Jojo e como o macaco-rhesus (*Macaca mulatta*) proporcionam uma oportunidade única para o estudo das amizades e dos relacionamentos. A sequência genômica do macaco é 93% idêntica à sequência genômica humana, e diversos aspectos de sua anatomia, fisiologia, neurologia, endocrinologia e imunologia são comparáveis aos dos seres humanos. A expectativa de vida dos macacos é medida em décadas, e eles se desenvolvem, amadurecem e envelhecem de maneiras muito semelhantes às dos seres humanos. Seu processo de envelhecimento também é bastante semelhante ao nosso, inclusive embranquecimento e raleamento do cabelo, redistribuição de gordura corporal, flacidez, perda de vigor e perda de massa muscular. Com a idade, eles contraem doenças como as nossas, como diabetes, câncer, fraqueza muscular (sarcopenia) e perda óssea (osteoporose), entre outras. Esses macacos também têm padrões alimentares e de sono semelhantes aos dos seres humanos. Graças a essas semelhanças genéticas e comportamentais, as pesquisas com macacos muitas vezes podem ser aplicadas a observações e estudos de seres humanos; a extensão dos resultados de estudos realizados com macacos a estudos realizados com seres humanos representa uma vantagem valiosa.

Outra grande vantagem de se fazer estudos com macacos é que podemos controlar fatores ou variáveis que são difíceis de controlar em seres humanos. Por exemplo, os macacos podem ser criados em um ambiente que forneça a mesma alimentação e o mesmo *habitat* a todos. Mas é quase impossível controlar todos os aspectos da vida dos seres humanos que podem causar cardiopatia. Se o fator que estiver sendo testado for algo que os macacos comem, por exemplo, é possível dar esse alimento para metade do grupo de macacos e não dar para a outra metade, mas manter inalterados todos os outros elementos do seu *habitat* e de sua alimentação. Esse tipo de estudo é conhecido como estudo controlado e randomizado.

Cayo Santiago é uma pequena ilha paradisíaca rodeada de palmeiras situada na costa de Porto Rico. A ilha abriga uma estação de pesquisas com macacos em que cerca de mil macacos-rhesus são criados soltos. Os indivíduos da colônia são os descendentes diretos de 409 macacos que foram levados à ilha em 1938. A colônia é administrada e mantida pelo Caribbean Primate Research Center e pela Universidade de Porto Rico.

É algo parecido com o *playground* de uma escola. Entre os macacos sociáveis existem panelinhas, duplas de amigos e alpinistas sociais. Isso dá aos cientistas uma boa ideia das origens primitivas de nosso impulso em nos associar e fazer amizades. Depois de setenta anos de pesquisas de campo, os macacos estão bastante acostumados com os pesquisadores. Como não há fome nem predação, esse é um sistema perfeito para estudar relações sociais e amizades entre nossos primos evolutivos. Assim como revelaram os estudos realizados com seres humanos, a longevidade entre os macacos tem relação com fortes conexões sociais, inclusive passar tempo juntos e catar piolho um do outro, como no caso de Jojo e o gatinho.

Os macacos de Cayo Santiago oferecem uma excelente oportunidade para estudar o impacto de amigos e relacionamentos sociais no processo de envelhecimento e compreender quando esses efeitos começam e quanto tempo levam para fazer alguma diferença. No caso das fêmeas adultas, parentes próximas fazem as vezes de amigas. O número de amigas muda de acordo com a idade do indivíduo e é ditado pela necessidade de proteção. As fêmeas que estão no pico da atividade reprodutiva são as que têm mais amigas, e vivem mais do que outras fêmeas da mesma faixa etária que têm menos amigas. Essas amigas fornecem proteção. Fêmeas mais velhas, por outro lado, têm experiência no convívio social e, em decorrência, são alvos menos frequentes de agressão. Portanto, elas não precisam ter tantas amigas. Podemos ver que o apoio social promove a sobrevivência e que as estratégias aprendidas ao longo da vida são importantes para os animais mais velhos, uma vez que eles requerem menos apoio social para "proteção". Em muitas outras espécies afáveis, como babuínos,

68 | A NOVA CIÊNCIA DA LONGEVIDADE

golfinhos e ratos, as relações sociais não são tão importantes, mas estão associadas a maior expectativa de vida. Isso indica a existência de uma base evolutiva comum entre as espécies pautada na amizade.

E quanto às nossas relações sociais ao longo da vida? Embora a maioria esmagadora dos estudos realizados até hoje tenha se concentrado nos vínculos entre sociabilidade e longevidade de pessoas mais velhas, a ciência procurou determinar quando esses vínculos começam a surgir e quanto tempo eles duram. Nos seres humanos, ao contrário dos macacos, a extensão da rede social é importante para a saúde física tanto em jovens adultos quanto em adultos mais velhos. Usamos a "proteção" proporcionada pela amizade na juventude e na velhice.

Lisa Berkman, uma amiga e famosa epidemiologista em Yale, publicou alguns dos primeiros estudos que detalham por que as interações sociais têm importância e que tipos de redes de relacionamentos afetam nossa saúde e influenciam até mesmo quando morremos. A equipe de Yale usou informações de 2.229 homens e 2.496 mulheres de 30 a 69 anos, que responderam a um questionário detalhado sobre estilo de vida e contatos sociais. Os pesquisadores tiveram acesso a nove anos de dados de acompanhamento dessas pessoas, inclusive dados sobre a época e a causa da morte. De modo geral, 10% dos homens e 6% das mulheres que haviam respondido ao questionário tinham morrido, representando 2,2% de homens de 30 a 39 anos a 28% de homens de 60 a 69 anos. Foram analisadas quatro fontes de contato social ou "vínculos" sociais: casamento, contato com amigos e parentes próximos, filiação a igrejas e outros clubes ou filiações a grupos. Com poucas exceções, as taxas de mortalidade eram muito mais baixas entre as pessoas com algum tipo de vínculo social do que entre as pessoas que não tinham vínculo social nenhum. Desde esses estudos, muitos estudos longitudinais reforçaram o impacto dos vínculos sociais nas taxas de mortalidade.

Sendo assim, por que a força dos contatos sociais e do engajamento social afeta a nossa mortalidade? Segundo algumas explicações, a ausência de fortes vínculos sociais está associada a níveis mais elevados de estresse, hormônios do estresse, cardiopatia e inflamação. Corroborando essas explicações, pesquisadores da Universidade de Harvard, nos Estados Unidos, em um grande estudo mais recente sobre redes sociais humanas, descobriram que um círculo maior de amizades e vínculos sociais mais fortes eram indícios independentes de concentrações mais baixas de fibrinogênio, um fator de coagulação sanguínea e causa de coágulos sanguíneos e infartos, além de indicar a presença de inflamação. A força da associação entre fibrinogênio e isolamento social foi extraordinária. O efeito foi o mesmo em relação ao tabagismo, um importante fator de risco de coágulos sanguíneos e infarto.

Os hormônios do estresse também toma parte nessa associação. De acordo com a bióloga Lauren Brent, entre os macacos da ilha de Cayo Santiago, os com menos conexões sociais têm os níveis mais altos de hormônios do estresse. Níveis altos desses hormônios desencadeiam uma cascata de respostas fisiológicas que, quando repetitivas, provocam problemas cardíacos e mentais, além de morte precoce, reforçando a tese de que a amizade protege contra doenças.

Em outro estudo, John Capitanio, psicólogo da Universidade da Califórnia, nos Estados Unidos, realizou biópsias de tecidos de linfonodos de macacos que tinham sido separados de seu círculo social e as comparou com biópsias dos outros macacos. Os linfonodos são a força motriz de respostas inflamatórias e imunológicas. As biópsias revelaram alta atividade dos genes inflamatórios e baixa atividade dos genes que protegem contra vírus. Em outras palavras, o isolamento tinha ativado genes que reconhecidamente aumentam a inflamação, que é o pano de fundo de várias doenças relacionadas à idade. Assim, inflamação de pano de fundo e maior suscetibilidade a infecções constituem outra razão para a associação entre amizades, doença e mortalidade. Essas observações em primatas são compatíveis com as observações em seres humanos de Roseto e de outras pesquisas sobre rede de relações.

No sul do Quênia, Lydia Denworth, jornalista científica, descreveu os gestos sociais semelhantes aos de seres humanos que ela observou entre outro grupo de mamíferos gregários, os babuínos, que passavam boa parte do dia se abraçando, se acariciando e brincando com os bebês uns dos outros. Ela contou a história de uma babuína botsuana chamada Sylvia, que os cientistas apelidaram de "Rainha Má", porque "aterrorizava o grupo, afugentando os subordinados, mordendo ou batendo nos animais que não saíam de seu caminho". A melhor amiga de Sylvia era a filha dela, que infelizmente foi morta por um leão. O comportamento de Sylvia se abrandou depois da morte da filha. Privada da companhia de sua melhor amiga, ela começou a se oferecer para limpar o pelo das companheiras que antes desprezava, como uma aluna valentona que tenta fazer amizade com as colegas de classe que antes ela intimidava. Essa história mostra que a amizade é inata; não se trata de opção nem de um luxo, mas sim de uma necessidade fundamental para que possamos ter sucesso. Sylvia evoluiu porque isso é essencial para proteger a saúde física e mental. Como tinha predisposição para a amizade, ela precisou construir novos laços depois da morte da filha.

Os estudos também fizeram cair por terra o estereótipo de que amizades femininas são fortalecidas por longos bate-papos, e amizades masculinas, por atividades conjuntas. Quando duplas de amigos foram instruídos a fazer perguntas de profundidade um ao outro sobre seus sonhos, valores e relacionamentos, os homens disseram que, depois disso, ficaram mais satisfeitos com sua amizade. Concluiu-se que, ao contrário da crença popular, muitas amizades entre homens também requerem profundidade, o que nem sempre pode ser óbvio à primeira vista.

◆

A amizade tem origens genéticas profundas. Nossos amigos mais próximos, que consideramos "espíritos afins", assemelham-se a nós em nível biológico. Temos mais DNA em comum com amigos do que com outras pessoas. Um estudo californiano mostrou que temos 0,1% a mais de DNA em comum com amigos do que com estranhos. Não parece muito, mas é – equivale ao nível de similaridade genética esperado entre primos de quarto grau. A maioria das pessoas nem sabe quem são seus primos de quarto grau, mas, de alguma maneira, entre uma infinidade de possibilidades, selecionamos como amigos pessoas que se assemelham a nossos parentes e, assim, nos associamos a pessoas semelhantes a nós mesmos.

Em outro estudo, os pesquisadores analisaram 5 mil pares de adolescentes que tinham relações de amizade. Para saber mais sobre pares de amigos e colegas de escola, fizeram diversas comparações genéticas. De modo geral, os amigos tinham mais semelhanças genéticas do que pares aleatórios de pessoas, e cerca de dois terços eram tão semelhantes quanto casais unidos pelo casamento. Além de maior semelhança genética com os amigos, também temos mais semelhança genética com nossos cônjuges. Isso faz sentido: os seres humanos são atraídos com naturalidade por pessoas com as quais têm algo em comum! Até mesmo nossos cônjuges!

Os genes guiam tanto a escolha de amigos quanto a solidão. Como médica, sei que a solidão é uma das situações mais tristes e difíceis de se lidar. Infelizmente, é uma epidemia crescente em todas as idades, mas sobretudo nas faixas etárias mais velhas. Vivek H. Murthy, décimo nono diretor do Serviço Nacional de Saúde Pública dos Estados Unidos, detalhou com clareza o estado tóxico e progressivo da solidão. Ele recomendou que os indivíduos e a sociedade tratassem a solidão, definindo-a como um problema de saúde pública e origem de muitas epidemias que assolam o mundo em tempos atuais, como alcoolismo, uso de drogas, obesidade, violência, depressão e ansiedade. Assim como ocorre com os macacos, a solidão é tóxica para a saúde humana porque temos um desejo inato de nos conectar. Evoluímos para viver em comunidade, desenvolver vínculos duradouros, ajudar uns aos outros e compartilhar experiências de vida. É simples: somos melhores juntos.

Existem várias estratégias importantes para amenizar a solidão. A maioria delas é óbvia, mas, mesmo assim, eu as descrevo aqui. Passe algum tempo com quem você ama todos os dias. Concentram-se um no outro. Não se ocupe com outras coisas; dê à outra pessoa a dádiva de sua atenção completa, mantendo contato visual e ouvindo de verdade. A princípio pode parecer um contrassenso, mas abrace a solitude, pois para criar conexões mais fortes com os outros é preciso, em

72 | A NOVA CIÊNCIA DA LONGEVIDADE

primeiro lugar, criar conexões mais fortes consigo mesmo. Meditação, oração, arte, música e atividades ao ar livre podem ser fontes solitárias de alegria e conforto. Ajude e seja ajudado. Ver como está o vizinho, pedir conselhos e até mesmo sorrir para um estranho podem nos deixar mais felizes e aliviar a solidão.

Infelizmente, algumas medidas impostas para a prevenção da Covid-19, como isolamento e distanciamento social, fizeram com que muitas pessoas se sentissem mais solitárias. Não sabemos ao certo quais serão as consequências dessas medidas globais no longo prazo, e deveríamos instituir estratégias de saúde pública para mitigar as prováveis consequências inevitáveis.

Em abril de 2018, o governo do Reino Unido nomeou Tracey Crouch para um cargo inédito no mundo, o de "ministra da Solidão", função criada pela primeira-ministra Theresa May no início daquele ano. "Para muitas pessoas, a solidão é a triste realidade da vida moderna", disse a primeira-ministra ao anunciar a nova medida. A função foi criada depois que um relatório comissionado revelou que mais de 9 milhões de britânicos – cerca de 14% da população –, muitas vezes, ou sempre, sentem-se solitários. Estima-se que a solidão custe até 3,5 bilhões de libras por ano aos empregadores do Reino Unido. Segundo minhas próprias pesquisas, um quarto dos irlandeses adultos sentem-se solitários parte do tempo, e 5% sentem-se solitários o tempo todo. Entretanto, o fato de morar sozinho dobra a probabilidade de sentir solidão. Os homens que moram sozinhos são mais solitários que as mulheres que moram sozinhas. A solidão aumenta com a idade, e pessoas solitárias também são mais propensas a sofrer de depressão. Ao contrário de nossas expectativas, não encontrei diferenças na probabilidade de sentir solidão entre a população rural e a população urbana da Irlanda.

Provavelmente, uma das experiências culturais mais expressivas de solidão é a do Japão. Lá, a morte solitária entre pessoas mais velhas tem um nome: *kodokushi*. Esse termo se refere a uma pessoa que morre sozinha em sua casa e cujo corpo só é descoberto muito tempo depois. O primeiro caso que se tornou manchete nacional no Japão ocorreu no ano 2000, quando o corpo de um homem de 69 anos foi descoberto três anos após sua morte. O aluguel e as contas de luz, água e gás tinham sido debitados automaticamente da sua conta bancária, e somente depois que suas economias acabaram é que seu esqueleto foi descoberto em casa. O corpo havia sido consumido por vermes e besouros. Em 2008, foram relatadas mais de 2.200 mortes solitárias em Tóquio. Os números de 2011 foram semelhantes. Uma empresa de mudanças em Osaka disse que 20% do seu trabalho consistia em remover os pertences dessas pessoas. Cerca de 4,5% dos funerais em 2006 foram de *kodokushi*.

Os casos de *kodokushi* ocorrem com predominância entre homens de 50 anos ou mais. Foram propostas várias razões para o aumento desse fenômeno. O isolamento social está aumentando, pois os japoneses mais velhos cada vez mais moram sozinhos, e não junto com outras gerações da família. Eles não têm contato com familiares e vizinhos, e a probabilidade de morrerem sozinhos e passarem despercebidos é maior. O Japão tem a maior população mundial de longevos. Espera-se que essa terrível epidemia de solidão e, em particular, de *kodokushi* não seja replicada em outros países nos quais a população também está envelhecendo. O isolamento social costuma ter relação com problemas financeiros. Muitos casos de *kodokushi* são de pessoas que recebiam benefício previdenciário ou tinham poucos recursos financeiros. O traço japonês de superar as adversidades com resignação, ou *gaman*, desencoraja as pessoas a buscarem ajuda. Diz-se que as vítimas de *kodokushi* "escaparam pela fresta" entre apoio familiar e governamental. As políticas futuras deverão se concentrar nesses indicadores de risco.

A solidão não ocorre só na velhice – ela se dá em todas as idades. Em uma recente pesquisa feita nos Estados Unidos com mais de 20 mil pessoas a partir de 18 anos de idade, a solidão foi mencionada em todas as faixas etárias. Apoio social e interações diárias significativas foram associados a menos sentimento de solidão, assim como boas relações familiares, boa saúde física e mental, amizades e o fato de formar um casal. A ansiedade social teve relação estreita com a solidão, seguida de uso excessivo de redes sociais e uso diário de mensagens de texto.

Como era de esperar, a mudança atual das estruturas familiares tem forte implicação na solidão. A família está diminuindo de tamanho, e hoje há mais domicílios unipessoais na Europa, ou seja, ocupados por um único indivíduo, do que qualquer outro tipo de domicílio, o que coincide com maior conscientização da solidão como um problema em todas as idades. O nível de esforço que investimos em nossas relações influencia o nível de apoio que recebemos delas, bem como os benefícios que obtemos no longo prazo. Isso ocorre em todas as faixas etárias, e os benefícios persistem por toda a vida. Relações próximas incluem tanto membros da família quanto amigos. Mas há uma diferença nos benefícios para a saúde e o bem-estar em cada uma delas? Devo investir mais em amigos ou na família?

Quando falamos em membros da família nos referimos sobretudo a irmãos, filhos, pais e cônjuges. Relações familiares harmoniosas tradicionalmente exercem efeitos positivos sobre as pessoas, sejam com o cônjuge ou outro membro da família nuclear. Amizades melhoram a saúde e aumentam a sensação de bem-estar. William Chopik, psicólogo da Universidade Estadual de Michigan, nos Estados Unidos, liderou dois estudos de grande porte para compreender as contribuições de amigos e familiares para a boa saúde e a felicidade ao longo de toda a vida, inclusive na velhice.

O primeiro estudo analisou mais de 271 mil pessoas de 97 países, nascidas entre 1900 e 1999, de 15 a 99 anos de idade. Os pesquisadores perguntaram aos participantes qual era a importância da família e dos amigos na vida deles. Pediram também que avaliassem as próprias saúde e felicidade. Em relação a bem-estar, os participantes responderam à seguinte pergunta: "De modo geral, até que ponto você está satisfeito com sua vida?". Em seguida, o estudo foi repetido com uma coorte norte-americana de adultos a partir de 50 anos, com média etária de 67 anos, cujos dados do acompanhamento de longo prazo sobre doenças crônicas – como hipertensão, diabetes, câncer, doença pulmonar, doença cardíaca, angina, insuficiência cardíaca, problemas emocionais, nervosos ou psiquiátricos, artrite ou reumatismo e acidente vascular cerebral – estavam disponíveis. O objetivo era verificar se a qualidade dos relacionamentos tinha impacto duradouro na saúde no longo prazo, até a velhice.

Entre as perguntas sobre a qualidade dos relacionamentos estavam: "Eles [amigos próximos/familiares] de fato entendem como você se sente em relação às coisas?" e "Até que ponto eles o decepcionam quando você está contando com eles?". Nos dois estudos, o apoio do cônjuge, o apoio dos filhos e o apoio dos amigos estavam associados à sensação subjetiva de bem-estar e felicidade. Foi assim em todas as idades, até mesmo nas faixas etárias de pessoas mais velhas. No entanto, quando havia tensão nos relacionamentos, a probabilidade de doença crônica era maior. De fato, tensões com familiares e amigos foram um importante indício da probabilidade de desenvolvimento de doenças crônicas com o passar do tempo. Esses achados são compatíveis com os de outras pesquisas sobre os benefícios gerais e duradouros de relacionamentos próximos e a importância da qualidade dos relacionamentos, e não do número deles.

Então, quando amigos e familiares são uma fonte de tensão, as pessoas têm mais doenças crônicas; quando amigos e familiares são uma fonte de apoio, as pessoas são mais sadias. Embora as redes de relações tendam a diminuir de tamanho à medida que amadurecemos, voltamos nossa atenção e recursos no sentido de manter os relacionamentos existentes para maximizar nosso bem-estar. Assim, se investirmos mais em relacionamentos ao longo do tempo, é provável que acumularemos os benefícios conferidos por eles, garantindo mais saúde e bem-estar na velhice.

Os amigos desempenham um papel importante na saúde e no bem-estar na velhice porque somos nós que os escolhemos, e a tendência é conservar aqueles de que mais gostamos. Nos dias em que interagimos de modo positivo com os amigos, ficamos mais felizes e bem-humorados. As amizades têm uma relação estreita com o bem-estar porque amigos costumam fazer atividades de lazer juntos, em doses limitadas que envolvem certo grau de espontaneidade.

Em contrapartida, é consideravelmente mais difícil eliminar de forma seletiva relações familiares estressantes ou desagradáveis do que eliminar relações tensas de amizade, o que explica por que as amizades têm maior impacto na felicidade do que certas relações familiares.

Relações familiares tensas impactam a saúde de maneira negativa. As relações familiares, embora sejam agradáveis para muitas pessoas, também podem envolver interações mais sérias e, às vezes, negativas e monótonas. Portanto, vale a pena investir em amizades íntimas para ter prazer e mais saúde, felicidade e bem-estar no longo prazo, e, por vezes, ajudar a amenizar os efeitos negativos das tensões familiares! Devemos fazer um esforço consciente para estabelecer relacionamentos de qualidade. Não podemos nos dar o luxo de não fazê-lo. Além do mais, devemos ter isso em mente no caso de precisarmos enfrentar outras pandemias no futuro.

E quanto a casamento, saúde e felicidade – até que a morte nos separe? Historicamente, grandes estudos mostram que, em média, pessoas casadas dizem ser mais felizes na velhice do que as solteiras. Os separados e divorciados são os menos felizes, enquanto os solteiros e viúvos ficam no meio-termo. Tanto homens quanto mulheres relatam efeitos positivos do casamento sobre a felicidade. Mas será que os casados são mais felizes porque já eram felizes? Embora os estudos mostrem de fato que pessoas mais felizes tendem mais a se casar e a permanecer casadas, isso não explica por completo os relacionamentos. Pessoas felizes que se casam acabam sendo mais felizes do que pessoas felizes que não se casam. A relação entre casamento e felicidade, como a maioria dos assuntos em psicologia, é bidirecional. Ou seja, é o que você faz para promover a felicidade como indivíduo e cônjuge que faz a diferença, e não o casamento por si só. O casamento não nos torna necessariamente felizes; com mais exatidão: casamentos felizes nos tornam felizes. Desculpe por dizer o óbvio, mas é isso que os estudos revelam!

Na verdade, segundo os estudos, a satisfação conjugal é um indício muito mais forte de felicidade do que o simples fato de ser casado, e é óbvio que uma relação tóxica é decididamente ruim para a felicidade.

Quem decide não se casar, mas tem forte apoio social por outros meios, com certeza é feliz, e a felicidade aumenta quando um casamento ruim chega ao fim. Isso vale para homens e mulheres. Quem continua em um relacionamento apenas para manter as aparências, por causa dos filhos ou de questões de sustento, pode continuar casado, mas em detrimento de sua felicidade e saúde. No geral, décadas de pesquisas sobre desenvolvimento humano, psicologia, neurociência e medicina chegaram à seguinte conclusão irrefutável: estar em um relacionamento duradouro que oferece apoio confiável, oportunidades para ser solidário e um contexto social para experiências compartilhadas significativas ao longo do tempo sem dúvida alguma é bom para o bem-estar.

Amizade implica risco e requer comprometimento, mas as recompensas recebidas ao longo de toda a vida fazem o risco e o tempo empregado valerem a pena. Em um estudo realizado durante décadas pela Universidade de Harvard, quem mantinha fortes vínculos sociais até a oitava década de vida tinha menos propensão a ter declínio cognitivo e demência. Pesquisadores da Universidade Estadual de Michigan estudaram quais aspectos das relações sociais estavam mais associados à memória em mais de 10 mil pessoas entre 50 e 90 anos. Os participantes foram testados em intervalos de dois anos durante seis anos. Ser casado ou ter um companheiro, ter contato mais frequente com filhos e amigos, e ter menos tensão nos relacionamentos foram associados de modo independente a funções cognitivas como melhor memória e menor declínio da memória ao longo do tempo. Portanto, a mensagem clara é que relacionamentos que se mantêm frequentes e sejam de boa qualidade fazem bem para o cérebro.

A essa altura, quero frisar que o receio de ter demência, sobretudo à medida que surgem os problemas de memória, é algo que vejo todos os dias, e compreendo a necessidade que as pessoas têm de serem tranquilizadas. Nem todos os problemas de memória indicam demência, e a deterioração da memória está relacionada à idade, é muito comum e não evolui para demência. Funções cognitivas se referem a várias faculdades mentais que usamos com regularidade durante todo o dia, como aprendizado, pensamento, raciocínio, solução de problemas, tomada de decisão e concentração. Solidão e isolamento provocam o declínio de todas essas faculdades mentais. Engajamento social, relação com familiares e amigos e participar de atividades e instituições protegem contra a deficiência cognitiva e a demência.

Qual é a explicação biológica da relação entre amigos e o cérebro? Em 2019, pesquisadores do University College, em Londres, fizeram uma grande revisão de artigos publicados sobre o efeito de três fatores relacionados ao estilo de vida na função cognitiva e na demência: redes de relações, atividades físicas de lazer e atividades mentais. Em seguida, fizeram um apanhado de todas as evidências, levando em conta as limitações dos estudos e sua plausibilidade biológica. O efeito benéfico sobre a função cerebral e as capacidades mentais e o efeito protetor contra a demência foram evidentes em três componentes do estilo de vida. Todos pareciam ter vias comuns, e não específicas nem distintas, o que nos leva às três principais teorias que tentam explicar por que temos demência: a hipótese da reserva cognitiva, a hipótese vascular e a hipótese do estresse. Vamos analisar brevemente cada uma dessas teorias para compreender melhor por que a amizade altera a saúde mental e por que isso é importante do início da idade adulta em diante.

Começaremos com um experimento realizado com ratos para explicar melhor a teoria da reserva cognitiva. Segundo essa teoria, temos uma "capacidade cerebral depositada no banco", que nem sempre é usada, mas pode ser solicitada, se necessário, como uma poupança bancária vitalícia. As condições ambientais enriquecidas para o rato equivalem às condições da natureza, com muitas oportunidades de atividade física, aprendizado e interação social – a utopia dos ratos. A utopia dos ratos impede que ratos adultos tenham problemas cognitivos ao criar uma "conta poupança" em seu cérebro – isto é, ao armazenar uma reserva cognitiva. Em contrapartida, um ambiente empobrecido de solidão e pouca atividade para os ratos associa-se a disfunção cerebral. A boa notícia é que isso pode ser parcialmente revertido enriquecendo-se esse ambiente empobrecido.

Tanto o cérebro dos ratos como o cérebro dos seres humanos têm capacidade para formar novas células cerebrais, novos vasos sanguíneos e novas pontes de comunicação entre as células cerebrais durante toda a vida. Tudo isso constitui a reserva do cérebro. O estímulo mental, como o fornecido por contatos sociais, exercício físico e criatividade, aumenta a formação dessas estruturas e, portanto, da reserva. A formação de novas células cerebrais e, em decorrência, da reserva cognitiva ocorre com predominância em três principais áreas do cérebro: no hipocampo, situado em cada lado do cérebro e que converte a memória de curto prazo em memória de longo prazo; no bulbo olfatório, situado na parte frontal do cérebro acima do nariz e que rege o olfato; e no córtex cerebral, importante para a concentração, a compreensão, a percepção, o pensamento, a memória, a linguagem e a consciência. Portanto, a formação de novas células cerebrais e de reserva cognitiva abrange a maior parte de nossas importantes funções cerebrais. Imagens de ressonância magnética confirmam que pessoas com maior reserva cognitiva, devido ao estímulo mental dos contatos sociais, toleram mais a patologia cerebral. Isso significa que, apesar de terem demência – ou seja, proteínas anormais nas células cerebrais –, elas não têm sinais de demência e vivem, ao que parece, com funções cerebrais normais, porque têm maior "capacidade de reserva" à qual recorrer.

O estímulo social, mental e físico decorrente de amizades e relacionamentos também age no sistema vascular. Pressão alta, colesterol elevado e irregularidades cardíacas – sobretudo fibrilação atrial na meia-idade – estão associados a doença de Alzheimer na velhice. O engajamento social e os relacionamentos reduzem a ocorrência dessas doenças vasculares, o que, por sua vez, reduz as causas vasculares de demência, ajudando a explicar, assim, por que os contatos sociais protegem o cérebro.

Relaxamento e redução do estresse são a terceira explicação para a ligação entre amizade e demência. Indivíduos ativos com contatos frequentes e oportunidades de se relacionar têm mais propensão a ter emoções positivas, como autoestima elevada, competência social e bom humor, que reduzem o estresse e os hormônios do estresse. Maior suscetibilidade ao estresse dobra o risco de demência ao desencadear uma elevação crônica dos níveis de cortisol. Mesmo que o único proveito que você tire deste livro seja a determinação de fazer novas amizades, isso fará diferença na sua idade biológica e na idade biológica das pessoas com quem fizer amizade.

Capítulo 4

Nenhum Momento de Tédio Sequer – Riso e Propósito

A DISTÂNCIA MAIS CURTA ENTRE DUAS PESSOAS É O RISO OU UM sorriso. Somos programados para ser felizes e compartilhar experiências felizes com outros por intermédio do riso. O riso é um comportamento social; nós o usamos para criar vínculos e nos comunicar. Na verdade, podemos avaliar o grau de relacionamento entre as pessoas com base no tom e no tipo de risada. Mas você já sabe disso! O riso de uma criança quando lhe fazem cócegas, o riso de alguém que se sente na obrigação de reagir à piada do patrão e o riso entre bons amigos são diferentes e revelam o tipo de relação existente. Rimos com menos frequência à medida que ficamos mais velhos, mas os benefícios do riso se mantêm por toda a vida. Rir é uma maneira simples de estimular muitas das vias celulares associadas à idade, por isso é especialmente importante para nós à medida que envelhecemos. Além de ser uma ação prazerosa, contribui para a saúde ao exercitar os músculos, aumentar a frequência respiratória e a circulação sanguínea, melhorar a digestão, promover catarse emocional e sensação de felicidade. Crianças sadias chegam a rir quatrocentas vezes por dia, mas adultos mais velhos costumam rir apenas quinze vezes por dia. Enquanto estava escrevendo este texto, não consegui me lembrar de ter rido durante o dia, e já eram seis horas da tarde.

Na maioria das vezes, o riso tem pouco a ver com humor e mais com laços sociais. Usamos o riso e o humor para lidar com as situações, para demonstrar nossa vontade de interagir, para mostrar às pessoas que estamos em sintonia com elas. De modo geral, costumamos rir mais quando há outras pessoas por perto. Amigos passam 10% de uma conversa rindo, e é bem evidente que rimos mais quando conhecemos e gostamos das pessoas com quem estamos. Para nós, é importante como os outros seres humanos interagem conosco e o que pensam a nosso respeito. Portanto, o riso, é fundamental para interações sociais significativas, pois desempenha uma função interativa na criação de vínculos com outros, o que é vital para a sobrevivência. Além disso, o riso desempenha papéis fisiológicos e psicológicos importantes, inclusive no envelhecimento.

O riso nos conecta com outras pessoas. Assim como um sorriso ou um ato de gentileza, ele é contagiante; podemos "contrair" o riso de outra pessoa, sobretudo se for alguém que conhecemos. Além disso, ao elevar nosso humor, o riso reduz os níveis de estresse de todas as partes envolvidas.

O riso também foi descrito em diversas espécies animais. Isso faz sentido, claro, porque faz parte de nossa evolução como mamíferos. Se você observar, verá que a risada se assemelha muito ao chamado de um animal. Isso vale mais para a risada de algumas pessoas do que de outras! Os grandes primatas produzem o riso quando estão interagindo socialmente. Os cães riem e, para se preparar para rir e brincar, primeiro fazem a "postura de reverência", abaixando apenas as patas dianteiras. Até mesmo os ratos riem: as mamães fazem cócegas nos filhotes, arrancando deles uma risada. Em coerência com o papel de criação de vínculo promovido pelas cócegas, é preciso que haja dois animais ou duas pessoas. Tente fazer cócegas em si mesmo – é impossível, porque a cócega é uma interação social mesclada com confiança. Um estranho não pode se aproximar de você na rua e começar a lhe fazer cócegas.

A cócega é uma brincadeira divertida, segura e bem-intencionada, que resulta em risadas.

Portanto, humor, riso, aprendizado, laços afetivos e saúde estão interligados. Os benefícios do humor e da risada foram registrados ao longo da história, ainda no reinado de Salomão (971 a 931 a.C.), no Livro de Provérbios, que diz: "Um coração alegre é um bom remédio, mas um espírito abatido seca os ossos", indicando que mesmo naquela época já se sabia que um espírito alegre tem efeitos terapêuticos.

Antigos médicos gregos prescreviam uma ida ao teatro de comédia como terapia adjuvante. Para eles, essa era uma parte importante do processo de cura. Índios norte-americanos usavam o humor e o riso no tratamento dos doentes, aliando palhaços aos curandeiros tradicionais. No século XIV, o cirurgião francês Henri de Mondeville usava o humor para distrair os pacientes da dor da cirurgia – só a partir de 1847 é que surgiram os anestésicos. Até mesmo no caso de amputações, ele usava o riso tanto durante como após a cirurgia, para auxiliar na recuperação do paciente. Henri de Mondeville defendeu essa prática em seu livro *Cyrurgia*, no qual menciona: "Deixe o cirurgião acertar todos os aspectos da vida do paciente para promover alegria e felicidade, permitindo que seus parentes e amigos especiais o animem e fazendo com que alguém lhe conte piadas". No século XVI, Robert Burton, vigário e acadêmico inglês, usava o humor para tratar transtornos psiquiátricos. Ele discorreu sobre o assunto em seu livro *The Anatomy of Melancholy*. No mesmo período, Martinho Lutero, padre alemão e fundador da religião luterana, também usava o humor para tratar transtornos psiquiátricos como componente fundamental do aconselhamento pastoral. Martinho Lutero aconselhava os que sofriam de depressão a não se isolar, mas sim a se cercarem de amigos que contassem piadas e os fizessem rir. O riso tem uma história longa e bem-sucedida na medicina.

O que acontece quando rimos? O riso é fundamentalmente um modo diferente de respirar. Quando rimos, usamos os músculos intercostais (situados entre as costelas) para expulsar repetidas vezes o ar dos pulmões, sem inspirar. O riso também aumenta a pressão no

84 | A NOVA CIÊNCIA DA LONGEVIDADE

tórax ao efetivamente suspender a respiração e interromper o fluxo de ar rítmico e regular para dentro e fora dos pulmões. O aumento da pressão torácica reduz o fluxo sanguíneo para o cérebro, por isso algumas pessoas ficam zonzas ou desmaiam. Daí a expressão: "Quase morri de tanto rir".

Administro uma clínica especializada em adultos que têm desmaios, e às vezes conheço pacientes que apresentam uma resposta fisiológica exagerada ao riso. A frequência cardíaca deles diminui de modo vertiginoso e, por consequência, ocorre queda da pressão arterial e eles perdem os sentidos. Uma paciente em particular só tinha essas crises quando seu genro contava piada. A maioria das piadas era obscena, e os episódios haviam se tornado tão frequentes que a família levou vários vídeos à clínica para exemplificar a frequência e as características dos desmaios que ela tinha quando ria muito. Usamos nessa paciente um equipamento que media em simultâneo a pressão arterial, os batimentos cardíacos e o fluxo sanguíneo cerebral. Em seguida, pedimos que o genro dela contasse uma de suas piadas. A paciente caiu na gargalhada e logo desmaiou. O coração dela parou por um tempo, interrompendo, assim, o fluxo sanguíneo para o cérebro. Ela precisou de um marca-passo para acabar com os desmaios. Mais tarde, a família, muito bem-humorada, levou-me vídeos da paciente dando gargalhadas homéricas, sem que houvesse consequências indesejáveis. Em outras palavras, o marca-passo entrava em ação assim que o coração dela começava a diminuir de ritmo com as risadas, desse modo evitando, a pausa nos batimentos cardíacos.

O riso proporciona alívio físico; ele cria um "exercício". Uma boa gargalhada exercita o diafragma, contrai os músculos abdominais e trabalha os ombros, deixando os músculos mais relaxados. Além disso, constitui um bom exercício para o sistema imunológico e o coração.

Uma "boa risada" é mesmo benéfica do ponto de vista químico? Sim, porque o riso diminui os níveis de cortisol e adrenalina, que são hormônios associados ao estresse. Baixos níveis de cortisol estabilizam os níveis sanguíneos de glicose e insulina, regulam a pressão arterial e reduzem a inflamação. A adrenalina, substância química que prepara o organismo para a reação de "luta ou fuga", eleva a pressão arterial e aumenta a intensidade com que o coração bombeia o sangue, estando envolvida em alterações cardíacas e infartos. Suas ações são opostas às dos hormônios de relaxamento. Portanto, a diminuição da adrenalina acalma os sistemas nervoso e cardiovascular. Constatou-se que diminuir ou bloquear o efeito da adrenalina pelo riso dá bons resultados em pacientes que tiveram infarto. Uma hora de boas risadas por dia reduziu em 42% o índice de recidiva de infarto.

O riso também aumenta a liberação de endorfinas – substâncias químicas produzidas naturalmente pelo sistema nervoso para combater a dor ou o estresse e que produzem sensação de bem-estar. Ele eleva os níveis de serotonina e dopamina, endorfinas que desempenham um papel fundamental na sensação de prazer, na motivação, na memória e no sistema de recompensa. As endorfinas nos deixam calmos, equilibrados, confiantes e relaxados. Quando os níveis de serotonina e dopamina estão baixos, ficamos nervosos, irritadiços e tensos. Algumas substâncias, como a cocaína e a nicotina, são viciantes porque estimulam o sistema de recompensa mediado pela dopamina no cérebro. É muito melhor estimular esses sistemas por meio do riso, que não tem efeitos colaterais, apenas enormes benefícios.

Além de aliviar a dor e o estresse, as endorfinas desempenham um papel importante na resposta imunológica e nas células T "assassinas", que ajudam a combater infecções. Como a função imunológica diminui com a idade, estimular a produção de endorfinas é particularmente benéfico em pessoas mais velhas. Níveis elevados de hormônios do estresse enfraquecem o sistema imunológico. Portanto, ao diminuir os níveis desses hormônios, o riso frequente ajuda a aumentar a imunidade e a reduzir a ocorrência de infecções.

Até mesmo a expectativa de rir faz bem. Quando você espera dar boas gargalhadas, seu sistema químico/hormonal logo entra em ação – mesmo antes que você comece a rir. Um experimento mensurou os níveis de substâncias químicas de voluntários que estavam prestes a ver um vídeo engraçado, ou seja, antes que o filme começasse. Somente a expectativa de assistir ao filme fez os níveis de substâncias química benéficas, como as endorfinas, subirem 87% em comparação com os valores iniciais. A mesma expectativa de riso baixou os níveis dos hormônios do estresse, cortisol e adrenalina, em 70%. Portanto, quando for assistir a um episódio da sua série cômica favorita, estará aumentando suas reservas e recursos de saúde. O que acha disso?

Segundo a Organização Mundial da Saúde (OMS), em breve a depressão será a segunda maior causa de incapacitação em todo o mundo. Na depressão, os níveis dos neurotransmissores cerebrais, como noradrenalina e endorfinas (dopamina e serotonina), são baixos, e o circuito cerebral de controle do humor não funciona bem. Como o riso altera os níveis de dopamina e serotonina, e aumenta os níveis de endorfinas, a risoterapia é eficaz no caso de pacientes deprimidos – como monoterapia ou associada a antidepressivos. Existem vários sites que trazem informações sobre risoterapia e yoga do riso. Com essa longa lista de vantagens, não deveríamos tentar adicionar o máximo de alegria e risada em todos os estágios de nossa vida? Sim, o número de vezes que rimos diminui à medida que envelhecemos, mas ainda assim existem vantagens físicas e psicológicas no riso – só precisamos nos esforçar mais.

Assim como o riso, o fato de ter um propósito de vida também traz benefícios à saúde. O propósito de vida é uma força psicológica importante que produz muitos dos benefícios biológicos associados ao riso. Um dos primeiros médicos a detalhar o valor do propósito foi um psiquiatra que durante três anos foi prisioneiro em campos de concentração nazistas, tendo documentado como seu propósito ser capaz de salvar vidas. Seu nome é Victor Frankl, e ele desenvolveu uma abordagem psicoterapêutica que ainda hoje é usada e se baseia nas observações que ele fez nos campos de concentração.

Frankl publicou a crônica de suas experiências e observações como prisioneiro nos campos de concentração em seu livro *Man's Search for Meaning*, lançado em 1946. Sua abordagem ao estresse gira em torno da importância de se "ter um propósito", sejam quais forem as circunstâncias. Pode-se imaginar como devia ser difícil para os prisioneiros encontrarem um propósito para suas vidas naqueles campos. No entanto, é exatamente isso que Frankl descreveu e postulou: que os prisioneiros que adotavam a abordagem de "ter um propósito" conseguiam suportar melhor a enorme tensão e suas péssimas condições de vida. A base de seu método psicoterapêutico consistia em fazer os prisioneiros identificarem um propósito de vida, algo que achavam positivo, e depois imaginarem com toda a força esse desfecho. De acordo com Frankl, a maneira como os prisioneiros imaginavam o futuro influenciava a longevidade deles: "Quem tem um motivo para viver é capaz de suportar quase qualquer modo de viver". Frankl afirmava que:

> [...] pode-se tirar tudo de um homem, exceto uma coisa: a última das liberdades humanas – escolher a própria atitude diante de quaisquer circunstâncias, escolher o próprio caminho. E sempre havia escolhas a fazer. Todo dia, toda hora oferecia a oportunidade de tomar uma decisão, uma decisão que determinava se você se submeteria ou não aos poderes que ameaçavam roubá-lo de seu próprio eu, roubar sua liberdade interior; que determinava se você queria ou não se tornar um joguete das circunstâncias, renunciando à liberdade e à dignidade para ser moldado na forma de um prisioneiro comum.

Frankl conclui que o sentido da vida é encontrado em cada momento da vida; a vida nunca deixa de ter sentido, mesmo diante do sofrimento e da morte. Em uma sessão de terapia de grupo, numa época em que os prisioneiros do campo estavam sendo submetidos a um rigoroso jejum como punição por tentarem proteger um companheiro anônimo da retaliação fatal das autoridades, Frankl disse que, para todos aqueles que estivessem em uma situação horrenda, sempre tinha alguém olhando por ele. Podia ser um amigo, um familiar ou até mesmo Deus, a quem não deveriam desapontar. Ele usava essa abordagem para estimular os prisioneiros a darem um propósito às suas ações.

88 | A NOVA CIÊNCIA DA LONGEVIDADE

Com base em suas experiências e observações, Frankl disse que as reações psicológicas de um prisioneiro não eram apenas o resultado de suas condições de vida, mas também da liberdade de escolha que ele sempre tinha, mesmo sob intenso sofrimento. O domínio interior que um prisioneiro tinha sobre seu eu espiritual dependia da esperança no futuro; somente quando esse prisioneiro perdia essa esperança é que estava acabado. Essa foi uma das primeiras e mais perspicazes explorações do valor de se ter um propósito. Frankl deu continuidade às suas pesquisas e terapias após ser libertado do campo de concentração. Ele morreu em 1997, aos 92 anos; seu livro vendeu mais de 16 milhões de exemplares e foi traduzido para cinquenta idiomas.

Hoje, sabemos que o fato de ter um propósito é fundamental para uma vida mais longa e feliz. Às vezes, à medida que envelhecemos, nossas famílias se dissipam, não temos emprego nem muito engajamento social, e acabamos perdendo de vista nosso propósito. A vida parece não ter sentido nem objetivo. Propósito diz respeito a atividades reflexivas em que os indivíduos sentem que sua existência tem um significado e que eles têm um objetivo na vida.

É fácil cair na armadilha de acreditar que não se tem um propósito de vida. Se alguém sente que não tem nenhum propósito, deve tentar estabelecer um. Enquanto algumas pessoas perdem o propósito de vida quando se aposentam, outras assumem novos desafios. A maioria dos trabalhos voluntários é feita por aposentados. Um grande volume de dados mostra que quem faz trabalhos voluntários sofre menos de depressão e tem melhor qualidade de vida. No mundo de hoje, são tantas as áreas que precisam de voluntários que deve haver muitas opções. Ajudar na criação dos netos fornece um propósito de vida de diversas maneiras, contribuindo de modo significativo para a força de trabalho ao permitir que os pais da criança trabalhem e aumentando a capacidade econômica individual e nacional, com uma série de vantagens para a rede familiar mais ampla. Uma característica de muitos centenários é um senso persistente de propósito; isso é evidente em particular nas Zonas Azuis, onde pessoas mais velhas usam termos especiais para se referir ao fato de "se levantar toda manhã com um claro propósito para aquele dia". Os habitantes de Okinawa chamam isso de *ikigai*, e os habitantes de Nicoya, de "plano de vida".

Atividades como participar de um coral, fazer jardinagem, participar de um novo curso ou tirar um novo diploma são coisas preestabelecidas que podem produzir um senso de propósito e contribuir para a saúde psicológica. O propósito também pode ser amplificado por meio da criatividade. Pesquisas no campo da neurologia mostram que a arte melhora não apenas o humor, mas também a função cognitiva ao estimular a formação de novas conexões mais espessas e mais fortes entre as células cerebrais. Em outras palavras, a arte aumenta a reserva cognitiva – a capacidade de reserva cerebral à qual temos de recorrer quando precisamos, ajudando assim o cérebro a compensar ativamente uma patologia ao usar redes neurais mais eficientes ou lançar mão de outras estratégias cerebrais. Dedicar-se à arte ou até mesmo ver trabalhos de arte causam alterações cerebrais, como remodelamento, adaptação e restruturação.

De acordo com o dr. Bruce Miller, neurologista comportamental da Universidade da Califórnia, embora o cérebro envelheça inevitavelmente, as habilidades criativas não se deterioram, reforçando desse modo a contribuição para a "capacidade de reserva do cérebro". A imaginação e a criatividade aumentam na velhice, ajudando a pôr em prática potenciais excepcionais não vivenciados e a consolidar a inteligência cristalizada – a inteligência que adquirimos ao aprender com experiências passadas. Pessoas que se envolvem com arte toda semana têm mais saúde física, vão menos ao médico e tomam menos medicamentos, além de ter mais saúde mental do que outras que não participam de atividades criativas. Os benefícios duram pelo menos dois anos após a participação.

Aristóteles, antigo filósofo e cientista grego, é um dos maiores intelectuais da história ocidental. Suas estratégias de pensamento foram responsáveis pela produção de alguns dos mais profundos avanços na razão humana. A sociedade e a educação modernas se concentram mais nas descobertas que resultam dessas estratégias do que nos processos mentais pelos quais as descobertas são feitas. Aprendemos

90 | A NOVA CIÊNCIA DA LONGEVIDADE

sobre grandes ideias e os nomes de gênios criativos, mas é raro nos ensinarem os processos mentais ou as técnicas de pensamento criativo usados para olhar as mesmas coisas e ver algo diferente. Segundo Albert Einstein: "A criatividade é a inteligência se divertindo". Com certeza, é o ato de ter ideias novas e imaginativas e transformá-las em realidade. A criatividade se caracteriza pela capacidade de perceber o mundo de novas maneiras, de encontrar padrões ocultos, de fazer conexões entre fenômenos aparentemente não relacionados e de gerar soluções. Empregamos a criatividade na escrita, na escultura, na pintura e em outras formas de arte.

Sou diretora de um instituto recém-criado em Dublin para o envelhecimento bem-sucedido. Além de ser uma concorrida instituição clínica e de pesquisa, o instituto tem um espaço onde os pacientes, as famílias e os funcionários podem dar vazão à criatividade. Esse espaço físico na parte central de um hospital movimentado é uma fonte de alegria e prazer que está sempre surpreendendo com as novas abordagens e ideias geradas pela poesia, por canções, pinturas, música e muito mais.

❧

Para algumas pessoas, a religião fornece um propósito de vida. De modo geral, envolvimento religioso, crença e espiritualidade estão associados a inúmeros fatores psicológicos favoráveis, como menos depressão e ansiedade, memória melhor, mais capacidade de planejamento e organização e, em geral, uma vida mais longa. Nossa pesquisa demonstra com clareza a existência de uma relação positiva entre prática religiosa, doença cardíaca e morte, sendo que irlandeses adultos e religiosos têm pressão arterial mais baixa e mais imunidade. Enquanto alguns modelos enfatizam a ligação entre prática espiritual privada, como a meditação, e saúde, muitos outros ressaltam o papel adicional da participação em serviços organizados, enriquecidos por fatores sociais e culturais.

A prática religiosa também é um mecanismo de enfrentamento, sendo difícil separar os efeitos positivos de envolvimento e engajamento sociais e meditação do enfrentamento privado. Embora a associação entre religião e problemas de saúde mental, como depressão e ansiedade, seja complexa, no geral a associação entre religião e saúde mental é positiva. Em países como a Suécia, onde o Estado é responsável por aspectos importantes da qualidade de vida, como saúde e educação, a religião não é um forte indício de satisfação com a vida. Isso indica que a religião, pelo menos em parte, constitui um meio para atender a algumas necessidades que são difíceis de serem atendidas de outras maneiras.

Vários estudos abordaram a ligação entre religião e saúde durante uma doença potencialmente fatal. Por exemplo, entre pessoas com doença cardíaca congênita, a fé religiosa foi associada de maneira positiva a melhor qualidade de vida. No caso de pessoas que fazem diálise devido a grave doença renal e pessoas com insuficiência cardíaca e que estão se recuperando de um infarto, a religião também melhora a qualidade de vida.

Resumindo, é óbvio que riso e propósito de vida são essenciais para se ter boa saúde e vida longa. E, o que é importante, podemos fazer com que ambos façam parte de nossa vida e estimular outros a desenvolverem seu potencial.

Capítulo 5

Uma Boa Noite de Sono

Passamos, em média, 26 anos e meio da vida dormindo, ou pelo menos na cama. Algumas pessoas adormecem assim que colocam a cabeça no travesseiro. Outras, no entanto, têm dificuldade para dormir, um problema que aumenta a partir da meia-idade. Dormir mal é um problema bastante frequente com o avanço da idade.

Um equívoco comum é achar que o cérebro fica inativo durante o sono, pois o contrário é que é verdadeiro. O sono não é um estado de inatividade ou passividade em que o corpo e o cérebro são "desligados" para descansar e se recuperar das atividades das horas de vigília. O cérebro apresenta padrões característicos de atividade ao longo de cada período do sono. Às vezes, ele fica mais ativo quando estamos dormindo do que quando estamos acordados. Quanto temos uma noite de sono ruim, no dia seguinte ficamos mais propensos ao desânimo e à depressão, a ter dificuldade de nos concentrar e a problema de memória. Neste capítulo, vou explicar por que isso acontece e apresentar algumas soluções para melhorar o sono.

Vamos começar do princípio e analisar por que dormimos. Somos programados para dormir todas as noites a fim de restaurar o corpo e a mente. Dois sistemas que interagem entre si, o "relógio" biológico interno e fatores externos como claridade e ruído, determinam, em grande parte, o momento da transição do estado de vigília para o sono. Esses dois fatores também explicam por que, sob condições normais, costumamos ficar acordados durante o dia e dormir à noite.

Até a década de 1920, os cientistas achavam que o sono era um estado cerebral de inatividade. De modo geral, acreditava-se que, quando a noite caía e os estímulos sensoriais provenientes do ambiente diminuíam, o mesmo ocorria com a atividade cerebral. Em essência, os cientistas achavam que o cérebro simplesmente desligava. No entanto, quando começaram a registrar a atividade cerebral com a ajuda do eletroencefalograma (EEG), em que são colocados eletrodos no couro cabeludo para medir a "eletricidade" das ondas cerebrais, ficou claro que o sono era dinâmico. Nunca desligamos, e o sono passa por repetidos estágios ao longo de toda a noite.

Os estágios do sono são definidos pela existência ou não de movimento dos olhos. O sono tem quatro estágios. Vou falar de modo breve sobre cada um deles, pois passamos muito tempo adormecidos e temos de entender o que acontece! Durante os três primeiros estágios do sono, chamados de N1, N2 e N3, entramos aos poucos em um sono mais profundo – o mais profundo é o N3, durante o qual os olhos ficam parados, chamado de sono sem movimento ocular ou sono não REM. O último estágio é quando sonhamos, sendo ele associado ao movimento rápido dos olhos, o sono REM. Esses quatro estágios compõem um único ciclo de sono, que dura entre 60 e 90 minutos. O corpo passa de modo automático por cada estágio em sequência, despertando com naturalidade depois de cerca de oito horas (se tivermos sorte). Os quatro estágios do sono são essenciais para os processos importantíssimos de manutenção e reparo do organismo. Cada um serve a diferentes propósitos, e todos têm padrões eletroencefalográficos característicos. Portanto, quais são as diferenças entre os quatro estágios do sono e quais são os mais importantes?

O N1 é o estágio inicial de cada ciclo e dura cerca de 10 minutos. É o estágio de sono mais leve e o mais fácil de o indivíduo ser acordado. O estágio seguinte é o N2. Quase 50% de todo o tempo do sono se passa no estágio N2, mas nesse período relativamente breve nossa fisiologia corporal se prepara para passar ao N3, um estágio restaurador. Fisicamente, durante o N2 a frequência cardíaca, a respiração e outras funções corporais ficam mais lentas, e a temperatura corporal e a pressão arterial caem. É mais difícil acordar alguém que está no estágio N2 do que alguém que está no estágio N1. O estágio N3 também é chamado de sono profundo ou sono delta, por causa da produção de ondas lentas e longas denominadas ondas delta. Durante essa fase do sono ficamos inconscientes e quase alheios por completo a estímulos externos, como luz, som e movimentos. É difícil acordar, e se acordamos nos sentimos bastante desorientados, ou "bêbados de sono". É durante essa fase que podem ocorrer os transtornos comuns do sono.

É no estágio de sono profundo que ocorre a maior parte dos eventos fisiológicos. Quando entramos nesse estágio, o corpo libera o hormônio de crescimento, uma potente substância essencial para o reparo das células do corpo e do cérebro. Os resíduos metabólicos acumulados são eliminados, tecidos são reparados e regenerados, ossos e músculos são formados (sobretudo em crianças em fase de crescimento), e o sistema imunológico é fortalecido O sono profundo é considerado a parte mais revigorante de todo o ciclo do sono. Ele efetivamente elimina a necessidade de sono que se acumula ao longo de um dia normal de vigília e ajuda a realizar uma limpeza substancial no cérebro para os novos aprendizados do dia seguinte. Nossos períodos mais longos de sono profundo e rejuvenescedor ocorrem nos dois primeiros ciclos de sono. A cada ciclo sucessivo, o sono N3 encurta, sendo substituído pelo estágio N2 e pelo sono REM. A quantidade de sono profundo diminui à medida que envelhecemos. Os estágios N1 a N3 são mais longos em crianças, diminuindo aos poucos com a idade.

O quarto estágio é chamado de sono REM, quando ocorrem movimentos rápidos dos olhos sob as pálpebras fechadas, o corpo fica paralisado, os batimentos cardíacos e a respiração aumentam, e ocorrem os sonhos. Como os músculos de braços e pernas ficam temporariamente paralisados durante o sono REM, não "agimos" durante

96 | A NOVA CIÊNCIA DA LONGEVIDADE

nossos sonhos. Embora às vezes acordemos convencidos de que "sonhamos a noite inteira", na verdade esse é o único estágio em que sonhamos. Alguns efeitos importantes do sono REM são estímulo do aprendizado, processamento de experiências e dos pensamentos diurnos e consolidação da memória de curto prazo em memória de longo prazo. Ter uma quantidade suficiente de sono REM é essencial para o desempenho normal das atividades. Os sintomas de quantidade insuficiente de sono REM são problemas mentais, como prejuízo de memória, alucinação, instabilidade do humor e incapacidade de se concentrar. Entre os problemas físicos estão diminuição da temperatura corporal central, deficiência do sistema imunológico e, em casos extremos, morte.

Vale a pena falar um pouco sobre os transtornos do sono, pois mais de dois terços das pessoas já tiveram um ou mais transtornos. Sei, por experiência, que os pacientes e seus parentes ficam preocupados com os problemas de sono. Mas na maioria das vezes não há motivo de preocupação, e eles não causarão transtornos no futuro. A maior parte ocorre porque o cérebro está hiper-reativo durante o sono, e quase todos esses problemas se tornam mais comuns com a idade.

Nos últimos anos, tive vários pacientes interessantes com transtornos do sono. Por exemplo, Peter (esse não é seu nome verdadeiro), que durante 73 anos tinha dormido muito bem, mas começou a se sentir faminto no meio da noite. De repente, ele se sentava na cama, ia para a cozinha, enchia um prato com a comida que encontrava na geladeira, comia tudo e voltava para a cama. Na manhã seguinte, não se lembrava de nada. Isso durou mais de um ano, com episódios quase semanais. Ele e a esposa não davam importância ao fato. Entretanto, certa noite sua "fome" noturna mudou de modo radical. A esposa acordou no meio da noite e flagrou o marido tentando comer as páginas do livro de cabeceira dele. Quando tentou impedi-lo, ele lhe deu um soco. Na manhã seguinte, embora não se lembrasse do ocorrido, o olho roxo dela comprovou a história.

Peter me procurou por causa de um problema de pressão arterial, mas durante a consulta a esposa mencionou seu comportamento durante o sono. Fizemos um estudo do sono, que incluía um eletroencefalograma. Com base nos resultados do exame e no histórico do paciente, foi diagnosticado um transtorno do sono REM. Lembra-se de que ficamos temporariamente paralisados durante o sono REM? O transtorno de Peter é causado por um distúrbio na parte do cérebro que costuma suprimir a atividade muscular quando as pessoas estão sonhando. Isso as impede de ficarem paralisadas, podendo assim vivenciar seus sonhos. O cérebro de Peter o deixava livre para se movimentar durante a fase de sono REM, permitindo que ele fosse à cozinha enquanto estava completamente adormecido. O transtorno do sono REM é mais comum com o avanço da idade e acomete 10% das pessoas com mais de 70 anos. O problema pode ser tratado com medicamentos, que regularizam as ondas cerebrais. Depois do tratamento, a fome noturna de Peter desapareceu.

Um transtorno muito conhecido é o sonambulismo, em que a pessoa parece estar acordada, com os olhos abertos, mas na verdade está adormecida. Ele é muito comum: uma em cada dez pessoas terá problema de sonambulismo em algum momento da vida, algumas pelo resto da vida. Felizmente, esse transtorno não está associado a nenhum problema de saúde de base significativo, embora acarrete riscos de acidentes.

Outro transtorno do sono é a enurese noturna, comum em crianças, mas que às vezes persiste na idade adulta e, em alguns casos, piora com a idade. Outras vezes, a pessoa adquire o controle noturno da micção após a infância, mas apresenta recaída depois de adulta. À medida que envelhecemos, o número de vezes que urinamos à noite aumenta. No caso dos homens, esse é um problema comum – com a idade, a próstata aumenta de tamanho e pressiona a bexiga, irritando esse órgão e resultando em maior frequência da necessidade de urinar. O problema pode ser tratado de forma "conservadora", ao se diminuir a ingestão de líquidos depois das quatro da tarde. Também existem medicamentos eficazes para controlar a irritação da bexiga.

O "terror noturno" acomete 10% das crianças, em geral entre 3 e 7 anos de idade. Na maioria das vezes, o transtorno desaparece de modo natural, mas persiste em 2% dos casos. Eu me lembro bem de um caso muito triste que ocorreu no Reino Unido há alguns anos e que teve muita repercussão. Um minerador aposentado, marido afetuoso e dedicado, estrangulou a esposa de quanrenta anos durante um episódio de terror noturno, transtorno de que ele sofria desde criança. O homem teve um pesadelo. Sonhou que um rapaz que participava de um "racha" perto de onde ele estava acampado havia invadido o *trailer* onde ele e a esposa dormiam, e que estava tentando expulsá-lo dali. Durante a "luta", ainda adormecido, ele estrangulou a esposa. O homem acordou e ligou para a emergência dizendo, aos prantos, que havia matado a esposa. O minerador foi absolvido devido à sua longa e conhecida história de terror noturno, e porque era evidente que estava arrasado com o acontecido. O Ministério Público da Coroa aceitou a tese de que ele não podia ser responsabilizado por seu ato e que não representava um perigo para outras pessoas.

É claro que esse foi um caso trágico e excepcionalmente raro. Na maioria dos casos de terror noturno, as pessoas despertam aterrorizadas, confusas e incapazes de se comunicar. Durante o episódio, reviram-se na cama ou se levantam. O terror noturno ocorre durante o sono profundo, não requer tratamento específico e, em geral, não revela a existência de alguma doença de base.

A "paralisia do sono" é um transtorno frequente em adultos, em que temos a sensação de não conseguir mover o corpo ou os membros quando estamos adormecendo ou despertando. Quase dois terços das pessoas têm paralisia do sono alguma vez. Se não for frequente nem problemática, não requer tratamento nem causa danos. Alguns dos meus pacientes que tiveram paralisia do sono acreditam ter sofrido um miniacidente vascular cerebral, ou corrido o risco de sofrer um. Embora isso seja bastante compreensível devido aos sintomas, não é o caso.

Eu mesma já tive alucinações durante o sono, e elas não são nada agradáveis. Na época de minha residência médica, trabalhava mais de cem horas semanais, ou seja, todos os dias, das 8 às 18 horas, além de plantão de 24 horas em dias alternados. O hospital estava sobrecarregado, e eu em um estado de fadiga permanente. Quando dormia, acordava convencida de ter ouvido meu bipe tocar. Então ligava para a central para perguntar se alguém tinha me chamado – era uma alucinação auditiva, pois tinha ouvido um bipe de emergência inexistente. Depois que assumi uma carga horária mais humana e passei a dormir mais, as alucinações desapareceram: uma em cada quatro pessoas tem alucinações associadas a estresse ou fadiga. Elas ocorrem em todas as idades.

Quando as alucinações não são causadas por estresse ou fadiga, mas são recorrentes e assustadoras, em que a pessoa acredita que vê, ouve, toca ou sente algo inexistente, a causa pode ser uma forma de epilepsia conhecida como narcolepsia. É preciso diagnosticar o transtorno, pois ele pode ser tratado.

Embora em muitas sociedades ocidentais seja comum as pessoas concentrarem o período de sono em um único bloco de cerca de oito horas durante a noite, esse está longe de ser o único padrão de sono. Na verdade, seguir esse padrão e abrir mão de uma soneca durante a tarde pareceria algo bastante anormal para muita gente em todo o mundo. Em países de clima quente, o cochilo da tarde está incorporado à rotina diária.

A hora da soneca da tarde coincide em geral com um breve intervalo no sinal de alerta interno do corpo. Esse sinal, que aumenta ao longo do dia para contrabalançar a vontade de dormir, diminui ligeiramente no meio da tarde, fazendo o sono prevalecer sobre o impulso de ficar acordado. Essa soneca costuma ser durante o período mais quente do dia e, em geral, após um farto almoço, o que explica por que a sonolência à tarde está tão associada ao sol quente desse horário e a refeições pesadas. Essa é a pior hora do dia para dar uma palestra, sobretudo para plateias de mais idade, que têm ainda mais propensão a tirar um cochilo após o almoço.

Para algumas pessoas, 10 minutos de um "bom cochilo" são suficientes. Para outras, o ideal são 20 minutos. Um cochilo de 90 minutos, contanto que o ciclo não REM-REM se complete, também ajuda a revitalizar ou "recarregar as baterias". No entanto, depende do padrão de sono individual e, aos poucos, aprendemos quanto tempo de sono é melhor para nós. Se alguém sofre de insônia, tirar um cochilo durante o dia pode confundir o relógio biológico e agravar o problema. Se você costuma tirar uma soneca, tente fazer isso antes das três da tarde. Pessoas mais velhas têm um sono mais fragmentado, e isso costuma estar associado ao fato de dormir durante o dia. Algumas precisam dessa soneca para recuperar as energias. Para outras, ela agrava os problemas de sono noturno. É melhor descobrir o que é melhor para você, sabendo que as necessidades e os padrões mudam com a idade.

Podemos usar o sono para melhorar o aprendizado. Períodos de sono após o estudo aumentam sistematicamente a capacidade de reter aquilo que foi aprendido. E, é óbvio, o contrário também é verdadeiro, o que não é de surpreender, tendo em vista o papel do sono na consolidação da memória: sono insuficiente reduz a capacidade cognitiva, inclusive a concentração, a memorização e o aprendizado.

◆

No que diz respeito ao sono e a transtornos de ansiedade, Macbeth de William Shakespeare estava certo quando se referiu ao sono como o "bálsamo de mentes aflitas". Pesquisas da Universidade da Califórnia, em Berkeley, mostraram que, enquanto uma noite inteira de sono estabiliza as emoções, uma noite insone faz os níveis de ansiedade subirem até 30%. Cerca de 40 milhões de norte-americanos adultos têm transtornos de ansiedade, e esse número continua a aumentar. O tipo de sono que mais acalma um cérebro ansioso é o sono não REM. Uma quantidade suficiente de sono profundo diminui a ansiedade durante a noite ao reorganizar as conexões cerebrais, restaurando a atividade em áreas que regulam as emoções e diminuindo a frequência cardíaca e a pressão arterial. Desse modo, o sono é um medicamento natural não farmacológico para a ansiedade. A quantidade e a qualidade do sono determinam nosso grau de ansiedade no dia seguinte. Até mesmo mudanças noturnas sutis no sono afetam os níveis de ansiedade. Mas o que pode nos impedir de ter uma quantidade suficiente de sono profundo não REM?

Fazer exercícios vigorosos tarde da noite, como uma caminhada rápida, deixa o sistema simpático em alerta e libera hormônios e neurotransmissores estimulantes, que fazem a mente e o corpo terem mais dificuldade de entrar no modo de sono profundo. Então é melhor exercitar-se mais cedo, durante o dia, do que antes de ir para a cama. Há quem ache que jantar tarde atrapalha o sono, enquanto outros acham que ajuda. Portanto, é melhor descobrir o que é mais adequado para você. Por certo o que você come e bebe antes de dormir é importante, e a capacidade de tolerar uma refeição tardia diminui à medida que envelhecemos. Queijos maturados, molho à bolonhesa, *bacon* e outras carnes curadas, como linguiça, pastrame, carne bovina em conserva (*corned beef*) e presunto, contêm doses generosas de tiramina, um aminoácido que deixa o cérebro em estado de alerta. Alguns vinhos italianos e várias cervejas também têm um alto teor de tiramina. A tiramina estimula a produção de noradrenalina, um neurotransmissor que faz parte da resposta de "luta ou fuga" do sistema nervoso simpático, o que significa nos sentirmos alertas e despertos – prontos para lutar ou fugir! Chocolate e café contêm cafeína, também um estimulante. Refeições ricas em carboidratos podem perturbar o sono, assim como alimentos ácidos e condimentados. Alimentos ricos em fibras, como brócolis, couve-flor e cenoura, podem ser de difícil digestão à noite e devem ser consumidos mais cedo. A tradicional "saideira" também é problemática, porque, apesar de dormirmos com mais rapidez após a ingestão de uma bebida alcoólica, os ciclos do sono e a duração do sono não REM e do sono REM são alterados. À medida que o álcool é metabolizado, o despertar se torna mais frequente, por isso o álcool causa problemas ao sono. A resposta a esses estímulos é programada geneticamente – em outras palavras, algumas pessoas não têm problema em ingerir alimentos ricos em tiramina ou cafeína à noite. Mais adiante, analisaremos os alimentos que auxiliam o sono não REM.

Tem havido uma explosão de pesquisas sobre novas tecnologias para promover o sono não REM. Usar estímulos sonoros, como ouvir ruído rosa ou branco, pode melhorar o sono profundo e, em decorrência, a função da memória no dia seguinte. O ruído branco contém todas as frequências que o ouvido humano é capaz de ouvir. O ruído rosa é o ruído branco com redução de altas frequências. Ele aumenta a intensidade e diminui a velocidade das ondas não REM, permitindo, assim, mais tempo para a eliminação de toxinas, enquanto aumenta a retenção do aprendizado e da memória, diminuindo a ansiedade. O ruído rosa não funciona para todo mundo, mas algumas pessoas dizem ter obtido bons resultados.

Outras tecnologias interessantes e promissoras não foram validadas por completo, embora algumas sejam comercializadas. Uma nova tecnologia muito conhecida é uma faixa usada em volta da cabeça contendo eletrodos que detectam e rastreiam ondas cerebrais lentas. Um estímulo aplicado pela faixa às ondas lentas as faz se tornarem mais longas e ainda mais lentas, o que pode deixar o sono não REM mais profundo.

A duração de sono ideal para adultos, qualquer que seja a idade, é de 7 a 9 horas. Nosso estudo Tilda mostrou que dormir menos de 7 e mais de 9 horas depois dos 50 anos de idade está associado a problemas futuros relacionados a funções mentais, como memória, concentração e aprendizado. Durante o sono de ondas lentas (não REM), os espaços entre as células cerebrais se enchem de líquido adicional, chamado de líquido cefalorraquidiano, que banha o cérebro e a coluna. Ele elimina as toxinas que se acumularam durante o dia, inclusive aquelas implicadas na demência – beta-amiloide e proteína Tau. É importante que essas toxinas e os resíduos metabólicos sejam eliminados com regularidade pelo líquido cefalorraquidiano, caso contrário acumulam-se e bloqueiam a transmissão de sinais entre as células cerebrais. Um experimento muito interessante mostrou que, em homens sadios de meia-idade, deixar de dormir, mesmo que fosse uma só noite, estava associado a níveis mais altos de proteína Tau, em comparação com os níveis obtidos após uma boa noite de sono. Como essa noite insone resulta em aumento nos níveis de proteína Tau, é provável que, com o tempo, outras noites insones tenham efeitos prejudiciais de longo prazo sobre o cérebro e as funções mentais.

Portanto, a insônia na meia-idade deve ser tratada com o mesmo rigor da hipertensão e do diabetes – que também acarretam risco de má saúde cerebral na velhice.

Quando éramos estudantes de medicina, todo ano íamos aos mais variados bailes universitários. Não importava de que disciplina fosse – um baile era um baile. Então, íamos ao baile da faculdade de Arte, de Agronomia, Economia, Direito e, é óbvio, de Medicina. Lembro-me muito bem de uma ótima dica na época, que era um mantra entre as estudantes: ter uma boa noite de sono antes do baile, para ficar com a pele bonita e saudável, e sem olheiras – nosso "sono da beleza".

Hoje temos uma explicação biológica para esse axioma. Os pesquisadores da Universidade de Manchester, no Reino Unido, descobriram que o fato de "ficar novinho em folha" depois de uma boa noite de sono tem bases biológicas. O colágeno é uma das proteínas mais abundantes no corpo humano, sendo responsável por um terço da arquitetura corporal. Podemos pensar no colágeno como o suporte do corpo. Ele dá sustentação à pele, aos tendões, aos ossos e à cartilagem. O colágeno fornece estrutura ao corpo, garantindo integridade, elasticidade e força. Tem uma relação estreita com o sono e a idade. Existem dois tipos de colágeno: o espesso, que é fixo, e o fino, "sacrificial". Uma boa analogia para os dois tipos de colágeno são os tijolos nas paredes de uma sala, que são a parte permanente (o tipo espesso, fixo), e a tinta das paredes, que é a parte não permanente (fibras colágenas finas). As fibras colágenas finas precisam ser repostas regularmente, porque durante o dia elas sofrem desgaste, e essa reposição é feita durante o sono. O processo é regido pelos genes, mas pode não ser tão eficiente quando envelhecemos. Temos uma aparência muito melhor depois de uma noite de sono porque repusemos o colágeno necessário para a integridade da pele, inclusive ao redor dos olhos, onde a pele é fina e formam-se olheiras com facilidade.

104 | A NOVA CIÊNCIA DA LONGEVIDADE

Quantas vezes o médico já perguntou se você ronca? Raramente? Nunca? Entretanto, o ronco pode ser um sinal precoce de uma doença de base. Se você não dorme sozinho, será alertado para o fato de que ronca. Se dorme sozinho, acordar com a boca seca pode ser um indício. O ronco forte tem associação com um distúrbio chamado apneia do sono, caracterizado por pausas na respiração durante o sono. Quando as pausas duram 10 segundos (tempo suficiente para duas incursões respiratórias) e ocorrem repetidas vezes, os níveis de oxigênio caem. A redução de oxigênio para o coração pode causar infarto do miocárdio, acidente vascular cerebral (AVC) e declínio da memória e da concentração. Quando os níveis de oxigênio caem, ocorre uma liberação de hormônios do estresse. Esses hormônios contribuem para o aumento da pressão arterial, e a maior parte dos que sofrem de apneia do sono têm pressão alta. Três por cento das pessoas entre 20 e 44 anos, 11% das de 45 a 64 anos e 20% das pessoas acima dos 60 anos têm apneia do sono. O distúrbio é diagnosticado por um exame feito durante a noite chamado polissonografia, que é um estudo do sono, no qual fios fixados na cabeça e no tórax registram as ondas cerebrais e os padrões cardíacos e respiratórios.

Uma pessoa que ronca alto, acorda sem se sentir descansada ou sofre de pressão alta, diabetes ou sobrepeso tem mais propensão a ter apneia do sono. É importante que o problema seja tratado, pois o risco de consequências adversas para a saúde diminui substancialmente com o tratamento. Um tratamento bastante eficaz, que ajuda 90% das pessoas que seguem o método com regularidade, é o uso de uma máscara facial que evita a obstrução da parte posterior da garganta ao alterar a pressão na boca e na garganta. O sistema de máscara é chamado de pressão positiva contínua nas vias aéreas (CPAP, na sigla em inglês). O ronco simples, que não é tão alto nem produz outros sintomas, em geral pode ser controlado com a pessoa se virando de lado na cama.

◆

O sono é importante no que se refere a nossa suscetibilidade à infecção e ao combate às infecções. Durante o sono, o sistema imunológico libera proteínas chamadas citocinas, cuja principal função é direcionar a resposta inflamatória aos locais de infecção. Algumas citocinas também ajudam a promover o sono. A privação de sono reduz tanto a produção quanto a liberação de citocinas protetoras, causando um problema duplo se você não dormir o suficiente.

Além disso, a contribuição do sono ao combate a infecções não se resume às citocinas. O sono reparador também aumenta a ação das células T imunológicas no combate a infecções em uma estratégia de aderência! As células T "assassinas" atacam os vírus como o da imunodeficiência humana (HIV), do herpes e da Covid-19 aderindo-se a eles e destruindo-os. As células T fazem isso graças à ação de uma substância "pegajosa" conhecida como integrina, mas hormônios do estresse como adrenalina e noradrenalina bloqueiam a capacidade de aderência das integrinas. Como os níveis desses hormônios do estresse são baixos durante o sono, os níveis de integrinas no organismo são mais altos e elas são mais aderentes e, portanto, mais capazes de ajudar as células T a combater infecções. Quem dorme bem tem menos probabilidade de contrair gripes e resfriados no inverno e maior capacidade de combater eventuais infecções. Quem tem um problema crônico de sono pega mais gripes e resfriados e, além disso, tem menor resposta às vacinas. Portanto, em resumo, existem várias razões relacionadas ao "sistema imunológico" para que procuremos dormir melhor.

Para entender melhor por que o sono é importante para o envelhecimento devemos nos dedicar brevemente aos ritmos circadianos, nosso próprio relógio interno. Nos últimos anos, o ritmo circadiano ganhou destaque nas pesquisas médicas. Ele está presente em todos os organismos vivos e desempenha um papel importante nas mudanças que aceleram o envelhecimento. Toda célula tem um relógio interno que controla seu ritmo circadiano e que está sincronizado com todas as outras células. Os ritmos circadianos se fazem presentes para se aproveitar ao máximo a capacidade da célula, garantindo que não

106 | A NOVA CIÊNCIA DA LONGEVIDADE

haja desperdício de energia e dando à célula e ao corpo a oportunidade de eliminar todas as toxinas que, caso contrário, se acumulariam, acelerando o envelhecimento e, depois, a morte celular.

Um bom exemplo do ritmo circadiano de uma planta é o da *Mirabilis multiflora*, uma planta florescente desértica. Durante o dia, suas flores ficam bem fechadas. Depois das quatro horas da tarde, os botões se abrem para a polinização, mas no dia seguinte se fecham de novo. Para que as pétalas se abram, é preciso haver transferência de água do restante da planta, mas, como é uma planta do deserto, a água é escassa. A planta é polinizada por uma mariposa noturna e, por isso, usa um sistema de "relógio" para abrir suas pétalas às quatro horas da tarde, quando está mais fresco e a mariposa está em movimento. Esse relógio circadiano permite que a planta conserve a maior quantidade possível de água durante o dia quente, bem como trabalhar com eficiência para maximizar as oportunidades de polinização noturna.

De modo bem semelhante à *Mirabilis multiflora*, os relógios de nossas células trabalham em sincronia – ou seja, ao mesmo tempo e no mesmo ritmo, por um sistema de controle central localizado no cérebro, chamado núcleo supraquiasmático (NSQ). Esse é nosso relógio-mestre, que organiza o relógio de cada célula do corpo para promover eficiência. Ele reage aos sinais externos de claro, escuro e alimento, e depois orquestra os relógios em todas as células. O núcleo supraquiasmático nos ajuda a acordar e ficar alerta, nos diz quando está na hora de comer, garante que nosso intestino esteja desperto e preparado para receber alimentos e nos diz quando é hora de dormir. O núcleo supraquiasmático é estimulado pela luminosidade que entra pelos olhos, por isso a claridade e a escuridão controlam o ritmo circadiano. Todos os parâmetros medidos durante uma consulta médica, como pressão arterial, frequência cardíaca, temperatura corporal, níveis séricos de lipídios, melatonina e cortisol, têm ritmos circadianos e, portanto, variam ao longo de todo o dia. Por exemplo, a pressão arterial é mais baixa à noite quando estamos dormindo, atinge seu pico no início da manhã e depois se estabiliza ao longo do dia, às vezes diminuindo um pouco após uma farta refeição ou quando estamos descansando. O núcleo supraquiasmático e nosso ritmo circadiano interno são responsáveis por essas flutuações da pressão arterial. O envelhecimento tem estreita relação com os ritmos circadianos e a manutenção do equilíbrio entre sono e vigília e os horários de alimentação.

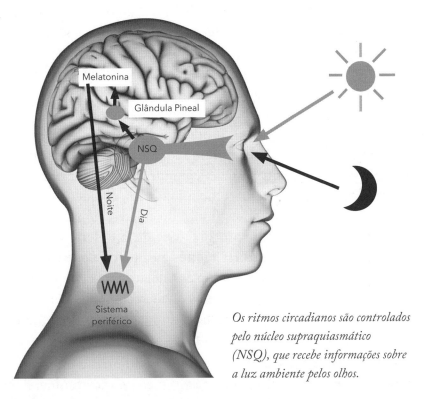

Os ritmos circadianos são controlados pelo núcleo supraquiasmático (NSQ), que recebe informações sobre a luz ambiente pelos olhos.

O principal gene "temporizador", ou gene circadiano, que controla os relógios é o gene Bmal1. Até 2020, acreditava-se que o Bmal1 fosse o único gene circadiano, mas pesquisadores da Universidade da Pensilvânia, nos Estados Unidos, descobriram que as células da pele e do fígado retêm um ritmo circadiano de 24 horas mesmo depois de se livrarem desse gene. Isso indica que, embora o Bmal1 influencie substancialmente o ritmo circadiano, outros genes também estão envolvidos nesse processo. Se pudéssemos manipular esses genes para que se tornarem mais eficientes, retardaríamos o envelhecimento celular.

108 | A NOVA CIÊNCIA DA LONGEVIDADE

Um fator importante na ligação entre o estímulo de claro/escuro do ritmo circadiano, envelhecimento e sono é a melatonina. A melatonina é o hormônio que regula o ciclo de sono e vigília. Pense nela como o sonífero do nosso corpo. Ela é liberada no cérebro principalmente pela glândula pineal, em resposta à escuridão. Suas ações não se resumem à regulação do sono, pois também tem propriedades antioxidantes e efeitos benéficos sobre o sistema imunológico. Em adultos, ela é produzida sobretudo à noite, e sua concentração sanguínea mais alta é observada de 4 a 5 horas após escurecer. O estímulo luminoso bloqueia a produção de melatonina e, em consequência, durante o período de claridade do dia seus níveis são muito baixos. A produção de melatonina diminui com a idade. A visão também diminui com a idade, e doenças oculares como catarata tornam-se mais comuns. Isso leva à diminuição da intensidade de resposta do olho à luz, a maior queda dos níveis de melatonina e redução do estímulo do núcleo supraquiasmático. A identificação e o tratamento precoces de problemas oculares ajudam a minimizar quaisquer efeitos negativos do envelhecimento sobre o núcleo supraquiasmático e a melatonina e, portanto, sobre o sono. Essa é uma das razões pelas quais recomendam-se exames de vista regulares depois dos 40 anos de idade, quando podem surgir problemas de vista comuns da idade.

Com o envelhecimento, há um intervalo mais demorado entre o pôr do sol e o início do aumento e o pico de melatonina. A relação entre idade, menor produção de melatonina e aumento da insônia levou à hipótese de "reposição de melatonina". Pesquisas mostram que a reposição desse hormônio melhora o sono. Comprimidos de melatonina de liberação lenta parecem ser mais eficientes do que a melatonina de ação mais rápida. A melatonina na dose de 2 mg por até dois anos foi aprovada para o tratamento de curto prazo de insônia em pessoas a partir de 55 anos. Esse é um tratamento seguro, com poucos efeitos colaterais, se houver. A melatonina também é usada para tratamento de curto prazo no caso de problemas de sono causados por *jet lag* ou trabalhos em horários de turno.

Há uma conexão bastante arraigada entre fogueira e bem-estar humano. É muito bom sentar-se ao redor de uma "boa" fogueira, que não apenas forneça calor mas também conforto e relaxamento, o que é atribuído, em parte, ao fogo, que emite luz amarela. A capacidade de controlar o fogo permitiu o desenvolvimento do método de cocção e a expansão da alimentação humana, sendo uma parte importante de nossa evolução como espécie. A cocção de alimentos também desempenhou um papel importante na expansão de nosso cérebro. A fogueira era uma atividade social, ajudando no desenvolvimento da linguagem. Existem evidências concretas de que o uso de pedras para produzir fogo remonta a apenas 40 mil anos, mas pode ter sido a 400 mil anos. Portanto, até a história recente, os seres humanos eram predominantemente expostos à luz amarela (comprimento de onda de 570 a 590 nm), e suas vidas e evolução dependiam dela, enquanto a exposição à luz azul (comprimento de onda de 450 a 495 nm) limitava-se a poucas horas no inverno. Até mesmo a lâmpada incandescente, de uso amplo no século XX, produzia relativamente pouca luz azul.

Entretanto, ao longo das últimas décadas, a luz azul tem sido cada vez mais usada nas modernas tecnologias de comunicação, emitida por aparelhos como televisores, telefones e computadores. A luz azul suprime a melatonina de modo proporcional à intensidade da luz e ao tempo de exposição, causando, assim, transtornos do sono e insônia. O gráfico a seguir mostra o quanto a luz azul afeta o sono. Quanto maior for a exposição a ela antes de dormir, menor será a duração do sono. A verificação de e-mails tem efeito mais forte, reduzindo a duração do sono em 1 hora se a exposição for de 0 a 4 horas. É provável que os efeitos negativos da luz azul sejam maiores com a idade e, portanto, devem ser tratados com um cuidado ainda maior. O uso de óculos que bloqueiam a luz azul algumas horas antes de dormir aumenta os níveis de melatonina.

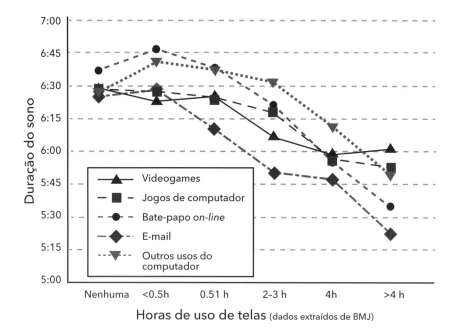

Duração do sono e horas de uso de tela entre 9.846 adolescentes

Embora o relógio circadiano de 24 horas seja regulado com rigor pelo relógio-mestre no núcleo supraquiasmático, e complementado e assistido pela melatonina, nem todos nós temos a mesma relação estreita de 24 horas com nosso relógio. Algumas pessoas têm predisposição a ter o próprio padrão circadiano preferido, que não se alinha com exatidão ao ciclo circadiano de claro/escuro. Isso é importante porque ajuda a explicar por que algumas pessoas têm dificuldade de se levantar cedo, quando está claro, e de ir para a cama quando está escuro. Esse alinhamento ao relógio circadiano é chamado de "cronótipo", ou seja, a "predisposição" circadiana pessoal que rege o ritmo circadiano. Nosso cronótipo descreve o ritmo natural de nosso corpo para a realização de atividades básicas diárias, como comer e dormir. Os estereótipos de cotovia e coruja representam cronótipos.

A identificação do gene responsável pelo cronótipo, o PER3, rendeu o prêmio Nobel de Fisiologia ou Medicina de 2017 a três cientistas norte-americanos. Jeffrey C. Hall, Michael Rosbash e Michael

W. Young descobriram que o cronótipo influencia os horários de dormir, ajudando a explicar por que eles são difíceis de mudar. Esse gene é membro da família de genes *Period*, responsável pelo controle circadiano da velocidade com que caminhamos, do metabolismo do açúcar, da gordura e dos padrões de sono. Ele determina se somos cotovias ou corujas. Um cronótipo de coruja luta para apresentar um bom rendimento pela manhã, enquanto um cronótipo de cotovia está programado para diminuir o ritmo à noite, e pela manhã está cheio de energia. Entretanto, os cronótipos mudam com a idade.

Quando nos aprofundamos nos cronótipos, analisando em mais detalhes as personalidades e as características, descobrimos quatro subtipos de cotovia e coruja: golfinho, leão, urso e lobo. De modo geral, 10% das pessoas são golfinhos, 20% são leões, 50% são ursos e 20% são lobos.

Os golfinhos e os leões são madrugadores, enquanto os lobos acordam mais tarde e não gostam das primeiras horas da manhã. O padrão de sono dos ursos fica entre o dos madrugadores e o dos lobos. Na sua grande maioria, as pessoas são ursos. As três primeiras categorias – golfinho, leão e urso – funcionam bem dentro dos horários impostos pela sociedade em relação a escola e trabalho. Como os ritmos circadianos dos lobos e, portanto, os relógios em todas as células estão um tanto fora de sincronia com os sinais de claro e escuro, esse grupo se levanta mais tarde, gosta de ficar acordado até tarde e de começar a trabalhar mais tarde. Os lobos são a minoria, e os horários estabelecidos pela sociedade não servem para eles. Em decorrência, esse subtipo noturno pode ficar prejudicado. Em geral, essas pessoas estão sempre cansadas ou com "*jet lag* social", apresentando processamento mental lento, fome o dia todo, sensação de exaustão e visível "preguiça".

Os ritmos circadianos de 24 horas de todos os parâmetros fisiológicos importantes, como pressão arterial, cortisol, frequência cardíaca, adrenalina, melatonina e temperatura, comportam-se de maneira distinta nos subtipos e são retardados ou até mesmo alterados nos lobos, em comparação com outros grupos. Como o relógio

112 | A NOVA CIÊNCIA DA LONGEVIDADE

da fome e do apetite dos lobos está fora de sincronia, eles tendem a comer demais e se tornar obesos. Consequentemente, os lobos têm maior propensão para diabetes, doença cardíaca, acidente vascular cerebral e apneia do sono. Os lobos também têm maior predisposição para adquirir vícios, como hiperfagia, tabagismo e consumo excessivo de álcool. À medida que envelhecemos, nos tornamos golfinho ou leão.

Golfinhos	<ul><li>Têm dificuldade para adormecer</li><li>Dormem aproximadamente seis horas</li><li>Não acordam descansados</li><li>Ficam cansados até o final da tarde</li><li>Podem sofrer de ansiedade e irritabilidade</li><li>São inteligentíssimos</li><li>São perfeccionistas</li></ul>
Leões	<ul><li>Têm necessidade média de sono</li><li>Acordam cedo</li><li>Têm muita energia</li><li>Têm pouca energia na hora de ir para a cama</li><li>São otimistas</li><li>São extremamente produtivos</li><li>São empreendedores</li><li>Preocupam-se com questões de saúde</li><li>Comem bem</li><li>Fazem exercícios</li><li>São líderes</li></ul>

Ursos	• Têm um sono profundo
	• Levantam-se com o sol
	• Esforçam-se para ser saudáveis
	• Sabem trabalhar em equipe
	• Trabalham muito
	• São de fácil diálogo
	• Sabem lidar com as pessoas
Lobos	• Acordam zonzos
	• Ficam grogues pela manhã
	• Têm energia no final da tarde
	• Costumam pular o café da manhã
	• "Ganham a vida" depois que escurece
	• São criativos
	• São pessimistas
	• São temperamentais
	• Ficam bem sozinhos
	• De todos os cronótipos, são os que têm mais probabilidade de adquirir vícios

Enquanto os leões são empreendedores bastante produtivos e líderes de equipe, os lobos tendem a ser mais criativos. Se você é um lobo e quer mudar para se adaptar aos horários impostos pela sociedade, há uma esperança. Você pode se tornar mais madrugador alterando aos poucos os horários de comer e dormir em 15 minutos por dia, até atingir o tempo desejado de sono e vigília. Mas talvez o mais importante seja ter consciência do próprio "tipo" e ficar de sobreaviso contra a suscetibilidade a comportamentos compulsivos e um estilo de vida prejudicial, além de ficar atento à alimentação, a atividades físicas e outros hábitos.

114 | A NOVA CIÊNCIA DA LONGEVIDADE

Lembre-se de que o cronótipo diz respeito tanto à alimentação quanto ao sono! Para todos os cronótipos, restringir a alimentação a um período de oito horas por dia reduzirá a obesidade. Alguns experimentos simples realizados com ratos destacam isso. Quando ratos que têm acesso à ração durante 24 horas são comparados com ratos quetêm acesso ao mesmo tipo e à mesma quantidade de ração durante oito horas, e os dois grupos ingerem toda a ração, os ratos do grupo com acesso à ração durante 24 horas se tornam obesos, mas não os ratos com o acesso de oito horas. O mesmo se aplica aos seres humanos. Um jejum de dezesseis horas, incluindo o período noturno, aumenta a tolerância ao açúcar e reduz o peso e a pressão arterial, além de estabilizar o ritmo circadiano.

A digestão dos alimentos atrapalha o sono. Para um lanchinho antes de dormir, existem vários alimentos que promovem o sono e aumentam os níveis de melatonina e neuropeptídeos, como triptofano e serotonina. Alguns exemplos são amêndoas, peru, chá de camomila, kiwi, suco de cereja ácida, peixes gordurosos (salmão, atum, truta, cavalinha), chá de passiflora, arroz branco, leite, banana, mingau de aveia e queijo *cottage*. Outros, como a camomila, contêm apigenina, um antioxidante que se liga a receptores no cérebro para induzir sonolência. A vitamina D e os óleos que contêm ômega também melhoram o sono. Em um estudo clínico randomizado e controlado realizado com 95 homens, todos os componentes do sono foram significativamente melhores no grupo que comia salmão-do-atlântico, rico em ômega, três vezes por semana, em comparação ao grupo de controle, que tinha equivalentes nutricionais semelhantes, mas de carne de frango, porco e vaca. Em outro estudo feito com 1.848 pessoas entre 20 e 60 anos, o alto consumo de arroz antes de dormir foi associado a um sono melhor do que o consumo de pão ou macarrão.

Embora os problemas de sono se tornem mais frequentes quando ficamos mais velhos, é preciso compreender melhor os cronotipos, evitar hábitos prejudiciais e modificar fatores que ajudarão a melhorar a qualidade do sono e, em consequência, a qualidade de vida.

Capítulo 6

Relaxamento e Ritmo de Envelhecimento

AO LONGO DOS ÚLTIMOS TRINTA ANOS, HOUVE UMA MUDANÇA sísmica em nosso ritmo de vida. Apesar de todas as comodidades eletrônicas que teoricamente deveriam resultar em mais tempo livre para atividades como tomar café com um amigo, ler um livro ou apenas relaxar, parece que estamos cada vez mais ocupados e estressados. Quando os e-mails e outras ferramentas da internet surgiram, foram apresentados como a solução para o excesso de trabalho e o estresse. Prometeram-nos uma utopia: trabalharíamos com mais eficiência e teríamos mais tempo de lazer, mais tempo com os amigos e a família, mais tempo para relaxar, para fazer exercícios. Teríamos menos dias de trabalho e feriados mais longos. Em vez disso, a vida ficou ainda mais agitada e mais estressante. Os dispositivos ficam "apitando" o tempo todo. Quando comecei a pesquisar sobre "estresse", percebi o quanto eu dependia desses dispositivos e como era difícil acabar com essa dependência!

Embora os avanços na tecnologia sejam impressionantes, eles têm um preço. O aviso persistente de notificações, seja por som, vibração ou *flash* de luz, nos distrai a todo momento, levando-nos a interromper

116 | A NOVA CIÊNCIA DA LONGEVIDADE

o que estamos fazendo para olhar o celular. Um estudo feito no Reino Unido descobriu que, em média, jovens adultos desbloqueiam o celular 85 vezes por dia e usam o aparelho cinco horas todos os dias. Isso equivale a um terço das horas que passamos acordados. Porém, as pessoas não têm consciência disso. Quando perguntaram aos participantes do estudo com que frequência tinham usado o celular, eles subestimaram o tempo em 50%. As consequências são incapacidade de concentração e de consolidar devidamente novas informações na memória, o que gera angústia.

Como prova do vício por tecnologia, em um estudo em que jovens adultos foram instruídos a não usar o celular, eles apresentaram síndrome de abstinência comparável à observada em um viciado em drogas. Esse fato é corroborado por pesquisas que mostram uma correlação entre uso intenso de *smartphone* e internet e habilidades cognitivas ruins, como concentração, memorização e aprendizado. Em uma revisão de 23 trabalhos publicados, ficou evidente a relação entre uso de *smartphone* e depressão, ansiedade, estresse crônico e baixa autoestima. Há mais problemas, relacionados ao uso do celular até a hora de dormir. Esta cena lhe parece familiar? Você vai para a cama com a intenção de dormir, mas decide dar uma olhadinha no celular (só por "um segundo") para ver uma bobagem qualquer, mas uma hora depois ainda está com ele na mão. Some essa dificuldade de se desconectar e relaxar ao impacto negativo da luz azul sobre os ritmos circadianos e a melatonina, e temos a receita perfeita para uma noite de sono ruim.

A maior parte das evidências mencionadas de efeitos prejudiciais do uso de tecnologias diz respeito a adultos mais jovens; a relação entre tecnologia e adultos mais velhos é complexa. Em geral, o uso da internet por adultos mais velhos é bem mais moderado e está associado a melhor saúde mental e satisfação com a vida, o que leva os pesquisadores a estimularem o uso de tecnologias com o avanço da idade. Por outro lado, pessoas mais velhas não familiarizadas com as tecnologias podem ficar à margem de nossa sociedade digital em constante evolução. A maioria dos serviços hoje em dia não tem acesso sem ser pela internet, o que faz algumas pessoas se sentirem frustradas e excluídas da sociedade.

São poucos, se é que existe alguém, que não se sentiram estressados em algum momento da vida, e é provável que leitores mais velhos tenham sofrido um estresse agudo e suas consequências crônicas devido ao acúmulo de tensão. A definição da medicina para estresse é "qualidade da experiência produzida pela relação da pessoa com o ambiente, que, por meio de estímulo excessivo ou insuficiente, causa angústia psicológica ou fisiológica". Não há necessidade dessa definição complicada – sabemos o que é estresse, sabemos como é estar estressado. O estresse é identificado por nossos próprios sentimentos ou fatores objetivos. Existem diversos fatores biológicos de estresse, como reações do sistema nervoso, hormonais, dos sistemas imunológico e inflamatório e dos sistemas metabólicos. As consequências do estresse para a saúde não são agradáveis e, entre elas, estão obesidade, diabetes, hipertensão, taquicardia, infarto e acidente vascular cerebral (AVC).

Em geral, o estresse não afeta apenas um sistema orgânico, mas vários sistemas ao mesmo tempo. Poucas aflições ocuparam tanto a imaginação dos escritores como o fenômeno de embranquecimento rápido do cabelo em decorrência do estresse. A explicação provável para o embranquecimento rápido, ou de um dia para o outro, é que o estresse induz a perda de fios pigmentados, deixando apenas os fios despigmentados e, portanto, brancos ou grisalhos. Esse fenômeno muitas vezes é chamado de "síndrome de Maria Antonieta". O nome faz referência a Maria Antonieta (1755-1793), rainha da França, cujas madeixas, como se supõe, embranqueceram na noite anterior à sua decapitação, na época da Revolução Francesa. Ela tinha apenas 38 anos quando morreu. Essa é uma prova do estresse agudo e extremo pelo qual ela passou naquela noite.

A história também registra que o cabelo do mártir inglês Sir Thomas More (1478-1535) ficou branco da noite para o dia na Torre de Londres, antes de sua execução. De acordo com relatos mais modernos, os sobreviventes dos bombardeios durante a Segunda Guerra Mundial ficaram com a cabeça branca. Em um artigo que li, um

118 | A NOVA CIÊNCIA DA LONGEVIDADE

dermatologista norte-americano descreveu o caso de um paciente de 63 anos de idade que havia caído da escada; o cabelo do homem ficou branco depois do acidente, refletindo, mais uma vez, o choque e o estresse desse indivíduo. O senador John McCain foi membro do Congresso Americano de 1983 até sua morte, em 2018, e duas vezes candidato a presidente dos Estados Unidos. Como relata seu biógrafo, durante o período que passou como prisioneiro de guerra no Vietnã, seu cabelo embranqueceu com rapidez em consequência das torturas brutais a que foi submetido.

Pesquisadores de Harvard desvendaram por que o estresse causa o embranquecimento rápido do cabelo e o que isso nos diz sobre o impacto mais amplo do estresse sobre nosso corpo e sistemas biológicos. O estresse ativa os nervos que fazem parte da resposta de "luta ou fuga" – os nervos do sistema nervoso simpático. Quando os cientistas analisaram o impacto de diferentes níveis de estresse sobre os folículos pilosos, descobriram que os nervos simpáticos, que enervam cada um dos folículos pilosos, liberam uma substância química chamada noradrenalina. A intensidade da liberação de noradrenalina é equivalente à intensidade da resposta ao estresse biológico e causa o esgotamento do pigmento capilar, além de acelerar a queda de cabelo. Como o sistema nervoso simpático está envolvido na inervação de quase todos os órgãos, os autores concluíram que o embranquecimento revela os efeitos biológicos difusos do estresse. Temos apenas uma quantidade finita de pigmento capilar, que, uma vez esgotada, não pode ser reposta – uma vez branco, será sempre branco (exceto pelas idas ao cabeleireiro). É por isso que o envelhecimento está associado a cabelos grisalhos. Fomos programados para utilizar aos poucos a fonte de pigmento ao longo de muitos anos, e não para esgotar o estoque de pigmento em um curto período.

O pesquisador responsável por esse estudo de Harvard fez a seguinte declaração: "Quando iniciamos o estudo, eu esperava que o estresse fosse ruim para o corpo – mas o impacto danoso que descobrimos foi maior do que o imaginado. Depois de apenas alguns dias, todas as células-tronco produtoras de pigmento morreram. Quando isso acontece, não se pode mais regenerar o pigmento. O dano é permanente". Ao compreender com exatidão como o estresse afeta essas células, os autores do estudo alicerçaram as bases para a descoberta de como o estresse afeta outros tecidos e órgãos. Esse foi o primeiro e importantíssimo passo para um eventual tratamento que possa deter ou reverter o impacto adverso do estresse e, possivelmente, do envelhecimento acelerado.

A boa notícia é que ficamos menos estressados com a idade. Em uma grande pesquisa Gallup realizada em 140 países, dos participantes entre 15 e 29 anos, 64% disseram que estavam estressados, 50% disseram que estavam preocupados e 32% disseram que estavam com raiva. Em contrapartida, os participantes com 50 anos ou mais estavam menos estressados (44%), menos preocupados (38%) e com menos raiva (16%). E esses números foram ainda mais baixos entre os participantes com mais de 70 anos. Outro grande estudo da Universidade do Sul da Califórnia, nos Estados Unidos, mostrou que as avaliações de percepção do estresse diário indicam um paradoxo, com níveis mais altos na faixa de 20 a 50 anos, seguidos por um declínio vertiginoso até os 75 anos ou mais. Em comparação com 50% dos participantes mais jovens, apenas 17% dos mais velhos estavam estressados. Embora diversos fatores, como menos pressão financeira, aposentadoria, filhos já criados e uma atitude mais positiva, contribuam para a redução, eles não a explicam por completo.

Isso se alinha com perfeição a nossa pesquisa sobre felicidade e satisfação com a vida, que também mostrou uma curva em "U" – o grau de felicidade é alto na faixa dos 20 anos, mas depois cai, chegando ao nível mais baixo na faixa dos 40 e 50 anos, e depois subindo de novo e continuando a aumentar até a faixa dos 70 anos. Para a maioria das pessoas, a vida fica melhor a partir dos 50 anos, até por volta dos 75. Depois disso, a qualidade de vida começa a diminuir de modo lento e gradual, sobretudo devido a problemas de saúde. Entretanto, as pontuações de qualidade de vida não atingem os mesmos níveis observados entre os 50 e 80 anos – portanto, temos, em média, trinta anos de boa qualidade de vida depois dos 50, ao contrário do que diz a crença

120 | A NOVA CIÊNCIA DA LONGEVIDADE

popular. Isso se explica pelo fato de que, com a idade, as expectativas se tornam mais realistas e as pessoas ficam cada vez mais seletivas em relação a como, e com quem, passam o tempo. Pessoas mais velhas são mais sábias, costumam viver no presente, vivem um dia de cada vez, saboreiam as coisas positivas, apegam-se menos às coisas negativas, são menos dramáticas, estabelecem metas realistas e priorizam as pessoas e os relacionamentos. Nossa capacidade de lidar com situações estressantes aumenta à medida que envelhecemos e acumulamos sabedoria, o que alivia o estresse e nos ajuda a enfrentar as adversidades. O potencial para a sabedoria, pelo menos em parte, tem bases biológicas; ou seja, é inato. As imagens cerebrais confirmam a explicação biológica da sabedoria. Elas mostram áreas do cérebro que se iluminam sistematicamente quando realizamos atividades que envolvem sabedoria, sobretudo empatia, tomada de decisão e reflexão.

O compartilhamento de sabedoria entre gerações influencia de modo positivo a saúde mental e o bem-estar, ajudando a diminuir o estresse em pessoas de todas as idades. Teresa Seamen é a pesquisadora sênior de um novo e inovador programa experimental de mentoria que exemplifica os benefícios baseados em evidências dessa experiência de "compartilhar sabedoria". O programa se chama Gen2Gen e foi lançado na cidade de San José, na Califórnia (EUA). Idealizado para "fazer com que ótimas coisas aconteçam a adultos mais velhos por meio de voluntariado e mentoria, elevar as aspirações e criar oportunidades para milhares de jovens", nesse programa, aposentados ajudam a instruir crianças e jovens carentes por uma média de quinze horas semanais. Os aposentados, que recebem salário, participam proativamente de um programa estratégico e planejado, fornecendo um *feedback* regular aos educadores formais que supervisionam o esquema. O programa é um enorme sucesso, tanto em termos educacionais quanto no sentido de desestressar os jovens e aposentados. Trata-se de um modelo simples que produziu bons resultados e, com sorte, será replicado em outros países.

Acredite ou não, precisamos voltar à inflamação mais uma vez para compreender alguns dos marcadores biológicos do estresse e como ele afeta as doenças. Tanto o estresse agudo quanto o crônico desencadeiam uma cascata inflamatória. Essa inflamação aumenta com o tempo, criando as conhecidas doenças crônicas relacionadas à idade, como cardiopatia, vários tipos de câncer, doença de Alzheimer – e mais rugas!

Embora as pessoas que vivam nas Zonas Azuis tenham estresse, elas desenvolveram técnicas para amenizá-lo com as quais podemos aprender. O que as pessoas mais longevas do mundo têm e que a maioria de nós não tem são rotinas para combater o estresse, para que ele não se torne crônico. Os habitantes de Okinawa reservam um tempo todos os dias para se lembrar dos antepassados; os adventistas oram; os icarianos tiram um cochilo; e os sardos tomam vinho com amigos e familiares. A vida se desenrola com mais lentidão, mais tranquilidade e menos urgência nas Zonas Azuis. Estabeleceu-se o ritmo diário de modo que haja menos preocupações, pressa e necessidade constante de estar em outro lugar. Não por coincidência, essas pessoas vivem mais.

Recomendo a meus pacientes que desliguem o celular e outros meios de comunicação pela internet todos os dias, durante um ou mais períodos do dia, para que possam descansar, reduzir o estresse e relaxar. Faça isso com regularidade, aumentando aos poucos esse tempo. Deixe que as pessoas saibam que está fazendo isso. Desse modo, você não se sentirá tão sob pressão quando estiver afastado por um tempo de sua ferramenta tecnológica. Se possível, deixe o celular fora do quarto à noite e tente parar de usá-lo uma hora antes de dormir. Além disso, se puder se encontrar com amigos todos os dias, com certeza colherá bons frutos.

Adoro a resposta que Michael Jordan deu quando lhe perguntaram se ele ficava preocupado antes de uma partida. Ele disse: "Por que deveria ficar preocupado em errar um arremesso que ainda não fiz?". Não admira que ele seja famoso por seu jeito tranquilo e sua atitude de aparente despreocupação na hora do jogo. Uso esse pensamento quando estou tentando me distrair das preocupações. Afinal de contas, quanto mais pensamos em um problema, maior ele fica. Quando afastamos os pensamentos dele, o problema diminui.

Compartilhar problemas também reduz o estresse e a preocupação. Um experimento da Universidade do Sul da Califórnia testou o velho bordão "um problema compartilhado é metade do problema". Os participantes foram divididos em dois grupos e se solicitou que fizessem um discurso enquanto eram gravados pelos pesquisadores. Antes de começarem, metade dos participantes foi encorajada a dizer como se sentiam em relação a falar em público. Os outros foram instruídos a não revelarem seus sentimentos. Os níveis de estresse foram medidos antes, durante e depois dos experimentos. O estresse foi significativamente menor nos participantes que puderam revelar como se sentiam e falar sobre seus temores, preocupações e expectativas.

Os níveis de cortisol também foram medidos antes, durante e depois da fala de cada participante. O cortisol é considerado um importante biomarcador de estresse. Os níveis desse hormônio foram bem mais baixos nos participantes que falaram sobre seus sentimentos. Níveis de cortisol cronicamente elevados aceleram a inflamação e o envelhecimento celular. Portanto, a melhor maneira de vencer o estresse é compartilhar os próprios sentimentos. Os resultados são melhores quando são compartilhados com alguém que esteja na mesma situação. Isso porque o fato de falar sobre uma situação ameaçadora com alguém cujo estado emocional é semelhante impede que os indivíduos tenham os mesmos níveis elevados de estresse que costumam acompanhar uma ameaça.

◆

A jardinagem é quase sempre mencionada como um dos *hobbies* mais populares que existem. É um excelente instrumento para ajudar no controle do estresse, pois é criativo e requer um nível considerável de concentração, aumentando, assim, o relaxamento e o bem-estar. Nada melhor que petúnias e tomates para nos fazer diminuir o ritmo. Passar algum tempo junto à natureza reduz o estresse e gera uma sensação de estar no controle. Quando estamos cuidando das plantas, deixamos nossas preocupações de lado e paramos de ficar obcecados com os problemas. Há gerações, os jardineiros sabem que plantar, regar, arrancar ervas daninhas e observar o belo resultado do trabalho nos faz bem. E a ciência também está entendendo isso. Inúmeros estudos mostram que a jardinagem aumenta o bem-estar físico e emocional. Quer sejam umas poucas plantas no peitoril da janela, jardineiras, canteiros de flores no jardim ou uma pequena horta no quintal, a jardinagem pode ser bastante benéfica para quem a faz e para as outras pessoas que compartilham os resultados.

Uma revisão recente confirmou que a jardinagem alia atividade física, interação social e exposição à natureza e à luz solar. A luz solar reduz a pressão arterial e aumenta os níveis de vitamina D no verão, e as frutas e hortaliças produzidas têm um impacto positivo na alimentação. A jardinagem restaura a destreza e a força, e o exercício aeróbico envolvido pode queimar com facilidade o mesmo número de calorias que seriam despendidas em uma academia. Cavar, limpar a terra e cortar grama queimam uma grande quantidade de calorias. A interação social propiciada pelos projetos de hortas comunitárias e terapêuticas para pessoas com saúde mental frágil pode trazer vantagens extraordinárias para a saúde. Além disso, há relatos de que os benefícios sociais desses projetos podem postergar os sintomas de demência. Pacientes que se recuperam de um infarto do miocárdio ou AVC têm descoberto que o exercício físico feito durante a atividade de jardinagem é mais eficaz, prazeroso e sustentável para a reabilitação do que o tratamento em ambientes formais de exercício.

Outra revisão recente analisou 22 estudos de grande porte sobre jardinagem e saúde. Foram comparados desfechos em relação à saúde de pessoas que não praticam jardinagem e de pessoas que a praticam. Os estudos relataram efeitos positivos significativos da jardinagem em uma série de desfechos, como redução de depressão, ansiedade e índice de massa corporal, bem como aumento de satisfação com a vida, da qualidade de vida e do senso de comunidade.

124 | A NOVA CIÊNCIA DA LONGEVIDADE

Em um experimento de campo, os pesquisadores testaram o efeito de alívio do estresse proporcionado pela jardinagem dando a algumas pessoas que faziam cultivo em hortas comunitárias uma tarefa psicológica que as colocava sob pressão. Em seguida, elas foram designadas de modo aleatório para fazer jardinagem ao ar livre ou leitura em um ambiente fechado. Durante a atividade, os hormônios do estresse e o humor foram verificados várias vezes. Tanto a jardinagem quanto a leitura produziram redução dos níveis de hormônios do estresse e melhoraram o humor, mas o grau de mudança foi significativamente maior com a jardinagem, e essa melhora foi sustentada por mais tempo, fornecendo, assim, evidências experimentais de que a jardinagem promove alívio do estresse agudo e que os benefícios persistem depois que a atividade termina.

Em um experimento realizado com adultos que tinham depressão clínica, as mudanças na gravidade da depressão e na capacidade de concentração modo verificados durante um programa de horticultura terapêutica de doze semanas. Os escores de depressão melhoraram de modo significativo durante a horticultura terapêutica e, em três quartos dos casos, a melhora foi mantida após o término do estudo. A melhora dos sintomas de depressão dependia do nível de concentração do participante. Em outras palavras, os participantes deprimidos tinham de gostar do que estavam fazendo para obter o benefício.

O mundo da jardinagem tem sempre algo a oferecer para todas as pessoas; portanto, seja qual for sua preferência – de passeios virtuais por jardins botânicos a vasos de plantas, de hortas comunitárias a pequenas jardineiras suspensas, as evidências comprovam que a jardinagem é um meio de combater o estresse e melhorar o humor.

Pode haver também uma razão biológica para o fato: a de que se sujar de terra faz bem para nós. Descobriu-se que um tipo de bactéria encontrada comumente no solo estimula a produção de um hormônio que melhora o humor. Isso explicaria, de certa maneira, por que trabalhar com a terra nos deixa felizes. Essa bactéria, *Mycobacterium vaccae*, desencadeia a liberação de serotonina, principal substância química responsável pela elevação do humor e redução da ansiedade.

RELAXAMENTO E RITMO DE ENVELHECIMENTO | 125

Um exemplo da importância da serotonina para o humor é o fato de que muitos dos medicamentos usados no tratamento de depressão agem pelas vias serotoninérgicas do cérebro.

Estar rodeado de vegetação torna a vida mais administrável, até mesmo em ambientes urbanos. Como a natureza pode contribuir para melhorar a saúde física e mental, os governos estão começando a transformar ambientes urbanos, deixando-os com mais vegetação e em sintonia com a natureza. Jardins e parques públicos, por exemplo, não são bons apenas para nós, mas também para insetos, abelhas e pássaros. Os benefícios do ambiente e a natureza visível ao redor nos fazem sentir menos estressados.

O ministro de Agricultura, Silvicultura e Pesca do Japão cunhou o termo *shinrin-yoku*, que significa "absorver a atmosfera da floresta ou banho de floresta", instituindo um novo programa de reflorestamento. Pesquisadores japoneses fizeram experimentos de campo em que os indivíduos viam uma área de floresta ou uma área urbana. Marcadores objetivos do estresse, como hormônios, pressão arterial, frequência cardíaca e outros biomarcadores da atividade do sistema nervoso, foram medidos antes e depois do experimento. Os ambientes florestais reduziram significativamente todos os marcadores de estresse, em comparação com caminhadas na cidade. As florestas promoveram níveis mais baixos de cortisol, enquanto a atividade na parte do sistema nervoso que acalma a frequência cardíaca e outros sistemas orgânicos (parassimpático) aumentou. Em contrapartida, a atividade na parte do sistema nervoso responsável pela resposta de "luta ou fuga" (simpático) e pelas reações de estresse diminuiu. Todas essas notícias são excelentes para se caminhar em meio à floresta.

No mundo todo, pesquisas semelhantes sobre florestas e saúde humana levaram à criação de novos programas para o desenvolvimento de florestas urbanas. A União Internacional de Organizações de Pesquisa Florestal (Iufro, na sigla em inglês), criada em 1892, com sede na Áustria, é uma rede internacional sem fins lucrativos de cientistas florestais que se reúnem a cada cinco anos para promover a cooperação global em pesquisas relacionadas a florestas. A Iufro, que representa

126 | A NOVA CIÊNCIA DA LONGEVIDADE

mais de 15 mil cientistas, fomenta o diálogo multidisciplinar entre profissionais nas áreas de silvicultura e saúde, bem como promove esforços internacionais de "banho de floresta", inclusive em ambientes urbanos. Pesquisas crescentes sobre o potencial do ambiente natural em melhorar a saúde e aumentar o bem-estar evidenciam a subutilização desse recurso como ferramenta para promoção da saúde.

—◆—

Quantas vezes por semana você come sozinho? Sei muito bem que muitas pessoas não têm outra opção. Analisaremos a princípio algumas das implicações desse ato e, depois, as soluções. Comer sozinho tem muitas desvantagens psicológicas e para a saúde, enquanto comer com amigos ou familiares é uma maneira simples de desestressar. Um estudo analisou as rotinas, as dificuldades e as preferências de pessoas com mais de 75 anos que moravam sozinhas. O maior problema era a falta da experiência de convívio familiar, inclusive falta de companhia. A preferência esmagadora dessas pessoas mais velhas era fazer pelo menos uma refeição por dia com outras pessoas. Mais de três quartos dos participantes disseram que gostariam de comer mais vezes com a família. Uma em cada cinco pessoas com mais de 75 anos sente-se solitária quando come sozinha, três quartos delas comem sozinhas a maior parte do tempo e muitas saltam refeições porque acham que comer sem uma companhia é muito solitário. A maioria faz refeições mais nutritivas e acha a comida mais saborosa quando come com outras pessoas. As pessoas passam mais tempo comendo quando têm companhia do que quando comem sozinhas (43 minutos, em média, contra 22 minutos). A maior parte das pessoas mais velhas disse que as refeições em família eram ocasiões importantes de bate-papo e troca de ideias quando os filhos eram pequenos. Setenta e oito por cento delas disseram que gostariam que as famílias fizessem mais refeições juntas. Não é só quem tem mais idade que come sozinho. Quase a metade das refeições dos adultos são feitas na frente do computador, no carro ou em movimento – em outras palavras, eles comem sozinhos.

RELAXAMENTO E RITMO DE ENVELHECIMENTO | 127

Vamos recuar um passo e refletir sobre os benefícios das refeições compartilhadas e o que podemos fazer para mudar esse hábito tão difundido de comer sozinho. Fazer as refeições com outras pessoas é bom para a saúde mental em todas as idades. Seja pela troca de experiências e pela criação de laços afetivos com a família e os amigos, pelo fato de relaxar na companhia de outra pessoa ou apenas de ter alguém com quem conversar, as refeições representam uma excelente oportunidade para separar uma hora específica do dia ou da semana para socializar, relaxar e aumentar o bem-estar mental. Compartilhar refeições ajuda a desenvolver habilidades sociais em crianças e adolescentes, que aprendem com avós, pais e irmãos mais velhos, tendo seu comportamento modelado por eles. Nos horários de refeição, crianças e adolescentes aprendem a ouvir e interagir. Eles desenvolvem empatia e compreensão, uma vez que outras opiniões e perspectivas são discutidas. Os horários de refeição são a oportunidade perfeita para ter acesso à sabedoria inestimável que adultos mais velhos acumularam ao longo de toda a vida. Nas Zonas Azuis, gerações da família e amigos se reúnem para comer juntos, e essa prática comum é considerada uma das razões da longevidade saudável dos centenários.

Diante das evidências de que comer sozinho ou em movimento aumenta o risco de obesidade e alimentação pouco nutritiva, e também de resultados intergeracionais negativos, seria conveniente o retorno das refeições em família ou de refeições regulares com amigos. A Mental Health Foundation do Reino Unido fez as seguintes recomendações para refeições compartilhadas:

Marque um dia – Estabeleça metas alcançáveis. Coma pelo menos uma vez por semana com a família ou amigos. Esse evento deve ser parte da rotina semanal, seja um café da manhã descontraído, um jantar na sexta-feira ou um almoço no domingo. Procure fazer com que todos participem da escolha do dia e se comprometam em deixá-lo livre. Quando não for possível fazer uma refeição presencial, recomendo o uso de tecnologia para garantir que todos, ou a maioria dos membros, estejam presentes em uma das refeições do dia.

Nada de refeições trabalhosas – Ao planejar a refeição, tente escolher algo saboroso, mas relativamente simples e fácil de preparar. Assim a tradição será mantida e não se tornará uma tarefa doméstica.

Divida a responsabilidade – Faça todos participarem. Decida quem vai escolher o cardápio, quem vai fazer as compras, quem vai pôr a mesa, quem vai cozinhar e quem vai lavar a louça. Faça um rodízio dessas tarefas.

Planeje as refeições antecipadamente – Se planejar as refeições antecipadamente, economizará tempo no longo prazo e terá oportunidade de refletir um pouco mais sobre a possibilidade de introduzir uma variedade de pratos interessantes. Peça a outras pessoas que deem ideias.

Envolva filhos e netos – Com o tempo, faça com que eles participem de todos os aspectos da refeição, desde a escolha do cardápio e o preparo dos pratos até a lavagem da louça.

Nada de televisão – Tente aproveitar a oportunidade para conversar e compartilhar. Durante a refeição, a televisão é um fator de distração, mesmo que seja apenas de fundo.

Se não for possível fazer nada disso, tente apenas arrumar maneiras de tornar mais agradável a hora da refeição. Prepare uma refeição saudável e saborosa pelo menos uma vez por dia, sem pressa, enquanto ouve seu *podcast* preferido ou assiste a um bom programa de televisão. Experimente receitas novas e mais elaboradas. Coma fora com mais frequência. Quando for comer sozinho, leve um livro e curta a experiência. Se você tem amigos que comem sozinhos, faça uma chamada de vídeo para que possam comer juntos ou até mesmo experimentarem receitas juntos. Muita gente não tem opção, a não ser comer sozinha; portanto, não hesite em procurar outras pessoas, pois é bem provável que elas sintam tanta necessidade de companhia quanto você.

―――◆―――

Meu colega Shane O'Mara, neurocientista do Trinity College, em Dublin, escreveu um *best-seller* sobre os muitos benefícios da caminhada para o humor e as funções cerebrais. Em seu livro *In Praise of Walking*, ele cita outras evidências do grande impacto da caminhada ao ar livre junto à natureza. Quando nos acostumamos a caminhar e depois paramos, sentimos falta do estímulo e nos tornamos irritadiços e insatisfeitos. O humor muda para pior quando somos privados da caminhada.

Com o corpo em movimento, pensamos de maneira mais criativa, nosso humor melhora e os níveis de estresse caem. Pesquisadores de Stanford mostraram que a caminhada reforça a inspiração criativa. Eles analisaram os níveis de criatividade das pessoas enquanto caminhavam e quando estavam sentadas. A criatividade delas aumentava 60% quando estavam caminhando. Até mesmo caminhar em ambientes fechados em uma esteira, de frente para uma parede branca, produzia o dobro de respostas criativas em relação às de alguém que estivesse sentado, e essas respostas eram mais intensas quando a caminhada era ao ar livre. O estudo também descobriu que o fluxo de criatividade cessava logo depois da caminhada. Tanto caminhada quanto criatividade combatem o estresse e melhoram o humor.

❖

Quando é devidamente invocada, a resposta de "luta ou fuga" ajuda a vencer um desafio repentino. Mas o problema começa quando a resposta é provocada constantemente pelo estresse e por acontecimentos diários, como dificuldades financeiras, congestionamento de trânsito, problemas de saúde, preocupações de trabalho ou problemas de relacionamento. Portanto, depois de falar a respeito dos problemas do estresse e suas causas, vamos refletir sobre técnicas para desestressar baseadas em evidências.

A resposta de relaxamento por respiração controlada foi apresentada na década de 1970 por um cardiologista de Harvard, para mitigar o estresse crônico. A respiração lenta, profunda e regular induz o relaxamento por meio de maior atividade parassimpática. O simples fato de inspirar lenta e profundamente, empurrando o estômago para fora, para que o diafragma seja utilizado ao máximo, e depois prender a respiração por alguns instantes e soltar o ar lentamente invoca o relaxamento. Deve-se seguir essa sequência de cinco a dez vezes, concentrando-se em respirar de maneira lenta e profunda. A respiração profunda é muito fácil e pode ser feita a qualquer hora, em qualquer lugar.

Estudos científicos rigorosos confirmaram o valor da prática milenar de meditação não somente para combater o estresse, mas também para alcançar saúde holística no longo prazo. Com o auxílio de tomografias cerebrais, comprovou-se que a meditação preserva a substância cinzenta e a substância branca, principais tecidos estruturais do cérebro. A meditação também pode suprimir processos implicados no envelhecimento do cérebro e conferir "neuroproteção", ou seja, proteger as células cerebrais de deterioração e morte. A meditação aumenta o fluxo sanguíneo e a oxigenação cerebral, diminuindo a ação do sistema nervoso simpático de "luta ou fuga", com aumento correspondente na atividade de "relaxamento" do sistema nervoso parassimpático. Em decorrência, sobem os níveis de neurotrofinas, a família de proteínas que aumentam a sobrevivência e o tempo de vida das células cerebrais. As mitocôndrias, presentes em toda célula do cérebro e do corpo, produzem 90% da energia celular, e essa produção aumenta durante a meditação. Portanto, em vista desses extraordinários benefícios holísticos, não custa nada tentar meditar!

Thích Nhát Hanh é um monge zen-budista vietnamita e grande defensor da atenção plena (*mindfulness*). Quando eu estava escrevendo este livro, ele tinha 93 anos de idade. Dizia frases maravilhosas. Com relação ao estado de atenção plena ele explica que: "A vida está disponível apenas no presente momento, o que enfatiza o princípio implícito na atenção plena".

Mindfulness disposicional é um tipo de consciência que só nos últimos tempos passou a ser objeto de pesquisas. Ele se define como estar consciente e atento a pensamentos e sentimentos no momento presente, e pesquisas revelam que a capacidade de fazer isso traz muitos benefícios físicos, psicológicos e cognitivos, entre eles redução do estresse e de preocupações. O *mindfulness* disposicional é uma qualidade da vida, um traço fixo, e não um estado em que se entra durante a prática.

O *mindfulness* requer treinamento. Sempre deixamos a mente vagar, sobretudo em direção ao futuro e a lugares de preocupação sobre possíveis acontecimentos vindouros. Isso nos faz ficar preocupados com coisas que não aconteceram e talvez nunca aconteçam, em vez de nos concentrar no presente. A distração é prejudicial à saúde e uma perda de tempo. O *mindfulness*, por sua vez, é como um exercício para o cérebro. Estamos sempre trazendo os pensamentos de volta para o presente. Podemos praticar isso por determinado tempo todos os dias ou, melhor ainda, tornar essa prática parte do cotidiano, aprendendo a "ficar sempre no presente". Este último é o *mindfulness* disposicional. Nos últimos tempos, tem havido um grande interesse em saber como o *mindfulness* e a meditação podem melhorar o envelhecimento biológico e, em particular, o sistema imunológico. São necessários mais estudos para confirmar essas observações promissoras.

Outra técnica que recomendo aos pacientes é o relaxamento progressivo dos músculos esqueléticos – os músculos que usamos para movimentar o corpo e que estão sob nosso controle, em oposição ao músculo cardíaco, por exemplo. Músculos estressados ficam contraídos, tensos, e ao relaxá-los dissipamos o estresse. O relaxamento muscular leva mais tempo do que a respiração profunda. É melhor que seja feito em um local tranquilo e isolado, com a pessoa deitada confortavelmente em um colchão firme ou uma esteira. A técnica foca em sequência os principais grupos musculares. Contraia cada músculo e mantenha a contração por 20 segundos, depois libere-o devagar. À medida que o músculo relaxa, concentre-se na liberação de tensão e na sensação de relaxamento. Comece com os músculos faciais e, depois, desça pelo corpo, até chegar aos dedos dos pés. O procedimento todo levará de 12 a 15 minutos. No início, pratique duas vezes por dia; depois de umas duas semanas, você terá dominado a técnica e começado a sentir alívio do estresse.

O yoga vem se tornando cada vez mais popular como prática terapêutica, e mais de 6% dos norte-americanos são aconselhados por um médico ou terapeuta a praticá-lo. Metade dos praticantes norte-americanos de yoga afirmaram ter começado a praticar yoga para

132 | A NOVA CIÊNCIA DA LONGEVIDADE

melhorar a saúde. O Serviço Nacional de Saúde do Reino Unido promove a yoga como uma abordagem segura e eficaz, na saúde e na doença, para pessoas de todas as idades.

O yoga nasceu na Índia há mais de dois mil anos. O termo "yoga" deriva da palavra *yuj*, em sânscrito, que significa "unir" e simboliza a união do corpo com a consciência. Ele combina posturas físicas, técnicas respiratórias, relaxamento e meditação.

Os estudos sobre yoga aumentaram cinquenta vezes desde 2014, e alguns dos mais convincentes se concentraram nos benefícios no combate ao estresse, à insônia e à ansiedade, bem como no tratamento de doenças como diabetes, hipertensão e doença arterial coronariana. Em especial, o yoga melhora o equilíbrio e aumenta a flexibilidade. Ele atua por meio de uma mistura de otimização de atitudes positivas em relação ao estresse, autoconsciência, mecanismos de enfrentamento, controle, espiritualidade, compaixão e atenção plena. Em nível celular, o yoga reduz a inflamação e, desse modo, retarda o envelhecimento biológico. Também aumenta os níveis de canabinoides e opioides, e afeta a atividade nervosa entre o cérebro e as glândulas que controlam o estresse (glândulas suprarrenais) nos rins, liberando substâncias químicas que relaxam os vasos sanguíneos – uma coisa melhor que a outra!!

Em capítulo anterior, falei sobre os telômeros, os revestimentos protetores na extremidade dos cromossomos que detêm o dano cromossômico. Com o envelhecimento, os telômeros encurtam, e como os cromossomos, em consequência, são danificados, as células se deterioram e morrem. A telomerase é uma importante enzima que impede o encurtamento dos telômeros. Em diversos estudos, o yoga afetou a telomerase e o comprimento dos telômeros. Um excelente trabalho do All India Institute of Medical Sciences mostrou aumento da telomerase e aumento no comprimento do telômero com a prática de yoga. Outros indicadores importantes de envelhecimento celular que mencionei antes, como cortisol, endorfinas, citocinas – e outro sobre o qual trataremos mais tarde, o BDNF –, também adquirem um caráter mais jovem com o yoga.

Existem evidências crescentes de que intervenções como yoga, meditação, exercícios respiratórios e atenção plena melhoram os biomarcadores fisiológicos de envelhecimento celular e, em decorrência, retardam o processo de envelhecimento. Se aliarmos isso a períodos regulares de afastamento de nossos dispositivos e mais tempo expostos à natureza, poderemos reduzir o estresse e desacelerar ainda mais o envelhecimento biológico.

Capítulo 7

Em Busca do Elixir da Juventude

A SEDE PELA ETERNA JUVENTUDE TEM AFLIGIDO A HUMANIDADE desde o início dos tempos. A dinastia Tang (618-907 d.C.) representou o período mais próspero da história da China. A cultura chinesa floresceu durante uma era que foi considerada a melhor para a sociedade civil e, em particular, para a poesia e a arte chinesas. O sistema de governo previa cargos preenchidos por concurso público, o que assegurava à dinastia conselheiros com formação acadêmica adequada. Os imperadores eram obcecados pela imortalidade e pela busca do elixir da juventude. No entanto, apesar dos elevados níveis de sofisticação e cultura, nada menos que seis dos 22 imperadores da dinastia Tang morreram por envenenamento acidental ao tentar alcançar a juventude eterna. De acordo com os alquimistas da dinastia, "cinábrio vermelho como o sangue", "mercúrio volátil e instável", "ouro reluzente" e "enxofre incandescente" eram os principais ingredientes para a imortalidade. Eram também venenos fatais, responsáveis pela morte de imperadores e nobres que sucumbiam na tentativa de se perpetuar. O fascínio pela imortalidade não era um privilégio de imperadores e nobres, mas também de eruditos e

136 | A NOVA CIÊNCIA DA LONGEVIDADE

estadistas. O famoso poeta chinês Po Chu-I passava horas debruçado sobre um alambique, preparando poções com mercúrio e cinábrio. Entretanto, por alguma razão que se desconhece, ele mesmo não bebia as poções e, em consequência, sobreviveu a seus incautos amigos e familiares, tendo escrito:

> *Nas horas vagas, penso nos velhos amigos,*
>
> *E eles parecem surgir diante dos meus olhos...*
>
> *Todos adoeceram ou morreram repentinamente;*
>
> *Nenhum deles atingiu a meia-idade.*
>
> *Só eu não tomei o elixir;*
>
> *E, ao contrário deles, vivi, e hoje sou um velho.*

Quando será que Po Chu-I por fim entendeu o que estava acontecendo? Os demais levaram quase trezentos anos para perceber que havia uma conexão entre as poções dos alquimistas e as mortes, e então essa prática foi abandonada. Eu me lembrei dessa história chinesa quando um presidente dos Estados Unidos mencionou os possíveis benefícios de se tomar desinfetante como um meio de matar o vírus SARS-CoV-2. Felizmente, hoje em dia aprendemos a ter mais discernimento e a ser mais exigentes em relação às prescrições.

Vamos avançar rapidamente da dinastia Tang para o século XXI, com Larry Page, cofundador e ex-CEO do Google, que criou uma empresa para tentar descobrir a "cura" para o envelhecimento. Em 2013, o Google lançou a Calico, que, segundo o site, "combate o envelhecimento, um dos maiores mistérios da vida". Como parte desse empreendimento dispendioso, a Calico investiu em pesquisas em diversas áreas, entre elas, estudos com um estranho e intrigante mamífero, o rato-toupeira-pelado, que, apesar de seu pequeno tamanho, tem uma vida inusitadamente longa.

O rato-toupeira-pelado é do tamanho de nosso dedo médio. É um mamífero feio, pequeno, sem pelos (logo, "pelado") e cego que vive debaixo da terra no leste da África. Tem dois dentes enormes e proeminentes que parecem duas presas e que se movem independentemente um do outro. Com o auxílio desses dois dentes frontais, o rato abre túneis subterrâneos e consegue suportar concentrações baixas de oxigênio, que matariam todos os outros mamíferos. Por exemplo, as células do cérebro humano começam a morrer depois de 60 segundos de privação de oxigênio, e depois de 3 minutos o cérebro sofre lesão irreversível. Em contrapartida, o rato-toupeira--pelado consegue sobreviver por 18 minutos em um ambiente sem oxigênio, sem causar nenhum dano às suas células cerebrais ou outras. Portanto, da nossa perspectiva científica, se pudéssemos determinar como esse mamífero suporta períodos tão longos sem oxigênio, poderíamos descobrir novos tratamentos para a lesão cerebral causada por um AVC. Além de sobreviver em condições extremas, esse roedor vive trinta anos, nunca tem doenças ligadas ao envelhecimento, como câncer ou cardiopatia, e não morre de velhice. Sua morte ocorre em consequência de ataques de outros animais ou, às vezes, de infecção.

A fêmea-rainha, com a assistência de seu grupo de machos, mantém uma taxa surpreendente de fecundidade constante e não entra na menopausa – outra coisa que interessa aos cientistas. As leitoras que enfrentaram os problemas da menopausa sabem o que isso significa! Além disso, os vasos sanguíneos dela permanecem em boas condições durante toda a vida, com perda insignificante de elasticidade e sem "endurecimento das artérias", como costuma acontecer com as mulheres após a menopausa e, é claro, também com homens mais velhos. Então, será que, ao contrário da antiga fórmula chinesa composta de cinábrio, mercúrio e enxofre, a receita da fórmula atual do "elixir da juventude" está dentro desse pequeno mamífero feioso e obscuro que a Calico está estudando?

138 | A NOVA CIÊNCIA DA LONGEVIDADE

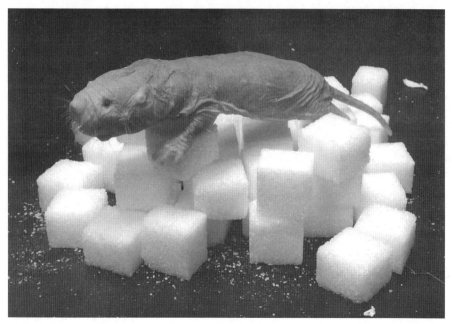

Rato-toupeira-pelado – cubos de açúcar para indicar a escala. (Jane Reznick/Gary Lewin, Centro Max Delbrück de Medicina Molecular)

É desolador saber que mais de 99,9% das espécies que já existiram estejam extintas. Mas, mesmo com essa estatística impressionante, cerca de 10 a 30 milhões de espécies conhecidas habitam a terra atualmente. Essas espécies são estudadas pelas "ciências biológicas". A maior parte do que sabemos sobre o envelhecimento provém de estudos conjuntos de disciplinas que compõem a área de ciências biológicas, como biologia, medicina, antropologia e sociologia de diferentes espécies. É uma lição de humildade saber que a gênese da contribuição dessas disciplinas à nossa compreensão da razão pela qual envelhecemos remonta a mais de quatro séculos, quando se percebeu que o envelhecimento exibe características comuns a todas as espécies.

É ao polímata Georges-Louis Leclerc que devemos essa observação. O próprio Leclerc tem uma interessante história de vida. No início do século XVIII, depois de se formar em um colégio jesuíta em Dijon, na França, ele estudou Direito. Em seguida, estudou Matemática e, depois, Medicina. Após concluir o curso de Medicina, teve a sorte de herdar uma imensa fortuna. Isso o deixou livre para ir atrás de seu sonho de se dedicar à ciência sem preocupações financeiras. Apesar de não ser biólogo de formação, ele descreveu a teoria evolutiva da biologia, segundo a qual "o envelhecimento é comum a todas as espécies". As implicações dessa observação tiveram um longo alcance e, em decorrência, hoje os biólogos podem estudar os genes relevantes ao envelhecimento na mosca-doméstica e aplicar os achados aos estudos humanos, porque os genes são os mesmos nas duas espécies. Tem um provérbio irlandês que diz "Cad é a dhéanfadh mac an chait ach luch a mharú?", que significa: "O que faria o filho de um gato senão matar um rato?". Leclerc foi um dos primeiros a afirmar que herdamos traços de nossos pais, em uma descrição baseada em semelhanças entre elefantes e mamutes. Com exceção de Aristóteles e Darwin, nenhum outro estudioso da natureza teve uma influência de tão amplo alcance, e, no entanto, estamos muito mais familiarizados com Aristóteles e Darwin do que com Leclerc.

Estudos recentes sobre biologia do envelhecimento confirmam os pontos de vista de Leclerc e fornecem ideias importantes sobre como desenvolver intervenções eficazes para retardar o envelhecimento. Agora está claro que algumas das vias hormonais e celulares que influenciam o ritmo do envelhecimento em organismos inferiores, como moscas e vermes, também contribuem para muitas das manifestações do envelhecimento que vemos em seres humanos, como câncer, catarata, cardiopatia, artrite e demência. Vários estudos demonstraram que, por meio da manipulação de determinados genes, da alteração da reprodução e da redução da ingestão calórica, é possível estender a duração da vida tanto dos organismos inferiores quanto dos mamíferos. Espécies inferiores são mais fáceis de serem estudadas em grande número, em particular a drosófila, a mosca-doméstica comum. Visitei muitos laboratórios que contêm grandes recipientes de vidro repletos de moscas barulhentas, que são a base das pesquisas laboratoriais sobre envelhecimento. Grande parte do que sabemos sobre as razões pelas quais as células humanas envelhecem é proveniente de observações dessas espécies inferiores. Quem sabe da próxima vez que estivermos prestes a matar uma mosca, não vamos parar e refletir sobre a sua contribuição para a ciência?

Nós, seres humanos, somos organismos bastante avançados – você tem trabalhado em "você" há milênios. Você só existe por causa de bilhões de mortes de organismos menos bem-ajustados e menos complexos. Você é o sobrevivente – você é o exemplo da "sobrevivência dos mais aptos". Sua jornada começou há 4 milhões de anos como uma única célula. O conteúdo do núcleo das células atuais sofreu poucas alterações em relação àquela primeira célula. As células são muito, muito pequeninas. Por exemplo, são necessárias 10 mil células humanas para revestir a cabeça de um alfinete, e nosso corpo é composto de trilhões de células.

O principal trabalho da célula é produzir energia, a energia que a mantém viva e, portanto, que também nos mantém vivos. Em termos bastante simples, o alimento é convertido em energia pela célula; os resíduos metabólicos são um subproduto dessa energia, descartados com rapidez pela célula. As instruções para geração de energia e eliminação de resíduos são fornecidas pelo núcleo da célula. Como vimos antes, o núcleo é a biblioteca da célula – uma biblioteca digital que contém todas as informações da célula e envia instruções através dela a intervalos regulares, quando necessário. A parede celular permite que toxinas e resíduos, que são subprodutos da produção de energia a partir do metabolismo dos alimentos, deixem a célula – e, mais tarde, o corpo, através do intestino e da bexiga, na forma de fezes e urina –, mantendo todas as substâncias químicas e alimentos bons dentro da célula para a produção de energia. Portanto, qualquer coisa que altere a força da parede pode causar um grave dano. A parte da célula que produz energia e é responsável pelas trocas de energia necessárias à sua sobrevivência é a mitocôndria.

Nossas células estão sempre ocupadas, jamais descansam, gerando energia, dividindo-se e produzindo novas células. Durante essas divisões, os genes também se dividem e, desse modo, passam adiante instruções sobre várias características para a geração seguinte. Às vezes, ocorrem divisões imperfeitas, chamadas mutações. Uma mutação altera as instruções sobre uma ou mais características. Algumas mutações são secundárias, e convivemos com elas sem saber, mas muitas delas causam deficiência ou a morte dos organismos. Dessa maneira, organismos superiores, como você e eu, evoluíram lentamente rumo a maior complexidade – somos os sobreviventes.

As células têm um tempo de vida limitado, e quando morrem são substituídas por novas células. É por isso que toda divisão ou replicação é tão importante para nós. As células morrem e são substituídas o tempo todo. Qualquer coisa que interfira nesse ciclo delicadamente equilibrado de morte e reprodução celular impedirá a substituição das células mortas por novas células em pleno estado de funcionamento e, em decorrência, contribuirá para o envelhecimento do organismo.

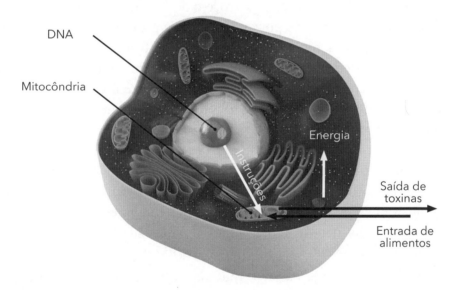

Composição de uma célula humana.

Cada tipo de célula tem o próprio tempo de vida – isso é importante na medicina legal e em investigações de assassinatos. Por exemplo, os glóbulos vermelhos vivem quatro meses, os glóbulos brancos vivem um ano, as células cutâneas vivem três semanas, as células do cólon vivem quatro dias e os espermatozoides, três dias. Sabendo-se

142 | A NOVA CIÊNCIA DA LONGEVIDADE

qual é o tempo de vida das células, é possível deduzir a hora da morte com base nas células que ainda estão vivas.

Em populações animais, predação, fome e estresse ambiental eliminam com rapidez os mais frágeis ou velhos. O ser humano representa uma extraordinária exceção a essa regra, pois tem uma expectativa de vida de mais de 80 anos, apesar da fragilidade e da idade avançada. Nos últimos duzentos anos, a expectativa de vida média do ser humano dobrou na maior parte dos países desenvolvidos. Há um século, em pouquíssimos países a expectativa de vida chegava aos 50 anos; hoje, a expectativa de vida em muitos países é de 80 anos ou mais, e o ritmo com que essas mudanças vêm ocorrendo é extraordinário. Em 2015, a capa da revista *Time* trazia a seguinte frase: "Este bebê pode chegar aos 142 anos de idade". Em 1900, a expectativa de vida das mulheres era de 47 anos. Em 2010, era de 79 anos, e continua a subir. Talvez você se pergunte por que isso esteja acontecendo. Não temos todas as respostas, mas o aumento da expectativa de vida em geral se deve à capacidade das populações humanas de manipular o ambiente, domesticar animais e plantas, usar ferramentas e fogo para fornecer alimentação estável e praticamente erradicar os parasitas. Tudo isso aliado aos avanços da medicina, ao acesso à água potável, a menos estresse, mais prosperidade e, é claro, ao nosso domínio sobre as mutações à medida que evoluímos. Portanto, as consequências biológicas e o impacto do envelhecimento na população são uma experiência exclusivamente humana. Por exemplo, as mulheres viverão metade da vida adulta depois de perderem o potencial reprodutivo – uma situação sem precedentes em outros mamíferos.

Podemos aprender sobre o que mais está contribuindo para essa longevidade humana com algumas espécies animais que têm uma vida extraordinariamente longa. A maioria dos animais morre por causa do envelhecimento – e, portanto, de doença –, ou por ferimento. Mas algumas poucas espécies parecem ser imunes ao envelhecimento ou a doenças. Nesses animais, o acúmulo gradual de dano celular que acaba matando a maioria das células diminui de modo radical – quase cessa –, prolongando, assim, a vida e a juventude. Isso se chama "senescência insignificante". É fascinante a longevidade de algumas dessas espécies. Os animais mais famosos por terem senescência insignificante são as tartarugas. Quando uma tartaruga-gigante-de-aldabra chamada Adwaita morreu em 2006, a datação por carbono do seu casco confirmou que ela tinha nascido em 1750 – ela tinha 255 anos de idade. A tartaruga morreu de insuficiência hepática, uma complicação proveniente de uma ferida causada por uma rachadura no casco. Se seus tratadores no zoológico de Alipore em Kolkata, Índia, tivessem tido os recursos e a iniciativa de providenciar um transplante de fígado e uma cirurgia para recompor seu casco, Adwaita ainda estaria viva hoje. Mesmo assim, chegar aos 255 anos de idade não foi nem de longe um mau resultado!

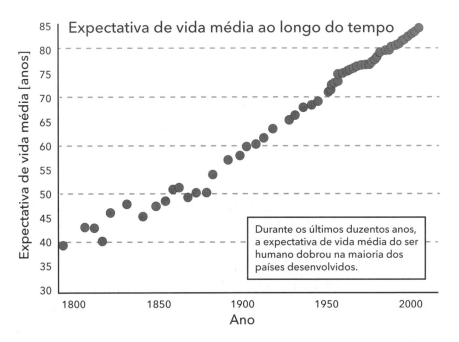

Expectativa de vida média em países europeus com registros de óbitos precisos desde 1800.

A esponja antártica tem uma longevidade extraordinária, chegando a 1.550 anos. Ela quase não se move, o que levou um dos meus colegas a se referir com crueldade a um membro particularmente

144 | A NOVA CIÊNCIA DA LONGEVIDADE

letárgico de sua equipe como "esponja". A baleia-da-groenlândia, o maior dos mamíferos longevos, vive mais de 200 anos (a baleia mais velha de que se tem conhecimento tinha 211 anos). A água--viva *Turritopsis nutricula* é o mais fascinante desses animais, pois passa de pólipo para a fase adulta e volta a ser pólipo, exibindo, assim, "juventude eterna" – o Benjamin Button do reino animal. Pense na rainha-cupim, cuja expectativa de vida é de 50 anos – a pobre criatura produz 30 mil ovos por dia. Compare com a fêmea dos insetos conhecidos como efeméridas, tão amados pelos pescadores que usam insetos como isca, que vive somente 5 minutos. Você pode imaginar como esses extremos na expectativa de vida são de interesse para nós, gerontólogos. Quais são os aspectos das funções celulares de diferentes espécies que fazem uma vida ser mais curta ou mais longa? Se soubéssemos isso e conseguíssemos imitar as mudanças relevantes nas células humanas, seríamos capazes de postergar o envelhecimento e o surgimento de doenças, e, em consequência, aumentar o tempo de vida saudável do ser humano – o tão almejado "elixir".

◆

Muito bem, senhoras, agradeçam, pois as mulheres vivem mais que os homens em quase todas as sociedades modernas. E não são só as mulheres que vivem mais, mas também as fêmeas de muitos outros mamíferos, como chimpanzés, gorilas, orangotangos e gibões. Todas sobrevivem sistematicamente aos machos do grupo. Em média, as mulheres vivem de seis a oito anos a mais, mas essa diferença está ficando menor nas civilizações ocidentais, sobretudo porque as mortes por doença cardiovascular estão diminuindo nos homens.

Há uma série de outras explicações plausíveis para a diferença entre os sexos, inclusive biológicas, hormonais, genéticas e ambientais, além de fatores sociais, que, segundo se supõe, contribuem em proporções variadas. Uma explicação biológica conhecida é a diferença na taxa metabólica de homens e mulheres. A taxa metabólica, a quantidade de energia que produzimos a partir do metabolismo dos alimentos, é 6% mais alta em adolescentes do sexo masculino do que em adolescentes do sexo feminino da mesma idade, subindo para 10% após a puberdade. Em muitos experimentos e na maioria das espécies, a taxa metabólica está associada de maneira negativa à longevidade – ou seja, uma alta taxa metabólica associa-se a menor expectativa de vida.

As mulheres também tendem a converter mais alimentos em tecido adiposo branco do que os homens, que convertem seus alimentos em músculos (uma boa coisa) e lipídios circulantes, inclusive colesterol LDL (colesterol ruim). O colesterol é um dos principais fatores de risco de doença cardiovascular. O estrogênio, hormônio feminino, tem benefícios cardiovasculares protetores, reduzindo os níveis de colesterol LDL e aumentando os níveis de colesterol HDL (colesterol bom), protegendo, assim, as mulheres que não tenham chegado à menopausa de doença cardíaca. O estrogênio também protege o revestimento interno dos vasos sanguíneos contra lesão, dilata os vasos sanguíneos e, dessa maneira, diminui a pressão arterial, protegendo contra a aterosclerose ao reduzir os coágulos e o endurecimento das artérias. Todos esses fatores fazem as mulheres terem um perfil cardiovascular melhor e viverem mais. Por fim, em alguns países, os homens também são mais expostos a riscos ocupacionais – eles dirigem por distâncias maiores, tomam mais bebidas alcoólicas, fumam mais e são expostos com mais frequência a traumas, inclusive homicídio. Apesar de nós, mulheres do mundo ocidental, vivermos mais, à medida que as sociedades evoluem essa defasagem entre os sexos está diminuindo, e os homens que adotam hábitos saudáveis podem diminuir ainda mais a diferença – se assim o quiserem.

Caleb Finch, cientista bastante conhecido nessa área, quando questionado sobre quanto tempo poderíamos viver se não envelhecêssemos ou se o fizéssemos em ritmo de tartaruga, respondeu o seguinte: "Em tese, se a taxa de mortalidade não aumentasse durante o envelhecimento, os seres humanos viveriam centenas de anos. Segundo meus cálculos, a uma taxa de mortalidade de 0,05% ao ano, como a observada aos 15 anos de idade em países desenvolvidos, a expectativa de vida média seria de cerca de 1.200 anos". Claro, o que

146 | A NOVA CIÊNCIA DA LONGEVIDADE

acontece é que a taxa de mortalidade acelera à medida que ficamos mais velhos – ela não permanece constante no nível de quando tínhamos 15 anos de idade, ao contrário do que ocorre com os animais que têm senescência insignificante. Como explica Finch, a taxa de mortalidade dos animais com senescência insignificante é de 1% a 2% depois da sétima década de vida, enquanto a taxa de mortalidade dos seres humanos acelera depois dos 70 anos. Entre os 65 e 70 anos, nossa probabilidade de morrer nos cinco anos seguintes é de 1:100; essa proporção sobe para 1:10 depois dos 85 anos. Compare essa proporção com 1:10.000 das crianças de 6 anos de idade. As razões pelas quais alguns animais têm senescência insignificante ainda não estão claras. Pode ser que um desenvolvimento evolutivo lhes dê uma vantagem reprodutiva, ou que seja apenas um acaso. Há muitas pesquisas nessa área que poderiam encontrar a resposta para o "elixir da juventude" ou o "elixir da vida" para o ser humano.

Uma meta mais realista e tangível que a senescência insignificante na época em que vivemos é uma modesta desaceleração na taxa de envelhecimento, suficiente para postergar todas as doenças relacionadas ao envelhecimento em cerca de sete anos. Essa meta foi escolhida porque o risco de morte e da maioria dos outros atributos negativos do envelhecimento tende a subir exponencialmente ao longo da vida adulta, com um tempo de duplicação de aproximadamente sete anos. Esse atraso de sete anos produziria mais benefícios em termos de saúde e longevidade do que seria obtido com a erradicação do câncer ou de doenças cardíacas. Se conseguíssemos retardar o envelhecimento em sete anos, uma meta que os cientistas consideram realista, uma pessoa de 50 anos de idade teria o perfil de saúde e o risco de doença de uma de 43; uma pessoa de 60 anos se assemelharia a uma de 53; e assim por diante. Um aspecto igualmente importante é que, uma vez alcançado, esse atraso de sete anos produziria benefícios de saúde e longevidade para todas as gerações subsequentes, da mesma maneira que as crianças nascidas na maioria dos países nos dias de hoje se beneficiam da descoberta e do desenvolvimento das imunizações. Acredito que essa seja uma meta alcançável, e muitos temas tratados neste livro – amizade, alívio do estresse, riso, propósito de vida, sono, alimentação, atividade física e atitude positiva – fazem exatamente isso: postergam as doenças relacionadas à idade, bem como a morte, em até sete anos ou mais. Quanto mais cedo abordarmos os fatores de risco que influenciam o processo de envelhecimento, mais reservas poderemos acumular quanto à capacidade do corpo e do cérebro, e maior a probabilidade de retardarmos em sete anos o envelhecimento.

Se soubermos por que alguns animais têm uma expectativa de vida particularmente longa, seremos capazes de manipular as funções ou estruturas celulares para aumentar a longevidade e reduzir as doenças relacionadas à idade.

Capítulo 8

Água Fria e Hormese

Da próxima vez que você for a um *spa* sofisticado e se revezar entre exercícios, sauna seca, sauna a vapor e piscina de água fria, pare e reflita sobre o quanto esses rituais são antigos. Há 4 mil anos, as pessoas se deleitam com banhos e água. Dois mil anos antes de Cristo, já havia banhos públicos nos primeiros palácios egípcios. Os banhos também tinham um papel importante na vida dos cidadãos da Grécia antiga. Entretanto, sabemos muito mais sobre o alto grau de sofisticação dos banhos romanos, as termas – um complexo de salas destinadas a banho público, relaxamento e socialização, assim como o nosso *spa* da atualidade.

A técnica romana de banho seguia uma ordem um tanto padronizada. Primeiro, o banhista entrava no apoditério, uma espécie de vestiário onde se despia. Em seguida, ia para o untuário, onde passava óleo no corpo antes de seguir para um pátio para fazer exercícios vigorosos. Após os exercícios, ia para o caldário (sala quente) e, em seguida, para uma sala de banho a vapor, a fim de retirar o acúmulo de óleo e transpiração da pele. Depois, o banhista passava para o tepidário, para um banho morno de imersão, e, depois, para o frigidário, onde havia uma piscina de água fria. O ritual do banho terminava com mais uma aplicação de óleo sobre o corpo. Que maneira agradável de passar algumas horas!

150 | A NOVA CIÊNCIA DA LONGEVIDADE

O uso de água para fins terapêuticos é uma prática milenar. Hoje em dia, a hidroterapia é usada para tratar distúrbios musculoesqueléticos, como artrite ou lesões da medula espinhal, e prescrita para vítimas de queimaduras, AVC ou paralisia. Assim como nos banhos romanos, a exposição à água fria faz parte da experiência. Existem inúmeras evidências dos benefícios da água fria para a saúde em diversos sistemas orgânicos e vias que fazem parte do processo de envelhecimento.

A imersão em água fria estimula nossos sistemas fisiológicos. Isso está relacionado ao fenômeno de hormese, segundo o qual pequenas quantidades de um agente nocivo ou doloroso na verdade fazem bem para nós. Esse fenômeno paradoxal – em que doses moderadas de agentes estressores como exposição a frio, radiação, compostos nocivos e fome são benéficas, e não prejudiciais – intriga os gerontologistas. Os organismos de laboratório costumam viver mais tempo após serem expostos a esses agentes estressores, e é óbvio que estamos ansiosos para saber se (e como) podemos utilizar essa resposta para aumentar o tempo de vida da célula. O que sabemos com certeza até o momento é que a exposição das células a um leve estresse estimula a síntese de proteínas, que melhoram a função celular e aumentam a sobrevivência das células sem interferir em sua capacidade de se reproduzir e se dividir. Acreditamos que a razão disso é que o desencadeamento de um mecanismo de recuperação celular melhora o funcionamento de outros sistemas de reparo e recuperação. Seja qual for a razão, a hormese é fascinante. Podemos usá-la para explicar por que a exposição à água fria é tão boa para nós e também contra o envelhecimento.

Banho frio de chuveiro ou imersão em água fria representa um estresse fisiológico que tem efeito hormético, uma vez que força o corpo a voltar à temperatura central normal após o estímulo de resfriamento, produzindo um benefício indireto para muitos sistemas e órgãos. Outros agentes estressores moderados também poderiam, em teoria, ser benéficos – por exemplo, o estresse hipóxico (prender a respiração), o estresse oxidativo (hiperventilação) e o choque térmico (sauna), mas eles não foram testados no mesmo grau que a água fria no contexto do envelhecimento.

O banho de chuveiro e a imersão em água fria fornecem um estímulo em grande escala ao corpo porque o número de receptores do frio na pele é até dez vezes maior do que o de receptores de calor. Além disso, a condutividade térmica da água é trinta vezes maior que a do ar. Quando a pele é exposta à água fria, os vasos sanguíneos se contraem e elevam a pressão arterial, o que, junto ao choque térmico, faz com que os impulsos elétricos das terminações nervosas periféricas se dirijam para centros sensoriais no cérebro. O resultado é um aumento nos níveis de substâncias químicas e sinais nervosos importantes. Uma dessas substâncias químicas é a noradrenalina, um neurotransmissor importantíssimo que faz parte da resposta de "luta ou fuga", cujos níveis quadruplicam com exposição à água fria. A noradrenalina melhora o desempenho das células do cérebro e do restante do corpo, regulando uma série de funções, como frequência cardíaca, pressão arterial, fluxo sanguíneo para os músculos, capacidade de contração dos músculos esqueléticos e liberação de energia. A exposição ao frio também libera noradrenalina nas principais áreas do cérebro que controlam as emoções, a concentração e a memória, afetando, assim, nosso estado de alerta, a memória, o nível de interesse pelas coisas, nosso humor e a maneira de o corpo reagir à dor. Quase todos os nossos órgãos usam noradrenalina, e as funções para as quais ela contribui são fundamentais para o processo de envelhecimento. Como a resposta à noradrenalina diminui com a idade, qualquer estímulo que aumente sua atividade é importante para a fisiologia do "envelhecimento". Um de meus colegas neuropsicólogos do Trinity College, em Dublin, aventou a hipótese de que os estímulos que induzem a liberação de noradrenalina no cérebro, como a água fria, podem evitar a demência.

A noradrenalina é uma das substâncias químicas envolvidas no sistema nervoso simpático – o sistema que "prepara" o corpo para a ação. Por exemplo, o estado de alerta que vivenciamos logo pela manhã se deve a um aumento dos níveis de noradrenalina pelos nervos simpáticos, que controlam o fluxo sanguíneo em todo o corpo, sobretudo pela maior liberação de noradrenalina. A exposição à água

152 | A NOVA CIÊNCIA DA LONGEVIDADE

fria também libera outras substâncias químicas, como as endorfinas, que causam o conhecido efeito de "barato do corredor". A exposição à água fria quadruplica os níveis de endorfina, com consequentes sensação de bem-estar e supressão da dor pelo estímulo de receptores opioides. Você já foi nadar no Atlântico e, apesar de tremer de frio e se movimentar de modo frenético para se aclimatar, sentiu-se aquecido e radiante ao sair da água? Agora você sabe por quê.

A exposição à água fria melhora as respostas imunológicas. Pergunte a qualquer pessoa que goste de nadar em água fria ou tomar banho frio, e ela vai confirmar que pega muito menos resfriados e infecções respiratórias no inverno, assim como adoece menos de modo geral. Um estudo que comparou quatro grupos de pessoas ao longo de vários meses corrobora essas afirmações. Durante o estudo, o primeiro grupo tomava banho quente seguido de banho frio; o segundo grupo fazia exercícios físicos com regularidade; o terceiro grupo combinava banho quente seguido de banho frio com atividade física; e o quarto grupo não alterou seus hábitos. Comparado com o quarto grupo, o grupo que tomou banho quente seguido de banho frio apresentou uma redução de 29% nas licenças médicas por motivos de doença; a atividade física resultou em uma redução de 35%; e a combinação de exercícios físicos e banhos frios, de impressionantes 54%. A duração do banho frio pareceu não fazer diferença. Os participantes relataram aumento nos níveis de energia; muitos disseram que era como a "injeção" de ânimo que se sente depois de tomar café. Outro aspecto positivo foi a melhora de qualidade de vida, que era muito maior nos grupos que tomavam banho frio. Embora a maioria dos participantes tenha relatado um grau variável de desconforto durante a exposição ao frio, o fato de que 91% tenham afirmado que manteriam a rotina depois de noventa dias talvez seja o maior indicador entre quaisquer outros benefícios.

Um dos maiores efeitos da natação em água fria é seu impacto na quantidade de calorias que queimamos em repouso. Quando nadamos em ambientes externos, o corpo tem de trabalhar arduamente só para permanecer aquecido e, em decorrência, queima mais calorias. Quanto mais fria a água, mais o corpo se esforça para converter gordura em energia. Quando adicionamos o exercício da natação, a queima de calorias aumenta ainda mais. As mesmas alterações nas substâncias químicas e no sistema nervoso simpático que ocorrem com o banho frio se aplicam à natação em água fria. Portanto, quando nadamos em água fria, a mudança extrema de temperatura aumenta a atividade do sistema nervoso simpático e reduz o fluxo sanguíneo para a pele, e esses dois fatores fazem o coração bater mais forte, aumentando assim o fluxo sanguíneo em todo o corpo e priorizando órgãos importantes como músculos, cérebro e rins. Em consequência, a circulação melhora e as toxinas são eliminadas com mais facilidade de nosso organismo.

A "pele limpa e o brilho saudável" dos nadadores em água fria podem ser atribuídos a essas consequências fisiológicas. Existem boas evidências também de uma associação entre natação em água fria e redução de tensão e fadiga, melhora do humor e da memória e aumento da sensação geral de bem-estar.

Teorias evolutivas consistentes explicam as razões pelas quais achamos a exposição à água fria tão revigorante. O ser humano vivia predominantemente ao ar livre, em temperaturas ambientes bastante variadas, nadando ou fazendo imersão em água com temperaturas desconfortáveis para poder encontrar comida ou escapar dos predadores. Porém, embora o ser humano seja homeotermo (nosso corpo mantém uma temperatura central constante de cerca de 36,6 ºC), hoje em dia usamos muito pouco esse sofisticado sistema regulador. E isso não é bom, pois o organismo precisa de estímulo. O rápido desaparecimento do estresse térmico da vida do ser humano nos últimos milhares de anos, se comparado à sua presença durante milhões de anos nos primatas e centenas de milhares de anos no *Homo sapiens*, teve um efeito negativo na saúde física e mental humana, porque o sistema de termorregulação não é "exercitado" nem estimulado o suficiente. Sendo assim, estamos programados para ser expostos à água fria; ela desencadeia essa resposta evolutiva e é revigorante.

154 | A NOVA CIÊNCIA DA LONGEVIDADE

A literatura especializada sobre o papel da água fria no tratamento de depressão é extensa e de longa data. O relato de caso a seguir, publicado no *British Medical Journal*, confirma que nadar em água fria alivia a depressão em mulheres jovens.

> Uma mulher de 24 anos fazia tratamento para transtorno depressivo maior e ansiedade desde os 17 anos. Seus sintomas eram resistentes aos antidepressivos. Depois do nascimento da filha, ela queria parar de tomar a medicação. Ela iniciou um programa semanal de natação em águas abertas (água fria). Depois de cada sessão, ela sentia uma melhora imediata no humor. Os sintomas de depressão foram melhorando aos poucos, de modo consistente. Em decorrência, ela começou a diminuir os medicamentos, até parar por completo. Um ano depois, na consulta de acompanhamento, ela continuava sem medicação.

Depressão e tristeza são comuns com o avanço da idade. Isso ocorre, sobretudo, por causa de mudanças nas circunstâncias da vida, como perda do cônjuge ou do emprego, ou de fatores intrínsecos, como alterações nos níveis de neurotransmissores comuns da idade. Sabe-se que o sistema noradrenérgico não funciona como devia nas pessoas que sofrem de depressão. A imersão em água fria equilibra esse sistema e, assim, ajuda a reduzir os sintomas de depressão. Isso vale para jovens e velhos. Os pacientes perguntam se a exposição à água fria é segura, sobretudo em relação a infartos. Nesse caso, pessoas que sabem que têm problemas cardíacos não devem se expor a mudanças bruscas de temperatura sem autorização médica. O estímulo do sistema nervoso simpático pode causar um infarto do miocárdio se os vasos sanguíneos do coração já estiverem estreitados em decorrência de aterosclerose ou da presença de coágulos. Fora isso, uma breve exposição de todo o corpo à água fria (entre 15 °C e 23 °C) é segura e não tem efeitos colaterais significativos, nem no curto nem no longo prazos. O efeito sobre a temperatura corporal central é tão desprezível que não há preocupação com hipotermia, exceto no caso de exposição à água fria por períodos excessivamente longos.

Outra vantagem da exposição à água fria que costuma passar despercebida, mas que é importante mencionar, é seu efeito na pele. Falei que a água fria deixa a pele limpa e brilhante, mas ela também é benéfica para uma doença de pele conhecida que fica mais comum com a idade – o prurido, ou coceira, relacionado à idade. Com o envelhecimento, a pele tem dificuldade de reter a oleosidade e a umidade, e se torna ressecada. Isso provoca o surgimento de manchas vermelhas e descamativas que coçam (o termo médico desse problema de pele é eczema asteatótico ou eczema xerótico). Banhos de chuveiro com água quente ou banhos de imersão frequentes em água quente agravam ou até mesmo causam esse quadro. Banhos de água fria ajudam a aliviar a coceira e não provocam o mesmo grau de ressecamento da pele que banhos quentes.

◆

Não podemos encerrar esse assunto sem falar do mar. Os mapas da população mundial mostram que grande parte da humanidade vive próxima da água: em áreas litorâneas, às margens de baías, em regiões ribeirinhas e em ilhas. Também costumamos passar férias na praia e gostamos de pescar em lagos. Nada deixa as crianças mais felizes do que ter a oportunidade de pisar em poças d'água. Essa atração pela água faz sentido em termos evolutivos. Quando os seres humanos se separaram evolutivamente dos macacos e emergiram das florestas africanas, foram para perto de rios e praias, onde se banqueteavam com peixes, mariscos e caranguejos. A alimentação marinha era rica em ácidos graxos ômega 3 – ácidos graxos essenciais que promovem o nascimento de neurônios. Daí em diante, o cérebro humano começou a crescer de modo exponencial.

A vida perto de espaços azuis – ou seja, na proximidade do mar – está associada a melhor humor, menos depressão, menos ansiedade e maior sensação de bem-estar em geral. Isso se aplica a todas as faixas etárias e, segundo alguns estudos, sobretudo quando estamos mais velhos. Reconhecidamente, a proximidade com o mar pode acrescentar de quatro a sete anos à expectativa de vida. Grande parte do

156 | A NOVA CIÊNCIA DA LONGEVIDADE

conhecimento científico sobre maior expectativa de vida e o mar é proveniente das Zonas Azuis, todas situadas à beira-mar, mas que também apresentam várias outras características que contribuem para uma vida mais longa e saudável – como boa alimentação, comunidades ativas, menos poluição e boa qualidade de água potável. Portanto, é difícil separar apenas a contribuição da vida junto ao mar de todos esses outros fatores. O fato de estresse e depressão serem menos comuns também pode entrar na equação.

Nosso estudo mostrou que os benefícios relacionados a humor e bem-estar são mais evidentes quando se tem uma visão do mar. Em outras palavras, ser capaz de "ver o mar" é importante. Isso vale para todas as faixas etárias, e alguns estudos mostram que é evidente em particular quando ficamos mais velhos. O mar está em constante mudança, e sabe-se que a variedade aumenta a sensação de bem-estar. O mar nunca é o mesmo em dois dias consecutivos, nem mesmo por algumas horas do mesmo dia. Portanto, a visão do mar nunca é enfadonha, é sempre estimulante. A proximidade com o mar também aumenta a probabilidade de se fazer atividades físicas, como natação (até mesmo natação em água fria!) e caminhada. Morar perto do mar também contribui para uma maior interação social, uma vida mais saudável e maior sensação de bem-estar – que comprovadamente aumentam a expectativa de vida. Sejam quais forem as razões – e é provável que haja muitas –, os benefícios da proximidade com o mar são fortes e equivalentes ao impacto que fatores como riqueza têm sobre a saúde e anos de vida a mais.

Não importa se tomamos banho frio, nadamos em água fria ou apenas passamos algum tempo olhando o mar – isso trará benefício para nossa saúde e bem-estar.

Capítulo 9

Alimentação

A REFEIÇÃO PROIBIDA, CONSUMIDA EM SEGREDO NO MEIO DA NOITE, é uma das minhas lembranças mais queridas da época do colégio interno – o banquete da meia-noite. Nos sábados à noite, uma de nós era incumbida de ficar acordada, verificar se o caminho estava livre e acordar as colegas à meia-noite. Então íamos todas sorrateiramente para um grande espaço sob a escadaria para fazer uma boquinha. Em geral, o lanche era composto de pão com creme de amendoim e geleia, biscoitos de chocolate e limonada – embora não fosse nenhuma alta gastronomia, era maná caído do céu para estudantes empolgadas e famintas. Nunca fomos descobertas – bom, é óbvio que agora dei com a língua nos dentes –, e tenho boas lembranças daquele deleite noturno.

Entretanto, tendo em vista os conhecimentos que acumulei desde então, vou jogar um balde de água fria nos banquetes da meia-noite e até mesmo nos lanchinhos entre as refeições, pois, para a maioria de nós, essa é a receita certa para ter problemas de saúde. O corpo humano, ao longo de milhares de anos de evolução, foi programado para consumir a maior quantidade de comida que estiver disponível. Nossos ancestrais caçavam ou colhiam alimentos. Eles tinham breves

158 | A NOVA CIÊNCIA DA LONGEVIDADE

períodos de fartura, por exemplo, depois de terem abatido um animal, seguidos de longos períodos de grande escassez. Como os seres humanos eram presas de grandes animais, procuravam comida ativamente durante o dia e se abrigavam e descansavam à noite; portanto, não havia banquetes da meia-noite.

Antes que a sociedade fosse movida a eletricidade, as pessoas se levantavam de madrugada, trabalhavam o dia todo, em geral executando tarefas braçais, e iam dormir quando o sol se punha. Com isso, havia um controle natural do excesso de consumo. Hoje, nós trabalhamos, jogamos, ficamos conectados e comemos dia e noite. Isso afeta de maneira adversa o relógio biológico, que funciona em um ciclo de sono e vigília, condicionado a atividade diurna, alimentação moderada e descanso à noite. Ainda assim achamos lanchinhos e doces atrativos, porque eles se tornaram parte do modo como evoluímos.

Alimentos muito calóricos desencadeiam a liberação de dopamina em "centros de prazer" do cérebro. Esses centros de prazer estão ligados por vias que regulam os relógios biológicos e os ritmos fisiológicos. A perturbação dessas vias pela ingestão de alimentos bastante calóricos, como pão com creme de amendoim e geleia, entre refeições ou durante as horas normais de descanso, faz o excesso de calorias ser armazenado como gordura com mais prontidão do que se a mesma quantidade de calorias fosse consumida nos períodos normais de alimentação. A consequência é obesidade e doenças decorrentes da obesidade, como diabetes e cardiopatia. Quando ficamos mais velhos, os padrões de sono se alteram e ficamos mais propensos a ir para a cozinha à noite fazer um lanchinho rápido. Porém, isso acelera o ganho de peso e não ajuda em nada o sono. Moral da história: se possível, restrinja a ingestão de alimentos a uma "janela" de oito horas durante o dia.

O que isso tem a ver com envelhecimento? Consumo de alimentos, dieta, genes e vias relacionadas com o metabolismo e a produção de energia celular são os principais determinantes de como as células envelhecem. Comemos para ter energia. Os alimentos produzem

ALIMENTAÇÃO | 159

energia. A velocidade com que a energia é usada pelo corpo é chamada de taxa metabólica, que diz respeito a uma série de processos químicos que ocorrem em cada célula, transformando as calorias que ingerimos em combustível para nos manter vivos. O corpo queima calorias de três maneiras todos os dias. O metabolismo basal se refere à energia gasta para a manutenção das funções básicas do organismo em repouso. Depois a energia é usada para "quebrar" os alimentos e, por fim, na atividade física.

Um fato subestimado é que nosso metabolismo em repouso é responsável por grande parte das calorias que queimamos por dia. A atividade física, por outro lado, é responsável por uma parte menor do gasto total de energia – entre 10% e 30% (a menos que você seja um atleta profissional ou que seu trabalho seja extenuante em termos físicos). A digestão responde por cerca de 10%.

Duas pessoas que têm a mesma altura e a mesma composição corporal podem ter taxas metabólicas diferentes. Todos nós temos amigos que se encaixam nessas categorias – um pode consumir uma refeição enorme sem engordar, enquanto o outro tem de contar calorias para fugir do sobrepeso. Apesar de não entendermos por completo o mecanismo que controla o metabolismo de uma pessoa, sabemos que a quantidade de massa muscular magra e tecido gorduroso, a idade e a genética alteram o metabolismo. Podemos mudar a quantidade de massa muscular magra e de tecido gorduroso, mas os outros fatores obviamente são fixos.

O metabolismo fica mais lento à medida que envelhecemos. Esse efeito da idade começa cedo, aos 18 anos, e continua por toda a vida. De modo que, aos 60 anos, queimamos uma quantidade significativamente menor de calorias em repouso do que aos 20 anos. Em consequência, temos mais propensão a engordar e a desenvolver uma nova síndrome chamada de síndrome metabólica, caracterizada por pressão alta, níveis elevados de glicose sanguínea, aumento da circunferência da cintura e alteração nos níveis de colesterol ou triglicérides. A síndrome metabólica aumenta o risco de problemas de saúde crônicos, como cardiopatia, acidente vascular cerebral (AVC) e diabetes. Repito, ainda não está claro como isso funciona, por que esses fatores se agrupam em uma síndrome em algumas pessoas (30% das pessoas com mais de 60 anos, segundo o nosso e outros estudos) e por que acometem mais algumas pessoas do que outras.

Por que a energia precisa diminuir à medida que envelhecemos mesmo se mantivermos todo o restante inalterado também é um mistério. A taxa metabólica basal – o número de calorias necessárias para manter o corpo funcionando em repouso – é calculada inserindo-se estatura, peso, idade e sexo em um algoritmo *on-line* que usa equações resumidas com base em dados estatísticos. Embora alguns alimentos, como café, pimenta e outros condimentos, possam acelerar ligeiramente a taxa metabólica basal, a mudança é insignificante e passageira, e jamais teria impacto na cintura. Desenvolver mais músculos, porém, pode ajudar um pouquinho mais. Quanto mais músculos e menos gordura você tiver no corpo, maior será sua taxa metabólica basal. Se sua idade metabólica – calculada ao se comparar sua taxa metabólica basal com a média de sua faixa etária cronológica – for superior à idade real, é sinal de que precisa melhorar sua taxa metabólica.

A taxa metabólica basal tem estreita ligação com o porte e a frequência cardíaca de um animal, e acredita-se que determine o tempo de vida dos animais e possivelmente dos seres humanos. Em geral, quanto menor o animal, mais rápida é sua taxa metabólica basal e, portanto, menor sua expectativa de vida, embora haja exceções a essa regra, como o rato-toupeira-pelado. Animais menores têm uma área maior de superfície corporal em relação ao volume corpóreo. Ou, em outras palavras, uma área relativamente maior para perda de calor para o meio ambiente por unidade de tempo. É imprescindível que os animais (inclusive nós) mantenham uma temperatura central constante para que os órgãos funcionem e sobrevivam. Para manter constante a temperatura corporal, um animal de pequeno porte deve oxidar os alimentos e produzir energia

ALIMENTAÇÃO | 161

a uma taxa elevada. Um dos menores mamíferos do mundo é o musaranho, um parente distante do elefante. Ele pesa apenas cerca de 4 gramas. Esses animais têm uma taxa metabólica bem elevada para que possam viver muito mais do que doze meses. Para manter essa taxa metabólica, eles têm uma frequência cardíaca de 600 batimentos por minuto (em comparação, a frequência cardíaca do ser humano é de 60 a 80 batimentos por minuto) e se alimentam de 15 em 15 minutos, ingerindo uma quantidade de insetos (predominantemente) equivalente a quase o próprio peso para se sustentarem. Se fossem privados de alimento, morreriam de fome em algumas horas, e raramente param para dormir. Por causa da necessidade constante de se alimentar, o musaranho possui um veneno que paralisa sua presa, mantendo-a viva por até quinze dias.

Existem exceções à regra que alia tamanho corporal, taxa de metabolismo basal, frequência cardíaca e expectativa de vida, e elas representam uma área instigante da gerontologia. Por exemplo, ratos e pombos são do mesmo tamanho e têm a mesma taxa de metabolismo basal, mas os pombos vivem sete vezes mais que os ratos. A razão dessa diferença é que a eliminação de toxinas e resíduos metabólicos durante a produção de energia pelas mitocôndrias é muito menor nos pombos, embora eles tenham a mesma taxa metabólica que os ratos. Como você pode imaginar, se os pesquisadores conseguissem entender por que isso acontece com as mitocôndrias dos pombos, poderíamos usar essa informação para modificar a eliminação e o acúmulo de resíduos das células humanas, um fator importante para o envelhecimento. Se descobrirmos isso, poderemos aplicar esse conhecimento ao envelhecimento das células humanas e, assim, viver durante um tempo sete vezes maior? Essa é uma possibilidade que alteraria de modo radical nosso tempo neste mundo.

A obesidade tem estreita relação com a função mitocondrial. A epidemia de obesidade vem se acelerando e agora é global; na verdade, a obesidade está aumentando mais rápido em países de renda média do que no Ocidente. Em nosso estudo, descobrimos que 70%

dos irlandeses com mais de 50 anos têm excesso de peso ou são obesos. Esses dados são semelhantes aos de outros países europeus, embora a Irlanda e o Reino Unido sejam os que têm índices mais altos de obesidade, em comparação com o restante da Europa. Olhe à sua volta – quantos de seus amigos estão no peso ideal? O grande problema é que a obesidade é acompanhada por envelhecimento acelerado e apresentação precoce de doenças – às vezes até vinte anos antes –, como cardiopatia, hipertensão, artrite, doenças hepáticas e problemas de pele.

A taxa metabólica basal das pessoas com sobrepeso ou obesas é mais alta do que a das pessoas com peso normal, embora a taxa metabólica basal por quilograma de peso corporal seja mais baixa. Assim como nos animais, a frequência cardíaca também é mais alta, para acompanhar a taxa metabólica. Esse é um dos fatores que contribuem para os problemas de saúde causados pela obesidade. A obesidade, uma doença caracterizada por acúmulo excessivo de gordura, na verdade é consequência de um desequilíbrio energético crônico, em que a ingestão calórica é sistematicamente maior que o gasto energético. Em outras palavras, comemos mais do que queimamos. Isso leva ao armazenamento de energia excedente na forma de gordura branca. Precisamos ser muito mais bem-informados sobre o que é a gordura e como o organismo a controla se quisermos vencer a epidemia de obesidade, sobretudo à medida que envelhecemos e a gordura corporal aumenta.

É fácil classificar a "gordura" em uma única categoria: aquela coisa sob a pele que faz nossa barriga balançar e pode elevar o risco de diabetes e doença cardíaca. Mas nem toda gordura é criada da mesma maneira. Há anos os cientistas sabem que existem dois tipos de tecido adiposo. A gordura branca, com a qual a maioria de nós está familiarizada, armazena energia em grandes gotas oleosas por todo o corpo e, em grandes quantidades, causa obesidade. A gordura marrom contém gotas menores e grandes quantidades de mitocôndrias ricas em ferro que conferem ao tecido sua cor castanha.

ALIMENTAÇÃO | 163

Chá verde, repolho, frutas vermelhas, espinafre, pimentas e café são exemplos de alimentos que aumentam a produção de gordura marrom. As mitocôndrias, usinas de produção de energia das células, usam essas gotas gordurosas para gerar calor. A gordura marrom é ativada quando sentimos frio, pois ela pode regular a conversão de gordura em combustível ou energia. O exercício também pode estimular hormônios, como a irisina, que ativam a gordura marrom e, em decorrência, desencadeiam a liberação de energia. Portanto, para todos os efeitos, a gordura marrom é uma gordura boa. Os cientistas estão pesquisando novas maneiras de utilizar o tecido adiposo marrom e a irisina com fins terapêuticos na redução do peso, devido ao seu potencial de transformar gordura em energia. A gordura branca pode se transformar em gordura marrom pela exposição a temperaturas mais baixas, de 19 graus ou menos, durante algumas horas por dia. Essa pode ser outra razão pela qual a exposição à água fria, inclusive banhos frios, é benéfica.

Embora a solução da obesidade seja apenas reduzir a ingestão calórica (por exemplo, evitar alimentos muito calóricos) e aumentar o gasto energético (fazer mais atividade física), a falta de iniciativas de saúde pública durante décadas para remover fatores "obesogênicos" ambientais indica com clareza que a obesidade é um problema muito mais complexo do que a ideia predominante de "falta de força de vontade". Na verdade, ainda não entendemos por completo as interações sofisticadas entre genética, fisiologia e comportamento cognitivo que regulam a energia e o peso corporal.

Várias linhas de evidências indicam que nosso corpo tem "interruptores" que influenciam a velocidade com que envelhecemos. Esses interruptores não são imutáveis; são ajustáveis e podem estender nossos anos de vigor juvenil e, ao mesmo tempo, adiar o surgimento de doenças problemáticas que se manifestam na velhice. A alimentação e o peso corporal têm influência sobre muitos dos interruptores, sendo fatores importantes na ativação e desativação dos componentes do envelhecimento celular. "Que o teu alimento

164 | A NOVA CIÊNCIA DA LONGEVIDADE

seja o teu remédio e que o teu remédio seja o teu alimento." Esse adágio de Hipócrates, citado com frequência, tem mais de dois mil anos e ainda é relevante nos dias de hoje, pois cada vez mais nos damos conta da importância da alimentação para manter a saúde do corpo e da mente.

A dieta nas Zonas Azuis é um bom ponto de partida para analisar os alimentos que combatem o envelhecimento. Os hábitos alimentares dos centenários das Zonas Azuis contribuem para a longevidade e reduzem os problemas de saúde na velhice. A exploração dessa alimentação lança uma luz sobre os possíveis "alimentos bons". Na verdade, a dieta dos centenários tem muitas das características da conhecida dieta mediterrânea. Em resumo, ela se caracteriza por 95% de vegetais, alto consumo de peixe, pouquíssima carne vermelha, um consumo moderadamente baixo de laticínios e ovos, pouquíssimo açúcar e nenhum alimento processado. A dieta okinawana inclui muita cúrcuma e gengibre. As populações das Zonas Azuis comem uma grande variedade de hortaliças, além de leguminosas como feijões, lentilhas, ervilhas e grão-de-bico. A dieta é rica em frutas variadas, grãos integrais, castanhas e sementes. As pessoas consomem todos os dias pelo menos meia xícara de feijão cozido e 60 gramas de castanhas.

Na maior parte das Zonas Azuis, os derivados de leite de vaca não são incluídos em quantidades significativas na dieta. Os habitantes de Icária e da Sardenha consomem derivados de leite de cabra e ovelha. Ovos são consumidos de 2 a 4 vezes por semana, em geral um por vez e incorporado a um prato, e não como principal fonte de proteína. Na maior parte das Zonas Azuis, as pessoas comem até três porções de peixe por semana. Costumam ser espécies da parte intermediária da cadeia alimentar, como sardinhas, anchovas e bacalhau, que não são expostas a níveis elevados de mercúrio ou a outras substâncias químicas prejudiciais. O consumo de carne é moderado, uma média de cinco vezes por mês, em porções de cerca de 60 gramas ou menos. Em vez de ocupar o centro do prato, a carne é um pequeno acompanhamento; é considerado um alimento de celebração, ou uma maneira de dar sabor a pratos

ALIMENTAÇÃO | 165

predominantemente vegetarianos. O consumo diário de açúcar dos habitantes das Zonas Azuis equivale a um quinto da quantidade dos norte-americanos. O açúcar é saboreado de modo deliberado como um regalo prazeroso, e não por hábito ou oculto em alimentos processados. As refeições são sobretudo caseiras; o café da manhã é a maior refeição do dia, e o jantar, a menor. Com pouquíssimas exceções, só há quatro tipos de bebida: água, café, chá e vinho. Em todas as Zonas Azuis, o consumo de chá é diário.

Em Okinawa, o chá verde não apenas fornece antioxidantes essenciais como também é um catalisador saudável de socialização com a família e os amigos. Ele é incorporado à refeição ou a um ritual para receber visitas. Esse chá contém catequina, que, nos camundongos, retarda o envelhecimento cerebral e aumenta os circuitos nervosos e a capacidade de adaptação das células nervosas cerebrais ao manipular os genes que têm essas funções. Na maior parte das Zonas Azuis, as pessoas tomam de uma a três taças pequenas de vinho tinto por dia. Na Sardenha, o consumo de vinho faz parte de um ritual diário de *happy hour*, que alia atividade social, bate-papo e algumas taças dessa bebida.

A base da dieta mediterrânea são alimentos tradicionais que as pessoas – que são excepcionalmente sadias e vivem mais que as norte-americanas – consumiam até trinta anos atrás em países como Itália, Grécia e Espanha. Um recente artigo de revisão resumiu as informações sobre ela, extraídas de uma série de estudos dos quais fizeram parte, ao todo, 13 milhões de participantes, e a conclusão foi bastante favorável. A revisão confirmou a existência de uma ligação robusta entre essa dieta e menor risco de morte; doenças cardiovasculares, inclusive infarto do miocárdio; alguns tipos de câncer; diabetes; e doenças mentais, como demência. Os alimentos incluídos nos estudos originais foram expandidos e, de modo geral, a dieta agora se refere aos alimentos detalhados no quadro a seguir, devendo ser evitados açúcares, amidos e alimentos processados ou refinados.

DIETA MEDITERRÂNEA

Hortaliças:	Tomate, brócolis, couve, espinafre, cebola, couve-flor, cenoura, couve-de-bruxelas, pepino.
Frutas:	Maçã, banana, laranja, pera, morango, uva, tâmara, figo, melão, pêssego.
Castanhas e sementes:	Amêndoa, noz, macadâmia, avelã, castanha-de-caju, semente de girassol, semente de abóbora.
Leguminosas:	Feijão, ervilha, lentilha, amendoim, grão-de-bico.
Tubérculos:	Batata-inglesa, batata-doce, nabo, inhame.
Cereais integrais:	Aveia integral, arroz integral, centeio, cevada, milho, trigo-sarraceno, pão e macarrão integrais.
Peixes e crustáceos:	Salmão, sardinha, truta, atum, cavalinha, camarão, ostra, vôngole, caranguejo, mexilhão.
Aves:	Frango, pato, peru.
Ovos:	Ovos de galinha, codorna e pato.
Laticínios:	Queijo, iogurte, iogurte grego.
Ervas e temperos:	Alho, manjericão, hortelã, alecrim, sálvia, noz-moscada, canela, pimenta-do-reino.
Gorduras saudáveis:	Azeite de oliva extravirgem, azeitona, abacate e óleo de abacate.

Os alimentos básicos da dieta são semelhantes nas Zonas Azuis. Faz parte do estilo de vida mediterrâneo também comer com outras pessoas e o engajamento social intergeracional – avós, pais e netos comem juntos regularmente. Uma vez que é difícil separar a contribuição do engajamento social e do prazer dos componentes da alimentação, todos são recomendados.

A restrição calórica encerra uma grande promessa de desacelerar o envelhecimento e ajudar com as mudanças na taxa de metabolismo relacionadas à idade. Já sabemos há algum tempo que a restrição calórica aumenta a expectativa de vida. Isso vale para várias espécies. Por exemplo, camundongos, minhocas, peixes e macacos. Macacos-rhesus foram submetidos a uma dieta de restrição calórica durante vinte anos, composta de metade da ingestão normal dos macacos. Esses macacos têm uma aparência muito mais jovem, sem olhos encovados, com maior quantidade de pelos, bochechas mais cheias, uma postura mais juvenil e mais energia que macacos da mesma idade cronológica que fizeram a alimentação normal durante vinte anos. Vale notar que os macacos submetidos à restrição calórica também vivem 30% a mais.

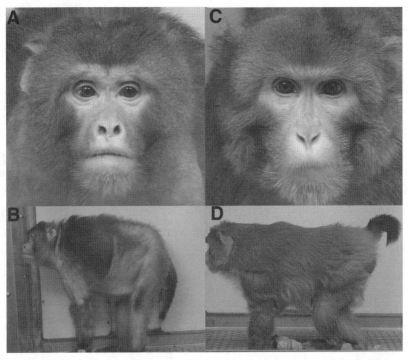

As fotos A e B mostram um macaco-rhesus de 20 anos de idade que a vida toda teve uma ingestão alimentar normal. As fotos C e D mostram um macaco da mesma idade que durante vinte anos foi submetido a uma dieta de restrição calórica.

Cetonas são substâncias químicas que "quebram" a gordura. O corpo usa essas substâncias para produzir energia durante períodos de jejum e exercício. Os benefícios da restrição calórica e do jejum dependem da geração de cetonas.

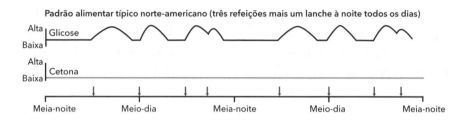

O gráfico anterior é um exemplo do padrão de alimentação típico da maioria dos países industrializados. Todos os dias, as pessoas tomam o café da manhã, almoçam, jantam e fazem um lanche antes de dormir. A cada refeição, os níveis de açúcar no sangue sobem e depois retornam aos valores iniciais depois de várias horas. O açúcar é armazenado como glicogênio no fígado. Usamos o glicogênio e, portanto, o açúcar como nossa principal fonte de energia quando temos bastante de ambos. Mas níveis elevados de açúcar não fazem bem para nós. As cetonas só são formadas quando jejuamos, e os níveis permanecem baixos quando os estoques de glicogênio hepático estão cheios. Quando os níveis de glicogênio do fígado caem, somos programados para passar a outros meios de geração de energia, usando ácidos graxos para produzir cetonas e energia, em vez de glicogênio. Essas cetonas e suas vias metabólicas associadas são boas para as células e a saúde de modo geral.

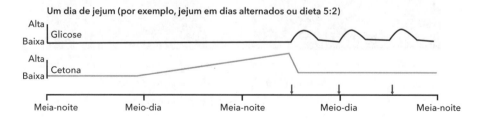

O gráfico anterior é um exemplo de jejum de um dia, seguido de um dia de alimentação composta de três refeições (jejum intermitente). Durante o dia de jejum, os níveis de glicose permanecem no limite inferior dos valores de referência, e os níveis de cetona sobem progressivamente, depois caem quando a primeira refeição é consumida no segundo dia.

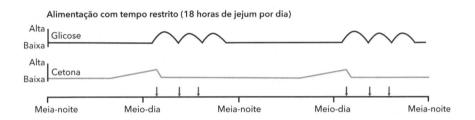

O gráfico anterior é um exemplo do padrão alimentar em que todos os alimentos são consumidos em um intervalo de 6 horas todos os dias. Os níveis de glicose são elevados durante o período de 6 horas de consumo de alimentos e por várias horas depois, e em seguida permanecem baixos pelas 18 horas subsequentes, até o consumo de alimentos no dia seguinte. Os níveis de cetona são elevados durante as últimas 6 a 8 horas do período de jejum.

Dei uma palestra sobre esse tópico para médicos, e um professor aposentado de Ginecologia e Obstetrícia ficou muito agitado com o conceito de jejum. Ele questionou os dados, alegando que não podia ser bom ter cetonas. O médico disse que isso era algo que ele sempre tinha evitado em seus pacientes, sobretudo em diabéticos. Em parte, é óbvio, ele tinha razão. As cetonas produzidas por causa de doença são um indício da gravidade do quadro e diferentes das cetonas que nos esforçamos para produzir com jejum intencional. Fico satisfeita em dizer que desde então ouvi falar que o mesmo professor de Ginecologia e Obstetrícia, que hoje tem mais de 80 anos, é um ardoroso discípulo da restrição calórica e que está muito bem de saúde.

Existem diversos programas de jejum. Por exemplo, um jejum de 16 a 48 horas com pouco ou nenhum consumo de alimentos e

170 | A NOVA CIÊNCIA DA LONGEVIDADE

períodos intermediários de alimentação normal, de modo recorrente. Ou o jejum intermitente, com 60% de restrição 2 dias por semana ou em dias alternados. Ou jejum periódico, por exemplo, uma dieta de 5 dias com aporte de 750 a 1.100 kcal por dia. Uma dieta restritiva popular, e a minha preferida, que muitos acham fácil de seguir, é o jejum de 18 horas. Essa é a dieta restritiva mostrada acima, com a ingestão alimentar confinada a um intervalo de 6 horas. Portanto, pulo o café da manhã, faço duas refeições entre meio-dia e o início da noite (dentro de um período de 6 horas) e jejuo à noite e na manhã seguinte (por um período de 18 horas). Acho que esse esquema é o mais fácil de seguir. Mas, seja qual for a sua escolha, haverá uma troca metabólica, em que a produção de energia baseada em glicose é substituída pela produção de energia baseada em cetonas. Isso, por sua vez, desencadeia uma cascata de reações químicas benéficas à preservação celular. Todas essas dietas funcionam porque a energia baseada em cetonas retarda o envelhecimento celular por reações químicas benéficas.

Jejum não é para todo mundo. Por exemplo, pessoas que têm diabetes ou tendência para desmaiar ou sentir fraqueza, pessoas que sofrem de transtornos alimentares, gestantes e lactantes. Se você tem dificuldade de fazer jejum, tente restringir a alimentação a um período de 8 a 10 horas e, se possível, evite beliscar. Se precisar fazer um lanche, coma uma fruta ou algumas castanhas. Eu me adaptei muito bem ao jejum, mesmo com algumas manhãs na clínica sendo bastante movimentadas. Mas levou algum tempo para que me habituasse. Deve-se beber água durante todo o dia – é muito importante não ficar desidratado. Uma restrição calórica de 30% a 40% todos os dias também é uma boa abordagem. Um estudo interessante feito com pessoas obesas e pré-diabéticas mostrou que comer entre sete da manhã e três da tarde, e jejuar até o dia seguinte, baixava significativamente os níveis de insulina (o que é bom para reduzir as gorduras nas células). Eu acho esse esquema de jejum mais difícil de seguir do que o jejum matinal – portanto, experimente alguns esquemas de jejum intermitente até encontrar um que seja melhor para você.

Talvez você esteja se perguntando por que o jejum produz benefícios, e também como ele retarda o envelhecimento e o surgimento de doenças em nível celular. A sobrevivência e o sucesso reprodutivo de todos os organismos dependem de sua capacidade em obter comida. Somos o que comemos. Portanto, desenvolvemos adaptações comportamentais e fisiológicas para sobreviver a períodos de escassez ou falta de comida. Alguns organismos ficam dormentes durante os períodos de escassez de alimentos; por exemplo, o fungo entra em uma fase estacionária, e esquilos e ursos hibernam. Os mamíferos têm órgãos como o fígado e o tecido gorduroso nos quais armazenar gordura. Isso nos permite jejuar ou ficar sem comer por longos períodos, dependendo da espécie.

Em mamíferos, muitos dos benefícios do jejum intermitente para a saúde não são o simples resultado de menor produção de radicais livres ou perda de peso. O jejum intermitente também desencadeia respostas que suprimem a inflamação. Durante o jejum, as células ativam vias que aumentam as defesas contra inflamação e estresse, e removem ou reparam moléculas danificadas. Tudo isso está ligado ao envelhecimento celular. A restrição calórica desencadeia a liberação de adiponectina das células de gordura, uma proteína que ajuda a proteger contra doença cardíaca e hipertensão, graças a seus efeitos antiaterogênicos e anti-inflamatórios. Nos animais, a restrição calórica reduz a chance de se ter câncer, e é bem provável que aconteça o mesmo com seres humanos.

Geração de cetonas e redução dos picos de açúcar são fundamentais para que haja esses benefícios. De modo específico, nos seres humanos a restrição calórica melhora a sensibilidade à insulina relacionada à idade. Em um estudo multicêntrico realizado no Reino Unido em 2017, conduzido pelo grupo de Roy Taylor em Newcastle, pacientes diabéticos foram designados de maneira aleatória para receber tratamento convencional ou ser submetidos a uma restrição calórica intensa (800 kcal por dia). Depois de um ano, metade dos diabéticos que haviam aderido à dieta não precisavam mais tomar medicamentos antidiabéticos. Isso ressalta o impacto da restrição calórica na remissão do diabetes tipo 2 e na sensibilidade à insulina.

172 | A NOVA CIÊNCIA DA LONGEVIDADE

Uma excelente revisão publicada no *New England Journal of Medicine* resume os conhecimentos científicos atuais e conclui que o jejum está integrado evolutivamente em nossa fisiologia, desencadeando várias funções celulares essenciais. Os autores afirmaram que a mudança de períodos de alimentação para períodos de jejum não apenas ajuda a queimar calorias e emagrecer, mas também melhora o metabolismo, reduz os níveis de açúcar no sangue, diminui a inflamação e elimina as toxinas e as células danificadas – todos fatores que melhoram uma série de problemas de saúde, de artrite a asma e câncer.

A questão é se devemos jejuar durante toda a vida para contar com esses efeitos benéficos ou se a introdução do jejum mais tarde pode fazer diferença em relação aos desfechos relacionados à saúde e ao envelhecimento. Bem, a notícia também é boa nesse caso. Nos animais, o jejum introduzido em qualquer estágio da vida adulta mostra todos os benefícios celulares detalhados antes, até mesmo em animais bem velhos. Os seres humanos obtêm benefícios do jejum, não importa a idade em que ele é introduzido na vida adulta, mas, quanto mais cedo a pessoa começar, mais substanciais e duradouros serão os resultados. Experimente: só comecei há três anos e posso dizer com honestidade que hoje eu gosto desse método e incentivo com entusiasmo meus pacientes a considerarem a possibilidade de fazer jejum intermitente.

◆

Embora maior expectativa de vida e mais saúde na velhice sejam muito atraentes para a maioria das pessoas, é improvável que a população em geral se comprometa a fazer uma dieta de restrição calórica pelo resto da vida. Por isso, estão sendo procurados "simuladores" de restrição calórica – em outras palavras, medicamentos ou suplementos que tenham os mesmos efeitos que o jejum sobre as células. Já foram identificados vários, como resveratrol, quercetina, fisetina, metformina e sirolimo, também chamado de rapamicina.

O resveratrol faz parte de um grupo de compostos chamados polifenóis, que agem como antioxidantes. O resveratrol aumenta o tempo de vida de várias espécies e ocorre naturalmente em várias plantas, inclusive uva roxa, amendoim, ameixa, mirtilo e *cranberry*. É provável que você já tenha ouvido falar mais da presença do resveratrol no vinho tinto – que é feito com a casca da uva. Vários estudos realizados em laboratório demonstraram proteção imunológica pela ação do resveratrol sobre o gene SIRT1 em animais e em células humanas. Acredita-se que esse gene protege o corpo dos efeitos da obesidade e de algumas das doenças do envelhecimento. Até agora, os estudos não descobriram nenhum efeito colateral grave, mesmo com doses altas de resveratrol, embora os pacientes que também estão tomando anticoagulantes e antiagregantes plaquetários sejam aconselhados a terem cautela com sua administração. Na maioria dos suplementos de resveratrol, as dosagens são mais baixas do que as quantidades que demonstraram ser benéficas em estudos clínicos. Para tomar a dose usada em estudos clínicos, recomenda-se o consumo de 2.000 mg de resveratrol por dia. Um litro de vinho tinto contém apenas de 5 mg a 15 mg. Portanto, embora o vinho tenha benefícios, não o aconselho a beber o equivalente a 2.000 mg de resveratrol em vinho tinto por dia – é melhor procurar outra fonte!

A quercetina é outro polifenol encontrado em frutas, em especial no morango, em castanhas e ervas. Ela tem propriedades anti-inflamatórias, algumas propriedades anti-histamínicas (antialérgicas) e aumenta a proteção antioxidante.

Um novo simulador de jejum é a fisetina, que manipula o mTOR. Essa proteína instrui as vias insulínicas e mantém o bom funcionamento do fígado, dos músculos, dos tecidos adiposos branco e marrom e do cérebro. Ao que parece, é muito importante para o envelhecimento celular. O mTOR apresenta mau funcionamento no diabetes, na obesidade, na depressão, em alguns tipos de câncer e no envelhecimento celular. As proporções relativas de fisetina em frutas e hortaliças são: morango (160), maçã (27), caqui (11), raiz de lótus (6), cebola (5), uva (4) e kiwi (2). Em outras palavras, o morango tem oitenta vezes mais fisetina que o kiwi. Mas estudos realizados com seres humanos sobre fisetina como suplemento ainda estão nos estágios iniciais.

O sirolimo é outro inibidor do mTOR e um bom candidato a simular os efeitos da restrição calórica. Esse medicamento pode ter benefícios para a imunidade na velhice, bem como efeitos positivos mais amplos sobre a saúde. Ele já é usado para complementar o tratamento quimioterápico em pacientes com câncer, mas ainda não existem estudos clínicos que comprovem sua segurança e eficiência para o envelhecimento.

A ação da metformina, um medicamento para diabetes tipo 2, também simula a restrição calórica e aumenta a expectativa de vida saudável em várias espécies, inclusive de roedores. Os índices de morte são mais baixos em diabéticos que tomam metformina do que naqueles que tomam outros medicamentos para diabetes. Isso gerou um grande interesse no potencial desse medicamento para postergar o envelhecimento. Com relação à imunidade, estudos clínicos recentes relataram o papel anti-inflamatório da metformina e efeito benéfico para as vias envolvidas em modelos murinos de artrite.

O que podemos concluir com base no que aprendemos até agora sobre esses agentes de restrição calórica usados nos primeiros estudos? Alguns deles fazem parte de uma alimentação saudável e tomados como suplementos podem ser benéficos, sendo que dificilmente causariam algum dano. Outros, como o sirolimo e a metformina, requerem mais estudos clínicos que estabeleçam seus benefícios, mas parecem bastante promissores – fique de olho.

Se quiser viver até os 100 anos de idade, vale a pena prestar atenção no Japão, o país com a maior expectativa de vida do mundo, uma média de 87,3 anos para as mulheres e 81,3 anos para os homens. A expectativa de vida média do japonês é a mais alta de todos os tempos e está aumentando. Em 2019, o número de japoneses com 90 anos atingiu 2,31 milhões, entre eles, mais de 71 mil centenários. Será que os japoneses descobriram a fonte da juventude? Vamos analisar os segredos alimentares do Japão para ter saúde e longevidade.

A alimentação costuma ser magra e balanceada. Os alimentos mais consumidos são peixes ricos em ômega, arroz, cereais integrais, tofu, soja missô, algas marinhas e hortaliças. Todos esses alimentos contêm poucas gorduras saturadas e açúcares, e são ricos em vitaminas e sais

ALIMENTAÇÃO | 175

minerais que reduzem o risco de alguns tipos de câncer e doença cardíaca. Essa alimentação saudável levou a uma taxa de obesidade impressionantemente baixa no Japão, enquanto outros países lutam cada vez mais contra esse problema. Somente 4,3% da população japonesa é obesa, em comparação com 27,8% no Reino Unido e surpreendentes 36,2% nos Estados Unidos. A obesidade é uma das principais causas de doenças como diabetes, câncer e cardiopatia, portanto não é preciso nem dizer que uma das razões pelas quais os japoneses vivem mais provavelmente é sua alimentação.

A ciência corrobora essa tese. De acordo com um estudo publicado no *British Medical Journal*, o índice de morte entre os japoneses que seguiam o regime alimentar recomendado pelo governo japonês era 15% menor do que entre aqueles que não seguiam. E eles começam cedo. As escolas japonesas seguem diretrizes alimentares de saúde, com almoços ricos em frutas e hortaliças e pouquíssimo açúcar refinado. O fato de aprender a fazer uma alimentação balanceada desde cedo faz com que as crianças tenham boa saúde para o resto da vida (que, é bem provável, será longa!).

Outra coisa que os jovens aprendem cedo é um ensinamento de Confúcio: *hara hachi bun me*, que significa algo como "coma até ficar 80% satisfeito" – semelhante à prática das Zonas Azuis. Em geral leva pelo menos vinte minutos para o cérebro reconhecer que estamos satisfeitos. Consumir porções menores e comer mais devagar contribuem para a longa expectativa de vida dos japoneses. Nas refeições, eles servem os alimentos em vários pratinhos e comem sentados no chão, ao lado de outras pessoas. Aliado ao uso de *hashis*, tudo isso torna mais lento o processo de comer, o que ajuda na digestão.

Há séculos os japoneses tomam *matchá*, um tipo de chá verde. A tradicional cerimônia do chá japonesa que remonta a mais de mil anos enfatiza o importante papel que ele desempenha na cultura do país. Essa bebida milenar é rica em antioxidantes, que reforçam o sistema imunológico e ajudam a evitar câncer e até mesmo a preservar as membranas celulares. Todos esses fatores retardam o envelhecimento celular. Além disso, esse chá ajuda na digestão, aumenta os níveis de energia

176 | A NOVA CIÊNCIA DA LONGEVIDADE

e regula a pressão arterial. O segredo dos poderes do chá *matchá* reside no processo de produção. As folhas novas são privadas de luz solar durante seu desenvolvimento, aumentando o teor de clorofila e antioxidantes. Os japoneses tomam esse chá várias vezes por dia. Da próxima vez, por que você não experimenta tomar chá verde em vez de café?

Fora a alimentação, outras características podem contribuir para a longevidade japonesa. Cerca de 98% das crianças japonesas vão para a escola a pé ou de bicicleta, e as estações de rádio nacionais transmitem "aulas de ginástica" toda manhã. O deslocamento diário para o trabalho também é ativo. A maioria das pessoas vai a pé ou de bicicleta para a estação de trem, faz o percurso em pé e depois termina o trajeto a pé até o trabalho. E não é que elas não se sentem – elas apenas fazem isso de uma maneira mais saudável. As pessoas sentam-se no chão para fazer as refeições ou se socializar, em uma posição chamada *seiza*, que consiste em ajoelhar-se e apoiar as nádegas sobre os calcanhares. Essa posição ajuda a manter a força e a flexibilidade. Até o ato de ir ao banheiro incorpora movimento no Japão. Nos banheiros japoneses tradicionais, é preciso se agachar, o que é mais saudável para o intestino e para os músculos!

Os japoneses continuam a fazer atividade física todos os dias, até a velhice. Você verá muitas pessoas mais velhas no Japão caminhando ou andando de bicicleta. A longa expectativa de vida dos japoneses também pode ser atribuída à sua excelente assistência de saúde. O sistema de saúde japonês é um dos melhores do mundo (ficou em quarto lugar no *ranking* de serviços de saúde mais eficientes do mundo elaborado pela Bloomberg). Desde a década de 1960, o governo pagou 70% de todos os custos de saúde e até 90% para os cidadãos de baixa renda. Eles também têm conhecimentos e equipamentos médicos avançados, o que faz do Japão o lugar ideal para envelhecer.

Faz parte da tradição japonesa as pessoas cuidarem dos membros mais velhos da família, em vez de colocá-los em instituições de longa permanência. Um dos benefícios psicológicos do fato de viver com a família na velhice é que as pessoas são mais felizes e vivem mais. Os japoneses também podem ter uma vantagem genética. Dois genes específicos da longevidade são mais comuns no Japão. O DNA 5178 e

ALIMENTAÇÃO | 177

o genótipo ND2-237 Leu/Met desempenham um possível papel na longevidade ao evitarem o surgimento de algumas doenças. O DNA 5178 confere resistência ao diabetes tipo 2 que surge em idade adulta, ao AVC e aoinfarto do miocárdio. O genótipo ND2-237 Leu/Met fornece resistência ao AVC e ao infarto do miocárdio. Embora tenhamos muito o que aprender com nossos amigos japoneses, não apenas em relação à alimentação como também ao estilo de vida, os fatores genéticos também podem ser importantes.

Os okinawanos têm um ditado que diz o seguinte: "Coma alguma coisa da terra e alguma coisa do mar todos os dias". Os peixes são ricos em nutrientes que faltam às pessoas, como proteína de alta qualidade, iodo e várias vitaminas e sais minerais. As espécies gordurosas são consideradas as mais saudáveis, porque peixes gordos como salmão, truta, sardinha, atum e cavalinha contêm níveis mais altos de nutrientes à base de gordura. Isso inclui vitamina D e ácidos graxos ômega 3.

Os ácidos graxos ômega 3 são imprescindíveis para o bom funcionamento do corpo e do cérebro e têm forte associação a menor risco de se contrair muitas doenças. Para atender às necessidades de ômega 3, recomenda-se comer peixes gordurosos pelo menos duas vezes por semana. Se você for vegano, escolha suplementos de ômega 3 feitos de microalgas. Infarto do miocárdio e AVC são as duas causas mais frequentes de morte prematura no mundo, e o peixe é considerado um dos alimentos mais saudáveis que existem para o coração. Não é de admirar que muitos dos grandes estudos mostrem que quem come peixe regularmente corre menor risco de infarto e AVC, bem como de morte por causas cardiovasculares. Em um grande estudo feito no Reino Unido com 40 mil pessoas que foram acompanhadas por mais de dezoito anos, as que comiam peixe apresentavam uma probabilidade 13% menor de ter infarto do miocárdio do que as carnívoras, e as vegetarianas, 22% a menos. O consumo de peixe também é bom para o sistema imunológico, e as gorduras ômega 3 presentes no peixe são importantes em particular para o cérebro e os olhos.

Alguns peixes contêm alto teor de mercúrio; portanto, os melhores são os que têm pouco mercúrio, como salmão, sardinha e truta. Níveis

178 | A NOVA CIÊNCIA DA LONGEVIDADE

altos de mercúrio foram associados a doenças cardiovasculares e mentais, inclusive demência, mas os dados não são definitivos e os níveis raramente são altos o suficiente a ponto de ser motivo de preocupação para os adultos. Em geral, os peixes cultivados e os peixes selvagens têm o mesmo teor de mercúrio, mas o salmão cultivado tem uma quantidade ligeiramente maior de ômega 3, uma quantidade muito maior de ômega 6 e mais gordura saturada. Além disso, tem 46% a mais de calorias, provenientes sobretudo de gordura. Em contrapartida, o salmão selvagem tem níveis mais altos de sais minerais, como potássio, zinco e ferro, e também de vitamina D. Como prova de que peixe é bom para o cérebro, quem come peixe regularmente tem mais substância cinzenta nos centros cerebrais que controlam a memória e as emoções, apresentando melhor desempenho em testes de memorização.

Muitos de nós já tivemos depressão em alguma altura da vida, caracterizada por baixo-astral, tristeza, menos energia e perda de interesse pela vida. Apesar de não ser nem de longe tão discutida como a cardiopatia ou a obesidade, hoje em dia a depressão é um dos maiores problemas de saúde em todo o mundo. Quem come peixe regularmente tem menos probabilidade de ter depressão. Estudos clínicos revelam também que, em pacientes que foram diagnosticados com depressão, os ácidos graxos ômega 3 e o peixe reduzem os sintomas, aumentam de modo significativo a eficácia dos antidepressivos, e diminuem os pensamentos suicidas e o comportamento de automutilação. Entre os pacientes que tinham se automutilado, os selecionados de modo aleatório para receber suplemento de óleo ômega por doze semanas, além de tratamento psiquiátrico, obtiveram reduções substanciais em marcadores de comportamento suicida e apresentaram melhora no bem-estar geral, em comparação com os que receberam placebo e tratamento psiquiátrico. O peixe também melhora nosso sono. Em um estudo realizado com homens de meia-idade, uma refeição com salmão três vezes por semana ao longo de um período de seis meses produziu melhora no sono noturno e aumentou o nível de energia diurno.

A carne vermelha é uma fonte constante de confusão para quem quer fazer uma alimentação saudável – afinal, a carne vermelha é um alimento bom ou ruim? Os benefícios ou malefícios de seu consumo para a saúde permanecem controversos. Tanto na dieta das Zonas Azuis como nas dietas mediterrânea e japonesa, o consumo de carne vermelha é modesto. Seu consumo é maior em sociedades abastadas. Uma recente avaliação em grande escala de evidências fornecidas por diversos estudos clínicos analisou os efeitos da carne vermelha em vários problemas de saúde. Os autores concluíram que, embora existam algumas evidências de que o consumo de carne vermelha possa ser prejudicial, elas não são fortes o bastante para justificar a recomendação de que as pessoas mudem os hábitos alimentares e deixem de comer carne vermelha. Não tenho dúvida de que esse debate vai continuar, pois existem muitos interesses em jogo, e os resultados ainda não estão claros. No entanto, as sociedades longevas consomem pouca carne vermelha, ou nem a consomem!

◆

Você sabia que a vitamina D é um hormônio? É a única vitamina classificada como hormônio, o que explica sua vasta influência em tantas funções orgânicas. A vitamina D foi descoberta em 1920. Você já deve ter visto antigas fotografias de crianças pequenas com as pernas bastante deformadas pelo raquitismo, causado por carência de vitamina D na primeira infância, quando os ossos estão em formação. Desde a descoberta da causa do raquitismo, os alimentos para lactentes passaram a ser enriquecidos com vitamina D, e o raquitismo praticamente desapareceu dos países ocidentais. Mas a carência de vitamina D ainda é um problema na idade adulta e na velhice, bem como em alguns grupos suscetíveis, como obesos, imunocomprometidos, pessoas que não tomam sol e as com doenças intestinais, como a doença inflamatória intestinal, ou pessoas de pele escura. Esses grupos devem aderir à suplementação de vitamina D.

Na Irlanda, 29% das pessoas de 18 a 30 anos de idade e uma em cada cinco com mais de 50 anos têm carência de vitamina D no inverno e na primavera. Uma em cada oito pessoas com mais de 50 anos têm carência dessa vitamina o ano todo, e metade das pessoas com mais de 85 anos sofrem de carência de vitamina D. Os números

180 | A NOVA CIÊNCIA DA LONGEVIDADE

são os mesmos no Reino Unido e em outros países de latitude elevada, onde os alimentos não são enriquecidos. Existem três fontes de vitamina D: a luz solar, os alimentos e os suplementos. É muito difícil obter vitamina D suficiente somente dos alimentos quando vivemos em locais de altitude elevada, por isso os suplementos são necessários. Entre os alimentos ricos em vitamina D estão os peixes gordos como salmão, atum e cavalinha. Fígado de vaca, queijo e gema de ovo também fornecem pequenas quantidades.

A vitamina D mantém os ossos fortes. Ela faz isso ao ajudar o organismo a absorver o cálcio dos alimentos no intestino. O cálcio é um dos principais componentes dos ossos, sendo necessário para evitar a redução da massa óssea (osteoporose). A osteoporose se torna muito mais comum quando envelhecemos, em especial nas mulheres, embora os homens também sejam acometidos: uma em cada sete pessoas com osteoporose é do sexo masculino. Boa alimentação e exercícios diminuem o risco de osteoporose. Depois dos 50 anos de idade, deve-se fazer um exame de densitometria óssea pelo menos a cada cinco anos para detecção de osteoporose, pois ela pode ser tratada. Se a doença não for tratada, os ossos começarão a se quebrar, e muitas pessoas não recuperam seu nível funcional anterior à fratura. É muito frustrante quando encontro um paciente com fratura osteoporótica que podia ter sido evitada com tratamento prévio, e isso acontece com frequência.

A vitamina D é importante para o corpo de diversas outras maneiras. Os músculos precisam dela para ficar fortes; os nervos precisam dela para transportar mensagens do cérebro; e o sistema imunológico precisa dela para combater infecções, inclusive a Covid-19. Nosso estudo confirma o papel da vitamina D na redução da gravidade da infecção pelo novo coronavírus, até mesmo diminuindo o número de mortes. A vitamina D também pode ser benéfica na inflamação associada à idade.

A quantidade de vitamina D de que precisamos todos os dias depende da idade. Para evitar os efeitos mais graves da Covid-19, nossa pesquisa mostrou que a ingestão de pelo menos 800 UI foi associada a menor gravidade na resposta à infecção, inclusive com frequência

ALIMENTAÇÃO | 181

muito menor de internações na Unidade de Terapia Intensiva. Doses diárias de vitamina D de até 4.000 UI são seguras. Eu mesma tomo 1.000 UI por dia, e alguns de meus colegas tomam doses maiores.

—◆—

Antes de falar sobre os antioxidantes, devemos nos lembrar do que eles fazem. Radicais livres são as moléculas tóxicas formadas de modo natural na célula durante a produção de energia. Elas causam "estresse oxidativo", um processo que desencadeia dano celular e desempenha um papel importante em diversas doenças. Portanto, os antioxidantes são bons porque eliminam os radicais livres e evitam que eles causem danos tóxicos à célula e consequentes doenças como infarto do miocárdio, acidente vascular cerebral, câncer, diabetes, degeneração macular e catarata. Alguns exemplos de antioxidantes são as vitaminas C e E, selênio e carotenoides, como betacaroteno, licopeno, luteína e zeaxantina.

Nos Estados Unidos, os suplementos antioxidantes representam grande parte da ingestão total, ou seja, 54% de vitamina C e 64% de vitamina E. É aí que começa a controvérsia. Em experimentos realizados em laboratório, os antioxidantes neutralizam com bastante eficácia os efeitos dos radicais livres. No entanto, os suplementos não têm os mesmos efeitos benéficos sobre a saúde dos seres humanos, a menos que sejam tomados como parte de uma boa dieta, como a dieta mediterrânea, que contém naturalmente muitos antioxidantes. A questão é: por que a fonte alimentar natural é muito melhor que os suplementos antioxidantes?

Em um estudo do qual participaram quase 40 mil mulheres sadias a partir de 45 anos, os suplementos de vitamina E não diminuíram o risco de infarto do miocárdio, AVC, câncer, degeneração macular ou catarata. Outro grande estudo não encontrou nenhum benefício dos suplementos de vitamina C, vitamina E ou betacaroteno em relação a infarto do miocárdio, AVC ou diabetes. O estudo intitulado *Physicians' Health Study II*, do qual participaram mais de 14 mil médicos do sexo masculino de 50 anos ou mais, descobriu que nem os suplementos de

182 | A NOVA CIÊNCIA DA LONGEVIDADE

vitamina E nem de vitamina C reduziam o risco de doença cardíaca, AVC, diabetes, câncer ou catarata. Na verdade, nesse estudo os suplementos de vitamina E foram associados a maior risco de AVC causado por sangramentos no cérebro. Em um estudo com mais de 35 mil homens com 50 anos ou mais, os suplementos de selênio e vitamina E, tomados isoladamente ou juntos, não evitaram câncer de próstata, mas, sim, aumentaram o risco de câncer em até 17%.

Portanto, se uma boa alimentação contém antioxidantes e evita as doenças mencionadas antes, por que os suplementos de antioxidantes não têm o mesmo benefício? Algumas explicações concluem que os efeitos benéficos de uma alimentação rica em hortaliças e frutas ou outros alimentos ricos em antioxidantes na verdade podem se dever a outras substâncias presentes nos mesmos alimentos, a outros fatores alimentares ou outras opções de estilo de vida, e não aos antioxidantes em si. Pode ser também que os efeitos das grandes doses de antioxidantes usadas nos estudos sobre suplementação sejam diferentes dos efeitos da quantidade de antioxidantes consumidos nos alimentos. As diferenças na composição química dos antioxidantes dos alimentos em relação à dos suplementos também podem influenciar seus efeitos. Por exemplo, oito formas químicas da vitamina E estão presentes nos alimentos. Os suplementos de vitamina E, por outro lado, costumam conter apenas uma dessas formas. No caso de algumas doenças, antioxidantes específicos podem ser mais eficazes do que os que foram testados. Para evitar doença ocular, os antioxidantes presentes nos olhos, como a luteína, possivelmente são benéficos, e não um amplo espectro de antioxidantes. Outras razões aventadas são de que a relação entre radicais livres e saúde é mais complexa do que se pensava. Em algumas circunstâncias, os radicais livres podem ser benéficos, e não prejudiciais, e removê-los pode ser indesejável. Pode ser que os suplementos antioxidantes não tenham sido administrados por tempo suficiente para evitar doenças crônicas. Outra explicação possível é que o microbioma sobre o qual estou prestes a falar possa ser um importante mediador na diferença entre a alimentação e os suplementos.

Em suma, uma alimentação rica em antioxidantes tem diversos benefícios para a saúde, mas não existem evidências suficientes de que os

ALIMENTAÇÃO | 183

suplementos antioxidantes possam substituir uma alimentação saudável. É melhor, se possível, obter antioxidantes dos alimentos, em vez de depender somente de suplementos. Isso, é óbvio, não é algo que o mercado quer ouvir, e duvido de que as coisas mudem, dado o elevado uso de antioxidantes nos Estados Unidos, apesar da escassez de informações.

◆

O microbioma, as bactérias presentes no intestino, é uma das descobertas mais fascinantes da história médica recente. O corpo abriga trilhões de bactérias, vírus e fungos, conhecidos como microbioma. Embora algumas bactérias estejam associadas a doenças, outras – as bactérias "boas" – são importantíssimas para o sistema imunológico, o coração, nosso peso e muitos outros aspectos de nossa saúde. A maioria dos microrganismos que compõem o microbioma são encontrados em um "bolso" no intestino grosso. Os microrganismos também vivem na pele e em outros órgãos, como a vagina. Na verdade, eles estão em todos os lugares, dentro e fora do corpo humano. A relação entre nosso microbioma e os alimentos que ingerimos é complexa e importante, e pode fornecer informações valiosas sobre o envelhecimento.

A história começa com a tribo hazda da Tanzânia, no leste da África, uma tribo caçadora-coletora que vive nas proximidades do lago Eyasi, cuja população atual gira em torno de apenas mil indivíduos. Ao contrário das civilizações ocidentais, os hazda têm o mesmo tipo de alimentação há milhares de anos. Para estudar o microbioma intestinal, os pesquisadores foram viver com a tribo para ver até que ponto o microbioma intestinal deles era diferente do da tribo, partindo da premissa de que o microbioma dos hazda refletiria nosso intestino há algumas centenas de anos, quando doenças como diabetes e cardiopatia eram muito menos comuns.

Os hazda vivem rodeados por lama, em choupanas de sapê. Eles caçam os mesmos animais (antílopes, gnus, babuínos e porcos-espinhos) e comem as mesmas plantas que os seres humanos comiam há 3 ou 4 milhões de anos, como mel, frutas silvestres, baobá e tubérculos. São nômades, e seus deslocamentos são ditados pela disponibilidade de comida. Os alimentos são crus e ricos em microrganismos. Por exemplo, depois de matar o animal, a tribo come o estômago dele, repleto de microrganismos, e retira as fezes do cólon, que depois é levemente cozido. Os hazda têm duas vezes mais microrganismos que os ocidentais e não sofrem das doenças ocidentais.

É bom que o microbioma seja diversificado. Para que nosso microbioma tenha diversidade, a alimentação deve ser variada. Os pesquisadores perceberam que era possível alterar a diversidade do microbioma intestinal 72 horas depois de mudar a alimentação. As fezes são compostas de microrganismos, vivos e mortos. Durante a estadia com os hazda, os pesquisadores coletaram amostras das próprias fezes todos os dias, que foram reservadas e analisadas quando voltaram para o laboratório. As análises mostraram que, quando os pesquisadores comiam os alimentos dos hazda, o microbioma ficava mais diversificado, mesmo depois de poucos dias. Atente para isto: alguns pesquisadores também realizaram "transferências fecais" com a tribo, colocando, com o auxílio de um "injetor de tempero de carne", fezes de membros da tribo no reto do pesquisador. Isso mostrou que a diversidade era ainda mais evidente após a transferência fecal.

O trabalho desses pesquisadores contribuiu para a realização de inúmeros estudos que expandiram o possível papel causal do microbioma, não apenas em doenças como diabetes, obesidade e hipertensão, mas também na imunidade e na saúde do cérebro. Infelizmente, ao retornar à alimentação ocidental, o microbioma volta a ser menos diversificado. Ao que parece, parte de nosso microbioma foi extinto devido à pouca diversidade em nossa alimentação, e os pesquisadores acham que os "microrganismos faltantes" podem conter a resposta para algumas das doenças do envelhecimento.

Quando comemos, os microrganismos se fixam aos alimentos. Eles começam a degradar esses alimentos, a retirar deles nutrientes e energia, e a produzir substâncias químicas saudáveis, que, por sua vez, previnem infecções, afetam de modo positivo o humor e suprimem alergias. Como os microrganismos encontram-se com predominância no

ALIMENTAÇÃO | 185

intestino grosso, gorduras e carboidratos refinados absorvidos mais acima no intestino não chegam tão longe quanto os microrganismos. Os microrganismos adoram polifenóis, como amendoins e sementes, que chegam até eles no intestino grosso. Para ter um intestino sadio, precisamos de diversos microrganismos e, portanto, de uma alimentação diversificada, para manter os microrganismos "interessados e estimulados". Os alimentos ricos em polifenóis estão relacionados na tabela a seguir.

Alimentos ricos em fibras também contribuem para a diversidade microbiana e para aumentar o número de microrganismos. Cereais integrais, macarrão integral, pão integral, aveia, cevada, centeio, frutas vermelhas, pera, melão, laranja, brócolis, cenoura, milho, leguminosas, castanhas, sementes e batata com casca são exemplos de alimentos ricos em fibras. Portanto, existem muitas opções, mas é este o objetivo: precisamos de todos eles para manter o intestino "interessado", "estimulado" e rico em microbioma.

Temperos	Ervas	Hortaliças	Frutas vermelhas escuras	Frutas
Cravo-da-índia	Hortelã--pimenta	Alcachofra	Baga do sabugueiro	Maçã
Anis-estrelado	Orégano	*Radicchio*	Mirtilo	Suco de maçã
Alcaparras	Sálvia	Endívia	Ameixa	Suco de romã
Curry em pó	Alecrim	Cebola roxa	Cereja	Pêssego
Gengibre	Tomilho	Espinafre	Groselha--negra	Suco de laranja vermelha
Cominho	Manjericão	Brócolis	Amora	(laranja-sanguínea-de--mombuca)

Canela	Verbena-limão	Chicória-crespa	Morango	Limonada
	Salsinha		Framboesa	Damasco
	Manjerona		Ameixa seca	
			Uva preta	
Bebidas	**Castanhas**	**Azeitonas**	**Sementes**	**Óleos**
Chocolate	Castanha portuguesa	Azeitona preta	Linhaça	Azeite de oliva extravirgem
Chá verde	Avelã	Azeitona verde	Sementes de aipo	Óleo de canola
Chá preto	Noz-pecã			
Vinho tinto	Amêndoa			
	Noz			

Mas o que isso tem a ver com o envelhecimento? Muito, ou tudo! O microbioma intestinal de pessoas longevas e centenárias é bastante diversificado. Existem microbiotas específicas associadas à longevidade. Talvez possamos manipulá-las para ver se seria eficaz introduzir esses microrganismos, em particular, no intestino de pessoas que não têm um microbioma rico nem diversificado. Existem pesquisas em andamento sobre esse assunto. Mas, para você e para mim, neste momento, a mensagem é que pessoas longevas, sadias e em forma têm uma microbiota bastante diversificada.

Portanto, a alimentação é um fator importante na formação da composição da microbiota intestinal, exemplificado no contraste entre a dieta ocidental e a dieta mediterrânea. As duas dietas exercem efeitos distintos sobre a composição da microbiota intestinal. A dieta ocidental – rica em gorduras, sal e açúcar – altera as bactérias intestinais, tipificando a microbiota intestinal de pessoas obesas. Em contrapartida, a dieta mediterrânea promove mudanças no microbioma que sabemos estarem ligadas a uma melhora das funções cognitivas e da memória, bem como a um aumento da imunidade e da força óssea.

Um dos meus cavalos de batalha é o onipresente "emulsificante". Todos os alimentos ocidentais processados contêm emulsificantes, como hambúrguer, *ketchup* e maionese. Apesar de serem supostamente "seguros", eles aumentam os níveis de microrganismos que produzem substâncias químicas associadas a obesidade e diabetes. Do mesmo modo, os adoçantes artificiais, apesar de "seguros", também produzem substâncias químicas tóxicas por meio dos microrganismos. Entretanto, as doses de ambos usadas em experimentos de laboratório são muito mais altas do que nos alimentos, e existem pesquisas sobre esse assunto em andamento. Não obstante, nenhuma dessas dietas que prolongam a vida com saúde – mediterrânea, japonesa ou das Zonas Azuis – contêm emulsificantes, alimentos refinados ou processados.

A dieta mediterrânea é rica em polifenóis e fibras alimentares. Não está totalmente claro se suas consequências benéficas para a saúde se devem à mudança do microbioma ou a outros fatores associados à alimentação, ou ainda a uma combinação desses fatores, mas, quanto mais seguirmos a dieta mediterrânea, mais altos serão os níveis de bactérias boas em nosso intestino, que sabemos estarem ligadas a um envelhecimento bem-sucedido. Muitos pesquisadores dizem que o microbioma é o elo que falta para a compreensão da relação entre intestino e os alimentos. Seja qual for a associação, nunca é tarde demais para adotar uma alimentação saudável. As alterações no microbioma ocorrem com muita rapidez – dentro de 72 horas –, e isso vale para todas as idades. As evidências circunstanciais dos benefícios proporcionados pela mudança no microbioma são muito fortes, e temos várias opções de alimentos para promover essa mudança. Portanto, não há desculpa!

188 | A NOVA CIÊNCIA DA LONGEVIDADE

Para manter o microbioma em boa forma, além da mudança na alimentação, existem duas opções recomendadas hoje em dia: prebióticos e probióticos. Prebióticos são substâncias como a inulina, fibra hidrossolúvel extraída da raiz da chicória, onde os microrganismos prosperam. Probióticos são os próprios microrganismos, como os lactobacilos e as bifidobactérias. Embora tanto os prebióticos quanto os probióticos possam ser ingeridos na forma de suplementos, se você deve ou não pagar por eles é outra história: existem poucas evidências sobre quais são os prebióticos ou probióticos que as pessoas devem consumir; e, no que se refere a probióticos, não se sabe se os microrganismos vão colonizar seu intestino quando chegarem lá ou se oferecerão benefícios para pessoas que já têm um microbioma saudável.

À medida que ficamos mais velhos, contraímos mais infecções – sobretudo das vias respiratórias e renais – e tomamos mais antibióticos. Esses antibióticos reduzem o número de bactérias e o microbioma no intestino. Se estiver tomando antibióticos ou tiver síndrome do intestino irritável, existem evidências de que os probióticos ajudam. O ideal é que tentássemos combinar um prebiótico e um probiótico. Chucrute (repolho cru cortado bem fininho e fermentado) ou *kimchi* (repolho fermentado e condimentado) são exemplos de alimentos que combinam propriedades prebióticas e probióticas. Estão sendo feitas várias pesquisas nessa área, e sem dúvida alguma em um futuro próximo será possível analisar nosso microbioma intestinal e fazer recomendações personalizadas de mudanças alimentares baseadas em padrões individuais.

Gostaria de fazer um breve aparte, pois é de interesse. Você se lembra do transplante fecal com um "injetor de tempero de carne" feito na Tanzânia? Bem, acredite se quiser, não há nada de tão extraordinário nisso. O transplante fecal é um tratamento reconhecido que age ao dar novas bactérias e um novo microbioma a um intestino doente. Esse tratamento é bastante usado na medicina e, embora o método seja um pouco mais refinado que o injetor de temperos, os princípios são os mesmos. Fezes de uma pessoa sadia são transferidas para o receptor por meio de um enema, para tratar um tipo grave de

ALIMENTAÇÃO | 189

diarreia chamada colite pseudomembranosa, que pode ocorrer quando pacientes mais velhos tomam antibióticos.

Quando eu fazia residência médica, essa era uma complicação frequente e temida do uso de antibióticos. O intestino ficava estéril por causa da medicação e destituído de microbiota; consequentemente, era colonizado por uma bactéria bastante tóxica, a *Clostridium difficile*, que tomava conta do intestino, cobrindo suas paredes com uma membrana que impedia qualquer tipo de absorção e causava forte diarreia – e, muitas vezes, morte. A *Clostridium difficile* era chamada de "superbactéria". Então vieram os transplantes fecais, que produziram resultados extraordinários. Em 1958, Ben Eiseman, um cirurgião do Colorado, publicou com sua equipe um artigo descrevendo o tratamento bem-sucedido de quatro pacientes em estado crítico com transplante de fezes por via retal. Levou outros trinta anos para que os transplantes fecais fossem amplamente empregados em pacientes com grave diarreia induzida por antibióticos, e ainda mais tempo para que o microbioma intestinal fosse reconhecido, bem como seu papel curativo em transplantes fecais. Vale notar que 95% dos pacientes infectados com a chamada "superbactéria" hoje são curados porque os transplantes fecais contêm uma nova microbiota viável e diversificada que combate a toxina. Atualmente, em todo o mundo, fezes de pessoas sadias são coletadas, preparadas, congeladas e armazenadas para uso como enemas terapêuticos.

Capítulo 10

Sexo e Intimidade

A DORO ESSE ASSUNTO NO CONTEXTO DO ENVELHECIMENTO, pois é muito positivo, e, quando um médico procura entender que é importante para determinado paciente, é uma experiência gratificante. Os estudantes de medicina aprendem a fazer uma anamnese detalhada de todos os aspectos da vida dos pacientes. E esse é um preceito que sigo à risca. Ensino aos meus alunos que medicina é 90% anamnese e 10% exames e tecnologia. Em uma boa anamnese há perguntas detalhadas sobre sexualidade e problemas sexuais. Entretanto, na verdade, os médicos raramente incluem essas informações na avaliação de rotina. Quando eu era estudante de Medicina, levava meus ensinamentos a sério e interrogava com diligência os pacientes sobre sexo. Lembro-me de que a atitude dos pacientes mais velhos mudava visivelmente, de tímidos e passivos eles ficavam participativos e animados ao falar sobre sua sexualidade.

Observações semelhantes inspiraram a dra. Stacy Lindau, ginecologista da Universidade de Chicago especializada em problemas sexuais relacionados com a idade. Em um artigo memorável sobre um grande estudo realizado com norte-americanos mais velhos, publicado em 2007, ela disse que a maior parte dos adultos consideram a atividade sexual uma parte importante da vida. A maioria tem relações com o cônjuge ou outras relações íntimas, e um número substancial de homens e mulheres fazem sexo vaginal, sexo oral e masturbação, até mesmo na oitava e nona décadas de vida. Mas a sociedade e a mídia ainda têm dificuldade de abordar a sexualidade das pessoas mais velhas; o assunto recebe um tratamento diferente quando comparado com discussões sobre sexualidade dos jovens, e é considerado tabu por muitos.

Sexo é bom para nós. O simples fato de estar fisicamente próximos a outro ser humano aumenta nossos níveis cerebrais de "hormônio do aconchego", produzindo uma sensação de felicidade e segurança. A ocitocina é secretada pelo lobo posterior da hipófise, uma glândula do tamanho de uma ervilha localizada na base do cérebro. Ela é conhecida como "hormônio do aconchego" ou "hormônio do amor", porque é liberada quando as pessoas se abraçam ou criam laços sociais. Quando é administrada a ratas virgens, de repente elas começam a ter um comportamento maternal, reunindo todos os filhotes e construindo ninhos. Os arganazes-do-campo (*Microtus ochrogaster*) são mamíferos monogâmicos, mas, quando os receptores de ocitocina no cérebro desses animais são bloqueados, eles perdem o interesse pelos pares. Esse hormônio promove uma extensa atividade cerebral adicional, incluindo empatia e confiança. Em um estudo, os casais que trabalhavam juntos em projetos artísticos, e não separadamente, aumentavam os níveis desse hormônio e injetavam mais empatia no relacionamento. Os participantes que receberam ocitocina demonstraram estar mais dispostos a confiar seu dinheiro a outra pessoa do que aqueles que receberam placebo. A ocitocina não aumenta apenas a confiança monetária; os participantes que receberam ocitocina mostraram ser 44 vezes mais confiantes em relação à sua privacidade e suas informações pessoais do que os que receberam placebo.

Há uma ideia equivocada de que as pessoas perdem o interesse por sexo e a capacidade de ter um comportamento sexual à medida que envelhecem. Isso não é verdade; pessoas sexualmente ativas continuam a dar importância ao sexo muito depois dos 50 anos – para uma proporção substancial, na faixa dos 70, 80 e 90 anos. A diminuição do desejo sexual com o avanço da idade não é inevitável. As atitudes

SEXO E INTIMIDADE | 193

em relação ao sexo são determinadas tanto pela sociedade como pela biologia, e grande parte da biologia pode ser tratada por meio de medicamentos, cremes e tecnologias. De modo geral, a atividade sexual é parte essencial das relações íntimas e da felicidade quando envelhecemos.

Como prova disso, no nosso estudo Tilda, 80% dos casais (média de idade de 64 anos) consideram o sexo importante, e 60% mantêm relações sexuais pelo menos uma vez por semana ou duas vezes por mês. Dados recentes extraídos de um estudo inglês mostraram resultados semelhantes. Ingleses mais velhos aproveitam mais a vida quando são sexualmente ativos, e aqueles que apresentam um declínio na atividade sexual relatam menor sensação de bem-estar do que os que mantêm os níveis de desejo, atividade e função sexual na velhice.

Embora uma vida sexual ativa dependa em grande parte do fato de ter um cônjuge ou parceiro, uma coisa não exclui a outra, e uma em cada dez pessoas mais velhas que não são casadas nem vivem com um parceiro diz ter um relacionamento afetivo ou íntimo, e quase todas são sexualmente ativas por volta dos 70 anos. Isso reforça a mensagem de que atividade sexual e prazer não são uma exclusividade dos jovens. O mais recente trabalho da dra. Stacy Lindau mostrou que a frequência de atividade sexual das pessoas mais velhas é semelhante a dos adultos de 18 a 59 anos em um estudo realizado nos Estados Unidos em 1992.

De modo geral, os casais que têm relações sexuais com regularidade e estão satisfeitos com sua vida sexual estão mais satisfeitos com a vida conjugal e têm uma atitude mais positiva em relação ao envelhecimento. Os dados sobre atividade sexual e capacidade de desfrutar a vida mostram sistematicamente que indivíduos sexualmente ativos têm melhor qualidade de vida e melhores relacionamentos, são mais felizes, têm menos propensão a ficar deprimidos e, segundo alguns estudos, vivem mais. Homens e mulheres sexualmente ativos têm uma memória melhor e maior capacidade de concentração. Satisfação e frequência sexuais estão associadas a melhor comunicação entre casais e sincronicidade no desejo e na atividade sexual.

Não é segredo para ninguém que o sexo pode ajudar a produzir uma sensação de bem-estar. Isso se deve, em grande parte, ao fato de que durante o sexo, além de ocitocina, são liberadas endorfinas, que geram uma sensação de felicidade e arrebatamento. Pessoas que têm relações sexuais também têm mais saúde mental e sofrem menos de depressão e ansiedade. Níveis mais altos de endorfinas fazem bem para o sistema imunológico e oferecem as mesmas vantagens de liberação de endorfinas durante o exercício físico. É preciso um voto de confiança para sugerir que o sexo diminui a possibilidade de ter doenças como cardiopatia e câncer; porém, existem cada vez mais evidências circunstanciais de que isso pode ser verdade.

Masters e Johnson foram os fantásticos pioneiros dos estudos sobre sexualidade que, em meados da década de 1960, reuniram observações sem precedentes sobre a atividade sexual e suas consequências biológicas. O trabalho deles foi revolucionário, mas devo dizer que, à época, as opiniões sobre o valor desses estudos se dividiram. Hoje sabemos que eles foram inestimáveis e que nortearam grande parte do nosso trabalho subsequente nesse campo. O casal publicou os resultados de onze anos de observações fisiológicas envolvendo 382 voluntários do sexo feminino de 18 a 78 anos de idade e 312 voluntários do sexo masculino de 21 a 89 anos. As pesquisas confirmaram que o sexo é uma atividade física que queima, em média, quatro calorias por minuto. Durante a atividade sexual, a respiração aumenta progressivamente, chegando a atingir 40 incursões respiratórias por minuto. A frequência cardíaca também aumenta substancialmente para 180 batimentos por minuto, equivalente à frequência cardíaca de pico de uma corrida bastante acelerada na esteira ergométrica. A pressão arterial também sobe acentuadamente, cerca de 80 mmHg. Para contextualizar, durante o dia a pressão arterial apresenta uma variação de cerca de 20 mmHg, a menos que estejamos fazendo exercício físico intenso. Isso explica por que o sexo é um exercício e por que libera tantos neurotransmissores ou "fatores de bem-estar" que também são liberados durante o exercício físico.

Estudos mais recentes que usaram "tecnologias vestíveis" para determinar o gasto energético durante o sexo mostraram que ele é comparável a 30 minutos de corrida de longa distância com intensidade moderada em esteira ergométrica, e que é ligeiramente mais alto nos homens.

Embora a atividade sexual regular proporcione benefícios à saúde física e mental, os profissionais de saúde e até mesmo fontes da mídia raramente fornecem informações sobre o assunto ou estimulam pessoas mais velhas a explorarem a atividade sexual. Em muitos casos, quando se trata de pessoas mais velhas e sexo, médicos, enfermeiros e outros profissionais costumam enterrar a cabeça na areia e não tocar no assunto. Essas discussões poderiam ajudar a questionar as normas e expectativas sobre atividade sexual e a fazer as pessoas terem uma vida mais gratificante e mais saudável na velhice. Além disso, a maior parte dos problemas biológicos que complicam o sexo na velhice podem ser investigados e tratados, e devem ser discutidos. Em estudos realizados nos Estados Unidos e no Reino Unido, metade das pessoas sexualmente ativas disseram ter problemas sexuais na faixa dos 60, 70 e 80 anos. Essa é mais uma razão para que os médicos falem sobre sexo e problemas sexuais com os pacientes sempre que possível, porque a maioria dos problemas pode ser tratada.

Será que sexo pode ser bom para o cérebro quando ficamos mais velhos? Em um estudo realizado com quase 7 mil pessoas entre 50 e 90 anos de idade, os voluntários responderam a perguntas detalhadas sobre atividade sexual, além de fazer testes escritos de capacidade mental. O estudo também incluiu uma série de outras avaliações. Dessa maneira, os pesquisadores puderam levar em consideração todos os elementos que afetam a saúde mental, fora o sexo, e, assim, analisar com exclusividade os efeitos da sexualidade sobre a capacidade mental. O título do trabalho era "Sex on the Brain", e confirmou que as pessoas mais velhas sexualmente ativas tinham maior capacidade de planejamento e memorização. Em outras palavras, ser sexualmente ativo era um benefício independente para a saúde

196 | A NOVA CIÊNCIA DA LONGEVIDADE

mental. Os pesquisadores teorizaram, de maneira bastante sensata, que os benefícios se deviam à liberação de ocitocina, dopamina e outras endorfinas – neurotransmissores fundamentais que controlam a transferência de mensagens de célula para célula. Outras pesquisas realizadas na última década tanto com seres humanos quanto com animais ressaltam que a atividade sexual frequente pode melhorar as habilidades mentais – sobretudo a memória. Além de sexo vaginal e sexo oral, masturbação, beijos, afagos e carícias estão associados a uma memória melhor.

Sexo também é bom para o cérebro dos animais. Um estudo de 2010 descobriu uma ligação entre atividade sexual e o desenvolvimento de novas células cerebrais em ratos machos. Especificamente, os ratos que puderam acasalar todos os dias ao longo de duas semanas apresentaram um número maior de novas células cerebrais do que aqueles que puderam acasalar uma única vez durante o mesmo período. Com base nisso, outros estudos feitos com ratos machos descobriram que a atividade sexual diária estava associada não apenas à formação de novas células cerebrais, mas também a melhor função cerebral. Nesse caso, os ratos mais velhos que foram expostos todos os dias ao sexo desenvolveram novas células cerebrais e tiveram melhor desempenho nos testes de memória. Quando esses ratos foram privados de sexo, a nova formação de células foi interrompida e houve uma deterioração nos resultados dos testes de memória. Os autores concluíram que a atividade sexual é boa para o cérebro desde que seja constante. Claro, esses experimentos não foram feitos em seres humanos, e não se sabe se os resultados podem ser ampliados. Além disso, são necessários estudos sobre o cérebro de ratas para compreender a experiência delas!

Há diversas explicações possíveis para a formação de novas células cerebrais e a melhora da memória associadas à atividade sexual. Em estudos realizados com animais, o sexo com penetração é uma forma de atividade física que melhora as funções cognitivas. Além do mais, o aspecto de "recompensa" da relação sexual pode ser um mecanismo pelo qual se formam novas células cerebrais. Sistema de recompensa é a capacidade de aprender com experiências positivas e compreender a motivação. A exposição aos feromônios dos machos ativa o sistema de recompensa das fêmeas e estimula a formação de novas células cerebrais. Além disso, a atividade sexual está associada a menos estresse e menos depressão. Tanto o estresse quanto a depressão impedem a formação de novas células cerebrais. Por fim, o sexo vaginal aumenta os níveis de serotonina e ocitocina, dois neurotransmissores envolvidos na estimulação da formação de novas células cerebrais.

Embora as mulheres sejam menos sexualmente ativas que os homens em todas as idades e se masturbem com menor frequência, elas têm menor redução do desejo sexual, da frequência sexual e da capacidade de ficar excitadas que os homens com o passar dos anos. A razão disso ainda não está clara, mas pode estar relacionada com disfunção erétil masculina. Além disso, as dificuldades com excitação, orgasmo, secura vaginal e dor diminuem entre as mulheres sexualmente ativas na faixa de 80 a 90 anos. Talvez isso se deva ao fato de que as mulheres mais sadias e os parceiros mais sadios chegam aos 80 e 90 anos ou de que a atividade sexual sustenta a capacidade sexual.

O trabalho da renomada epidemiologista californiana Elizabeth Barrett-Connor e sua equipe relatou pela primeira vez que durante a menopausa as mulheres têm um aumento do desejo sexual, seguido por redução do desejo, da resposta sexual e da frequência de relações sexuais após a menopausa. No entanto, a sexualidade não desaparece – só fica menos evidente. A redução na frequência de relações sexuais das mulheres se deve aos níveis mais baixos de estrogênio e testosterona. O estrogênio é um hormônio produzido pelos ovários. Quando os ovários começam "a morrer", os níveis de estrogênio caem. Isso acarreta secura vaginal, atrofia dos lábios, da vulva e do clitóris e adelgaçamento da parede da bexiga, o que causa dor durante a relação sexual. A ocorrência de infecções urinárias após a relação também se torna mais frequente. Entre os sintomas de cistite e infecções do trato urinário estão relação sexual dolorosa, dor ao urinar, coceira na área vulvar, micção mais frequente e, às vezes, incontinência urinária. Incontinência urinária e cistite respondem a tratamento

198 | A NOVA CIÊNCIA DA LONGEVIDADE

com antibióticos, aliado à terapia de reposição hormonal ou pessário vaginal contendo estrogênio. Às vezes, outros medicamentos, como amitriptilina ou polissulfato de pentosana, podem ajudar no tratamento de cistite quando outras intervenções são insuficientes. Para prevenção, o suco de *cranberry* reduz o risco de infecções urinárias. Atividade sexual regular também ajuda a evitar os sintomas, porque a relação sexual aumenta a circulação sanguínea para a vagina, que mantém o tecido vaginal.

A diminuição do desejo sexual pode abalar a autoestima e prejudicar a qualidade de vida das mulheres, provocando, às vezes, angústia emocional, que acaba levando a problemas no relacionamento. Portanto, é importante fazer um tratamento para mitigar esses sintomas desagradáveis descritos acima. As pessoas sempre ficam constrangidas em falar sobre sexo "depois de certa idade". Mas não fique – os médicos não ficam, e eles poderão ajudar.

Como as mulheres vivem mais, há uma escassez de parceiros disponíveis da mesma faixa etária. Mas a esperança é a última que morre, e um estudo alemão realizado com mulheres solteiras relatou atitudes e experiências relativas a relações sexuais não convencionais de mulheres mais velhas. Das 91 mulheres nascidas entre 1895 e 1936, uma em cada seis entrevistadas tinha se relacionado com um homem mais jovem do que elas, 4% tinham tido um relacionamento lésbico e uma em doze tinha tido um caso com um homem casado.

A maior parte dos estudos sobre atividade sexual na velhice em geral se concentra nas disfunções sexuais e seus tratamentos. Mas felizmente essa abordagem está mudando, e em todo o mundo vem surgindo um interesse por atividade sexual, saúde e bem-estar. Um grande estudo feito na Califórnia analisou a atividade sexual e a satisfação sexual de 1.300 mulheres sadias de 40 a 100 anos de idade. Essas mulheres instruídas de classe média alta, com média de 67 anos, ficaram cada vez mais satisfeitas com a vida sexual depois dos 40 anos. O período médio desde a menopausa das mulheres do estudo era de 25 anos. De modo geral, dois terços das mulheres sexualmente ativas estavam moderadamente ou muito satisfeitas com sua vida sexual. A metade relatou atividade sexual no último mês. Para algumas, o motivo dessa maior satisfação era que o sexo era bom; outras tinham menos apetite sexual e, portanto, expectativas mais baixas. A maioria conseguia ficar excitada, manter a lubrificação e atingir o orgasmo durante o sexo, mesmo depois dos 80 anos. Na verdade, muitas mulheres com mais de 80 anos estavam totalmente satisfeitas. Algumas mulheres que não eram sexualmente ativas ainda assim expressavam satisfação com sua vida sexual – o que revela o papel da intimidade e das carícias na satisfação sexual.

Então, por que algumas mulheres se sentem mais satisfeitas com sua vida sexual quando ficam mais velhas? Há várias explicações possíveis: as mulheres mais velhas são mais experientes e ficam mais à vontade com o sexo; as mulheres mais velhas que não são sexualmente ativas obtêm satisfação sexual por meio de toques e carícias; algumas não têm nenhum tipo de contato íntimo e são muito felizes assim. Ao contrário das mulheres mais jovens, as mais velhas não estavam pensando em sexo, planejando fazer sexo com antecedência ou ansiosas por sexo durante o dia, mas tinham uma vida sexual satisfatória. Esses dados indicam que muitas de nós podem ter um relacionamento sexual bom e satisfatório até o final da vida.

A atividade sexual na velhice é mais importante para os homens do que para as mulheres. Oitenta e cinco por cento dos britânicos entre 60 e 69 anos de idade são sexualmente ativos, assim como 60% dos homens entre 70 e 79 anos e 32% dos homens com 80 anos ou mais. Estudos realizados nos Estados Unidos relatam níveis semelhantes de atividade sexual nessas faixas etárias. Entre os homens sexualmente ativos, sexo duas vezes por mês ou mais, e beijos, afagos e carícias estão associados a uma vida mais prazerosa.

O principal problema sexual de que os homens se queixam é disfunção erétil (DE). Trata-se da incapacidade de atingir ou manter uma ereção rígida o bastante para ter uma relação sexual. Às vezes é chamada de impotência, embora esse termo seja menos usado atualmente. Disfunção erétil ocasional não é incomum. A maioria dos homens tem disfunção erétil em algum momento da vida, e pode

200 | A NOVA CIÊNCIA DA LONGEVIDADE

acontecer em qualquer idade. Um quinto dos homens tem disfunção erétil mais problemática. Como esse problema se torna mais comum com a idade, a princípio os medicamentos eram comercializados especificamente para os homens mais velhos. O Viagra, o medicamento mais famoso para esse problema, foi introduzido para o tratamento de disfunção erétil há mais de vinte anos, e desde então a Pfizer, fabricante do medicamento, fatura 1 bilhão de dólares por ano com sua venda. Nos dias atuais, o mercado de medicamentos para disfunção erétil está conquistando cada vez mais os homens mais jovens, em particular quando usados em combinação com drogas recreativas.

A disfunção erétil pode ser causada por problemas em qualquer estágio do processo de ereção. A ereção é resultado do aumento do fluxo sanguíneo para o pênis. O fluxo sanguíneo geralmente é estimulado por pensamentos sexuais ou contato direto com o pênis. Quando um homem está excitado sexualmente, os músculos do pênis relaxam. Esse relaxamento causa um aumento do fluxo sanguíneo através das artérias penianas, enchendo duas câmaras no interior do pênis. Quando as duas câmaras se enchem de sangue, o pênis fica rígido. A ereção termina quando os músculos se contraem e o sangue acumulado, em consequência, flui pelas veias penianas.

Muitos homens têm disfunção erétil durante períodos de estresse. Esse pode ser também um sinal de problemas emocionais ou dificuldades no relacionamento que precisam ser tratados por um profissional. No entanto, disfunção erétil frequente pode ser um sinal de problemas de saúde – portanto, além de tratar a disfunção erétil é preciso tratar também o problema de base específico. Como a ereção envolve sobretudo os vasos sanguíneos, as causas mais comuns de disfunção erétil em homens mais velhos são doenças que bloqueiam o fluxo sanguíneo para o pênis, como endurecimento das artérias (aterosclerose) e diabetes. Outra causa vascular pode ser uma veia com defeito que permite que o sangue drene muito rapidamente para o pênis. Outros problemas de saúde, bem como desequilíbrios hormonais, podem levar à disfunção erétil, como hipertensão arterial, colesterol alto, obesidade, distúrbios neurológicos e baixos níveis de testosterona. Muitos medicamentos podem causar disfunção erétil, inclusive os usados para tratar hipertensão arterial e transtornos do sono. Consumo excessivo de álcool também pode ser uma causa. Portanto, todos esses fatores devem ser levados em consideração na avaliação de disfunção erétil. O tratamento vai depender da causa de base e pode exigir uma combinação de abordagens e medicamentos. Diversas variantes de Viagra surgiram desde a sua liberação; todos ajudam. Às vezes, o tratamento com reposição de testosterona pode ser eficaz se os níveis forem baixos, mas não é comum.

Quando Diane Keaton, aos 75 anos, admitiu em um programa de televisão norte-americano que estava "frustrada sexualmente", o entrevistador e a entrevistada fizeram comentários irônicos sobre os homens que passaram pela vida da atriz e suas expectativas em relação a relacionamentos futuros. O mundo evoluiu, e a importância do sexo em todas as idades é reconhecida e valorizada por homens e mulheres. Felizmente, a atividade sexual na velhice está deixando de ser um tabu.

Capítulo 11

Cuidado Permanente com os Músculos

ACREDITE SE QUISER, MAS FOI UM ÔNIBUS DE DOIS ANDARES, o Routemaster, que abriu caminho para uma pesquisa revolucionária sobre doenças cardíacas. A história é a seguinte. O icônico Routemaster começou a rodar nas ruas de Londres em 1954, e desde então seu estilo mudou muito pouco. Cada ônibus tinha um motorista e um cobrador. O cobrador tinha de percorrer os dois andares do ônibus, subindo e descendo a escada o tempo todo, para vender e controlar as passagens. O motorista permanecia sentado na cabine na maior parte do longo dia.

Na década de 1950, o índice de morte súbita de homens de meia-idade por infarto do miocárdio era muito alto. Falava-se em "epidemia de doença cardíaca". Ao contrário de hoje, em que exames de autópsia não são feitos de modo rotineiro, nos idos de 1950, todas as vítimas de morte súbita eram autopsiadas. Dois patologistas londrinos, Jerry Morris e Margaret Crawford, observaram que estavam fazendo mais autópsias em motoristas de ônibus do que em cobradores de ônibus, bem como em mais funcionários administrativos do que em carteiros. Ocorreu-lhes que quem fazia trabalho burocrático

204 | A NOVA CIÊNCIA DA LONGEVIDADE

devia ser mais suscetível a doenças cardíacas e, portanto, aventaram a hipótese de que o trabalho sedentário fosse a causa da epidemia de infarto do miocárdio, uma vez que cobradores e carteiros eram muito mais ativos em termos físicos que motoristas e funcionários administrativos. Para confirmar essa hipótese, Morris e Crawford entraram em contato com todos os patologistas do Reino Unido e solicitaram detalhes de todas as autópsias realizadas em homens, junto a informações sobre o histórico ocupacional deles. Quase 90% dos patologistas atenderam à solicitação. Essa é uma taxa de resposta extraordinariamente alta, que demonstra o nível de colaboração dos colegas, algo que nessa escala seria improvável hoje em dia!

Os dois médicos, então, puseram-se a analisar os laudos necroscópicos e os históricos ocupacionais de 5 mil homens. A análise confirmou suas suspeitas, mostrando que o trabalho sedentário estava associado a morte precoce e que esses homens haviam morrido em decorrência de obstruções nas artérias que irrigam o coração e, portanto, de infarto do miocárdio. Pela primeira vez, tivemos provas claras de que o trabalho sedentário podia matar mais que o trabalho que previa atividade física regular, como caminhada. Essa observação abriu as portas para um mundo inteiramente novo de pesquisas que ainda hoje investigam a fundo as razões biológicas da associação entre atividade física e doença cardíaca.

Desde o trabalho original de Jerry Morris e Margaret Crawford, já foram publicados milhares de artigos sobre a associação entre exercício e doença cardíaca. Por exemplo, em uma grande análise de quase 1 milhão de pessoas acompanhadas durante vinte anos, as pessoas sedentárias tinham uma probabilidade quarenta vezes maior de ter morte precoce do que as fisicamente ativas. Portanto, obrigada Routemaster por nos guiar ao longo dessa importante nova rota!

Embora as informações sobre exercício físico e doença cardíaca sejam contundentes e eu fale com entusiasmo sobre isso sempre que posso, fui interrompida bruscamente durante uma entrevista de rádio quando discorria sobre o assunto. O entrevistador me cortou e disse: "Estou cansado de ouvir sobre exercício e alimentação. As pessoas não aguentam mais. Pessoalmente, não acredito que seja tão importante quanto vocês, médicos, querem nos fazer acreditar". Entendi o que ele queria dizer. Era sempre "a mesma ladainha". Depois disso, decidi adotar uma nova abordagem ao falar sobre hábitos saudáveis. Não basta fazer uma recomendação sem fornecer um embasamento – ou, em outras palavras, sem explicar as razões biológicas pelas quais os hábitos saudáveis, como o exercício, fazem efeito. Vamos aos fatos.

Existem diversas maneiras pelas quais o exercício físico faz bem para o coração. Ele melhora a circulação sanguínea, reduzindo o risco de formação de coágulos nas artérias. O coração, é óbvio, é um músculo, como qualquer outro músculo do corpo, e o exercício regular ajuda a mantê-lo tonificado e forte. Quando o coração fica mais forte, a frequência cardíaca diminui, porque são necessários menos batimentos para bombear a mesma quantidade de sangue para o corpo. Tudo isso reduz a pressão sobre o coração. Um coração forte bombeia mais sangue com menos esforço. Se o coração conseguir trabalhar menos para bombear sangue, a força sobre as artérias diminuirá, baixando a pressão arterial. Essa pressão arterial mais baixa é ainda mais benéfica para o coração, pois uma pressão arterial elevada coloca pressão retrógrada indesejada sobre a musculatura cardíaca. Além disso, o "colesterol bom", ou colesterol HDL, que é "bom" porque diminui o risco de espessamento das artérias, aumenta com o exercício. Artérias espessadas acabam ficando obstruídas, o que causa infarto do miocárdio.

A atividade física regular também melhora a saúde mental, aumenta a sensação de bem-estar, previne ou alivia a depressão, aumenta a vitalidade e favorece uma abordagem otimista. O cérebro reconhece o início do exercício como um momento de estresse e acha que a pessoa está combatendo um inimigo ou fugindo dele. Em resposta, libera uma proteína chamada fator neurotrófico derivado do cérebro (BDNF). O fator neurotrófico derivado do cérebro protege contra o estresse. Isso explica, em parte, por que nos sentimos tão bem e mais felizes depois de nos exercitar, além de ter uma visão mais clara dos problemas. O BDNF liberado durante o exercício leva ao desenvolvimento de novas células nervosas, o que melhora a função cerebral, a saúde do cérebro e o desempenho cognitivo e contribui para uma maior sensação de bem-estar.

Ainda em 1905, um artigo publicado na revista cruelmente intitulada *American Journal of Insanity* descreveu os benefícios do exercício no tratamento da depressão. Desde essa primeira publicação, foram descobertas diversas substâncias químicas liberadas pelo cérebro durante o exercício físico que são importantes tanto na prevenção quanto no tratamento de depressão e ansiedade, como opioides, canabinoides e endorfinas, bem como fator neurotrófico derivado do cérebro. O exercício físico confere benefícios psicológicos adicionais, como maior autoestima, sensação de realização, de estar no controle e de ter um propósito. Além disso, acrescenta variedade e, em algumas circunstâncias, incorpora engajamento social e interações com amigos. Todos nós já ficamos estirados na frente da televisão, cansados demais para fazer qualquer coisa, mas acabamos nos obrigando a dar uma caminhada. Quando voltamos, nos sentimos revitalizados e revigorados. Os exercícios nos fazem nos sentir bem, até mesmo quando estamos deprimidos. No entanto, apesar das evidências de que o exercício protege contra depressão, nosso estudo Tilda também mostrou que os níveis de atividade física dos adultos que sofrem de depressão são baixos. A falta de motivação que costuma acompanhar a depressão pode explicar isso. Portanto, a mensagem que precisa ser transmitida com mais ênfase é que mesmo níveis baixos de atividade física (no mínimo 150 minutos de caminhada por semana) protegem contra depressão, e que exercícios vigorosos, como corrida, ciclismo, natação e remo, produzirão benefícios ainda maiores.

Uma das maiores descobertas da neurociência é que podemos desenvolver novas células cerebrais. Até agora, presumia-se que nascíamos com determinado número de células cerebrais e que, à medida que ficávamos mais velhos, perdíamos células, até que alguns de nós acabavam desenvolvendo demência. Não necessariamente. Há muito se sabe que o exercício físico melhora algumas habilidades cognitivas. Ao longo dos últimos vinte anos, começamos a entender como isso ocorre.

Vale ressaltar que o exercício físico aumenta o tamanho do hipocampo, a sede do aprendizado e da memória no cérebro. De modo geral, o hipocampo encolhe na velhice – ou seja, o número de células nervosas diminui, causando prejuízos à memória e, por fim, aumentando o risco de demência. A atividade física torna mais lento o encolhimento do hipocampo. Até mesmo em adultos mais velhos, os estudos mostraram que o exercício aeróbico aumenta o tamanho do hipocampo, melhorando a memória. O exercício físico reverte em até dois anos a perda de volume do hipocampo que ocorre com a idade – nada mais tem um efeito tão grande. Com o aumento do tamanho do hipocampo, há também maior liberação de fator neurotrófico derivado do cérebro. Além disso, o exercício aeróbico aumenta o número de células em outras áreas do cérebro envolvidas em importantes tarefas cognitivas, inclusive a capacidade de planejar e preparar tarefas e reações complexas.

Há pouco tempo, descobriu-se que a catepsina B melhora a função cerebral por meio do exercício. A corrida, em particular, eleva os níveis de catepsina B, que é secretada pelas células musculares e não só promove como acelera o desenvolvimento de novos nervos. Espero que em breve possamos ouvir falar muito mais sobre catepsina e exercício.

Endorfinas são as mais conhecidas substâncias químicas liberadas no cérebro que promovem bem-estar durante o exercício. Elas também reduzem o desconforto do exercício e bloqueiam a sensação de dor. Tanto o fator neurotrófico derivado do cérebro como as endorfinas são responsáveis pela sensação de euforia produzida pela atividade física. Um aspecto um tanto assustador é que elas são tão viciantes quanto a morfina, a heroína ou a nicotina. A grande diferença, claro, é que esse vício é muito bom para nós.

Um dos maiores temores que as pessoas expressam em relação ao envelhecimento é o de ter demência. Hoje existe um consenso de que o exercício na meia-idade evita ou retarda a demência na velhice. Alguns estudos chegam a apontar uma redução de 30%; em outras palavras, as pessoas que se exercitam com regularidade têm

208 | A NOVA CIÊNCIA DA LONGEVIDADE

probabilidade um terço menor de ter demência. Entretanto, ainda não foi possível comprovar isso de maneira definitiva, porque muitos outros elementos ligados à demência também são influenciados pelo exercício, como peso corporal, pressão arterial, grau de instrução, ocupação profissional e diabetes. A maior parte dos estudos que se debruçaram sobre a relação entre exercício e demência analisaram a quantidade de exercício que a pessoa tinha feito ao longo da vida e, portanto, baseavam-se na capacidade que os participantes tinham de se recordar desse dado com precisão, ou então começavam a estudar as pessoas aos 40 ou 50 anos de idade e as acompanhavam daí em diante. A melhor abordagem é esta última, mas é óbvio que esses estudos são de longo prazo e a maioria ainda está em andamento.

Os camundongos são um bom modelo para o estudo da ligação entre exercício e demência, e levam a uma conclusão mais rápida. Um camundongo vive dois ou três anos. Como parte de um estudo, os pesquisadores modificaram os genes dos camundongos para que eles tivessem maior probabilidade de ter demência. O exercício protegeu esses camundongos contra o desenvolvimento da doença, e o principal fator dessa prevenção era o fator neurotrófico derivado do cérebro.

Com uma profusão de dados sobre os benefícios da atividade física para a função cerebral, os médicos começaram a prescrever exercícios para os pacientes com doenças neurológicas como Parkinson e Alzheimer, bem como outros distúrbios cerebrais, de epilepsia a ansiedade. Existem muito estudos clínicos em andamento sobre intervenções baseadas em exercício para doenças neurológicas relacionadas à idade. Resultados promissores poderão reforçar o uso do exercício como neuroterapia.

◆

Já falei sobre a importância da inflamação no envelhecimento das células, que a ausência de inflamação ou a presença de leve inflamação de fundo retarda o envelhecimento, e que um nível mais alto de inflamação de fundo acelera o envelhecimento. O exercício físico não é bom só para o coração, os vasos sanguíneos e o cérebro. Como ele diminui o estado inflamatório de fundo no organismo, leva a uma redução de todas as doenças que se tornam muito mais frequentes quando envelhecemos e que estão ligadas à inflamação. Entre elas, artrite, câncer, diabetes e acidente vascular cerebral. Vou fazer um parêntesis para falar sobre inflamação e envelhecimento acelerado nesse contexto.

Quando contraímos uma infecção, desencadeamos uma resposta inflamatória que "devora" o agente infeccioso. Isso é bom, e é exatamente o que queremos que aconteça. Uma vez eliminada a infecção, a resposta inflamatória retrocede. Entretanto, se a resposta inflamatória continuar ativa, isso é ruim para as células, pois causa a liberação de proteínas tóxicas que, por sua vez, aumentam o grau de inflamação. Portanto, só queremos inflamação quando temos uma infecção ou nosso corpo sofreu outro tipo de agressão, caso contrário, ela deveria estar adormecida, e não causando problemas ao organismo.

A inflamação de base tem estreita relação com a gordura corporal. As células de gordura produzem proteínas tóxicas que desencadeiam inflamação. A gordura que mais tende a produzir essas proteínas tóxicas é a gordura branca que se acumula na nossa barriga e em volta dos nossos órgãos internos. À medida que envelhecemos, a massa muscular diminui e a massa de gordura aumenta, e essas proteínas tóxicas aumentam por consequência, causando inflamação crônica leve. A atividade física regular reduz a gordura, inclusive o tipo de gordura que mais tende a produzir quadros inflamatórios.

As células de gordura também tornam o sistema imunológico menos eficiente. Vimos isso com a Covid-19, em que a obesidade era um dos principais fatores de risco de consequências graves da doença, inclusive morte. Esse fato é muitíssimo bem ilustrado por um estudo francês no qual a necessidade de ventilação mecânica na Unidade de Terapia Intensiva dos pacientes com Covid-19 era sete vezes maior entre os pacientes obesos (com índice de massa corporal (IMC) maior que 35 kg/m^2), comparado com aqueles que tinham IMC mais baixo (maior que 25 kg/m^2). Dois dos meus colegas que sempre foram obesos reconheceram essa associação logo no início da pandemia, e

210 | A NOVA CIÊNCIA DA LONGEVIDADE

eu literalmente não os reconheci quando nos encontramos depois de vários meses – eles haviam emagrecido muito deliberadamente.

A prioridade em todo o mundo hoje é compreender como melhorar as defesas contra infecções. As infecções respiratórias, tanto virais quanto bacterianas, são menos frequentes nas pessoas que fazem exercício com regularidade, porque a atividade física reforça o sistema imunológico e promove a regularização das respostas inflamatórias. A atividade física exerce uma influência positiva sobre essas defesas. Exercícios musculares também liberam enzimas chamadas miocinas, que bloqueiam por um tempo proteínas inflamatórias prejudiciais e promovem a liberação de outras proteínas anti-inflamatórias, produzindo outro potente contra-ataque à inflamação de fundo crônica que pode caracterizar o envelhecimento.

Muita gente acha que é "tarde demais para começar a fazer exercício", que "perdeu a oportunidade". Não é verdade. A introdução de exercícios em qualquer idade muda as respostas imunológicas para melhor. Existem fortes evidências de que nunca é tarde para começar a se exercitar ou aumentar a quantidade de exercícios. Muitos estudos sobre exercícios realizados de um a seis vezes por semana por um período de seis semanas a dez meses mostraram diversos efeitos positivos sobre o sistema imunológico e a inflamação, mesmo na velhice.

Uma causa comum de infeção de inverno debilitante é a gripe. Essa é uma infecção viral que ataca o sistema respiratório, o nariz, a garganta e os pulmões. As pessoas com mais de 65 anos são mais suscetíveis não apenas à gripe, mas também aos seus graves efeitos colaterais. É animador saber que o exercício pode melhorar não apenas a reação do organismo à gripe como também a resposta à vacina. A vacinação é recomendada para todas as pessoas com mais de 60 anos de idade, além de profissionais da saúde de todas as idades e qualquer pessoa que seja vulnerável devido a oenças coexistentes. Infelizmente, a vacina não é tão eficaz nos adultos mais velhos quanto nos adultos jovens: sua eficácia é de 90% nos adultos jovens, mas de apenas 50% nas pessoas com mais de 65 anos. Qualquer coisa que possa aumentar essa resposta é importante, e o exercício ajuda a fazer exatamente isso. Em um excelente estudo, a realização de exercícios aeróbicos três meses antes de tomar vacina contra gripe aumentou de modo significativo a resposta à vacina.

Embora a atividade física regular esteja associada a esses importantes benefícios à saúde, o envelhecimento é acompanhado de um acentuado declínio tanto na duração quanto na intensidade da atividade física, e a maioria dos adultos não segue as diretrizes recomendadas pela Organização Mundial da Saúde (OMS) de 150 minutos de exercício aeróbico por semana. Os números na Irlanda e no Reino Unido são absolutamente vergonhosos: quase dois terços das pessoas com 50 anos de idade ou mais não cumprem os critérios recomendados.

Em um grande estudo britânico, adultos de 40 anos ou mais disseram que passavam mais tempo por semana no banheiro do que caminhando – uma média de três horas e nove minutos no banheiro, comparado a uma hora e trinta minutos de caminhada. Você deve estar se perguntando quem marcou o tempo nesse estudo notável! Além do mais, apenas um em cada dez adultos no Reino Unido sabia qual era o tempo de atividade física recomendado. O trabalho é a maior barreira à atividade; 20% das pessoas dizem que "estão ocupadas demais com o trabalho" para fazer exercício. No entanto, a produtividade aumenta depois do exercício. Outro problema é que dois terços das pessoas passam pelo menos seis horas por dia sentadas, um fator que também aumenta de modo substancial o risco de morte precoce.

◆

Charles Eugster, um dentista aposentado, apresentou um *TED talk* inspiracional sobre exercício e envelhecimento aos 95 anos de idade. Ele disse que começou a praticar fisiculturismo aos 87 anos de idade. Até então a história dele era bastante familiar. Na juventude, foi campeão de corrida de curta distância, mas com o passar dos anos foi ficando cada vez menos ativo. As glórias atléticas da juventude deram lugar a uma vida de casado sedentária. Em vez de remo e boxe nos dias de verão, ele passava as noites na frente da televisão – uma narrativa familiar. Durante quarenta anos Charles Eugster colocou suas conquistas esportivas de lado, enquanto criava os filhos e trabalhava como dentista. Mas a ociosidade não agradava o velocista inglês, e com 60 e poucos anos ele retomou suas atividades atléticas. Voltou a praticar esqui e remo, iniciando uma participação extraordinária em esportes competitivos. Durante duas décadas, dominou a modalidade de remo sênior, ganhando 36 medalhas.

Os esforços de Eugster foram recompensados, mas apesar disso ele notou que seu corpo estava decaindo. Aos 85 anos de idade e viúvo da segunda esposa, seus músculos estavam consideravelmente flácidos. Ele dizia que seu traseiro "parecia uma panqueca", e isso o estimulou a ir atrás de uma nova meta: o fisiculturismo. Eugster queria ter músculos e um corpo de Adônis. Queria ter força e uma vida mais longa. Então, aos 87 anos de idade, começou a malhar. Ele levantava peso, voltou a correr e tomava suplementos de proteína do soro do leite (*whey protein*). E logo obteve sucesso. Ganhou três títulos mundiais de fisiculturismo e bateu os recordes mundiais nas corridas de 60 e 200 metros rasos na categoria de 95 anos ou mais. Charles Eugster viajou pelo mundo, falando para pessoas de todas as idades sobre os benefícios do fisiculturismo, de uma alimentação saudável e de uma vida ativa. Ele conclamava as pessoas a nunca se aposentarem, a manterem o corpo e a mente ativos e a irem sempre em busca da excelência.

A partir dos 50 anos de idade, perdemos massa muscular a cada ano. A perda de massa muscular é acompanhada por perda de força e potência muscular. Para obter os melhores resultados, é preciso fazer exercícios de fortalecimento muscular e tomar suplementação proteica. Nosso corpo é o de um caçador-coletor, projetado para atividade física. Segundo uma estimativa, o equivalente moderno do esforço físico típico de um caçador-coletor é fazer uma caminhada ou corrida de 20 quilômetros por dia, agachando-se com frequência, sem se sentar. O caçador-coletor tinha de procurar comida e usar a mente o tempo todo. Portanto, além de fazer exercício físico, as recomendações atuais são ficar em pé sempre que possível e levantar-se da cadeira a cada 45 minutos durante atividades que obriguem a ficar sentado por tempo

CUIDADO PERMANENTE COM OS MÚSCULOS | 213

prolongado. Isso ajuda a "despertar" nossos sistemas fisiológicos e a aumentar o fluxo sanguíneo para o cérebro. Em suma, é preferível combinar exercícios aeróbicos e de fortalecimento muscular com o hábito de se levantar após ficar sentado por longos períodos. Essa abordagem está mais alinhada com a maneira como evoluímos.

O conceito de sarcopenia é relativamente novo na medicina, mas está ganhando impulso rapidamente. É algo que vejo várias vezes por dia quando trato pacientes mais velhos e, em particular, pessoas que estiveram doentes por um longo período ou que sofreram queda. A sarcopenia tem estreita relação com atividade física e exercício. O termo tem origem grega, em que *sarx* significa carne e *penia* significa perda, ou seja, "perda de carne", o que indica a principal característica da sarcopenia – perda de músculo esquelético. Trata-se de uma doença muscular progressiva e generalizada que ocorre com o envelhecimento e é caracterizada por perda de massa muscular, perda de força muscular e infiltração de gordura nos músculos.

As principais causas de sarcopenia são envelhecimento, doenças crônicas, diminuição da atividade física e má alimentação. Após os 50 anos de idade, a cada dez anos perdemos 15% da força muscular devido à redução da massa muscular. Essa perda de força é acelerada depois dos 70 anos. É por isso que com o avanço da idade é ainda mais importante aumentar a quantidade de exercícios, e não diminuir, e fazer tanto exercícios aeróbicos quanto exercícios resistidos. Temos de nos exercitar muito mais depois dos 50 anos, e ainda mais depois dos 70 anos, para evitar a sarcopenia relacionada com a idade. Os estudos variam em relação à prevalência da sarcopenia, mas alguns estimam que acometa até dois terços das pessoas com mais de 70 anos. Claro, uma vez estabelecido o quadro, é mais difícil de ser revertido, e a atividade física diminui ainda mais, de modo que se cria um círculo vicioso, tornando mais difícil neutralizar a fraqueza dos músculos esqueléticos e compensar ou reverter a sarcopenia. Portanto, se estiver acamado há alguns dias por causa de um forte resfriado, faça um esforço para movimentar os músculos na cama e fazer programas de exercício quando começar a se recuperar.

214 | A NOVA CIÊNCIA DA LONGEVIDADE

O que se pode fazer para evitar ou reverter a sarcopenia? A solução é exercício e boa alimentação. O tipo de exercício é importante. Embora os exercícios aeróbicos sejam imprescindíveis, a partir da meia-idade eles não bastam, é preciso acrescentar exercícios resistidos. Como a perda de massa muscular costuma ser gradual, tendo início ainda aos 30 anos de idade e se acelerando depois dos 60, quem faz atividade física desde cedo tem uma vantagem. Quanto maior for a massa muscular inicial antes que ela comece a se deteriorar, mais alta será a capacidade de reserva e menor será o impacto da perda muscular futura. Mas reiterando, nunca é tarde para obter benefícios de programas de exercícios resistidos em todas as idades.

Os exercícios resistidos suavizam os efeitos do envelhecimento sobre os nervos que inervam os músculos esqueléticos, bem como sobre os próprios músculos esqueléticos. Um programa de treinamento bem elaborado aumentará a força e a potência muscular. No nível celular, o estresse oxidativo melhora e a "usina de energia" das células musculares, ou seja, as mitocôndrias, funciona de maneira mais eficiente com o treinamento resistido. A abordagem deve ser personalizada e periodizada, com duas ou três séries de um ou dois exercícios multiarticulares para cada um dos principais grupos musculares, duas ou três vezes por semana. O programa deve ser progressivo. Quanto mais cedo você começar, melhor, mas em qualquer idade que começar poderá sentir os benefícios. Se o treinamento for interrompido ou suspenso, haverá regressão da força muscular e infiltração de tecidos adiposos nos músculos. Portanto, tente manter o ritmo do treinamento e, se o interromper, o que quase todos nós fazemos, recomece assim que puder.

Apesar dos conhecidos benefícios do treinamento resistido, apenas 8% dos adultos com mais de 75 anos de idade nos Estados Unidos fazem exercícios de fortalecimento muscular e exercícios resistidos nas horas de lazer. As barreiras relatadas são medo, preocupações com a saúde, dor, cansaço, falta de apoio social e, obviamente, falta de conscientização dos benefícios proporcionados. Faço sessões supervisionadas com regularidade, com um *personal trainer*. Assim fico mais motivada, e ele garante a progressão dos programas de exercícios resistidos. Não seria ótimo se o treinamento supervisionado tivesse maior reconhecimento e maior apoio? E também se os adultos pudessem ter acesso a programas mais em conta? Os benefícios de longo prazo suplantariam os custos com subsídios, desde que as pessoas permanecessem fiéis aos níveis de participação requeridos.

Se você não está fazendo exercícios resistidos para complementar os exercícios aeróbicos, recomendo que comece a prevenir ou reduzir o quadro de sarcopenia. É isso o que Charles Eugster fez – reconheceu o valor do exercício físico, mesmo aos 87 anos de idade. Os estudos confirmam as convicções dele e mostram que até mesmo pessoas com 90 anos ou mais podem fazer exercícios resistidos, e que eles aumentam a força muscular e o bem-estar em geral.

Suplementos para aumentar a potência muscular não são só para fisiculturistas jovens. Tendo em vista que a produção de proteína é prejudicada pelo envelhecimento, que as proteínas são fundamentais para a força dos músculos e que a atrofia muscular acelera com a idade, inclusive a sarcopenia, os suplementos de proteína devem ser usados para complementar os programas de exercícios resistidos. Os suplementos mais apropriados são os que estimulam a síntese proteica e, em decorrência, o metabolismo muscular e a força muscular, como a proteína do soro do leite (*whey protein*). Um estudo clínico recente realizado com 380 adultos com sarcopenia, que se manifestava como redução da potência muscular e da massa muscular, mostrou que o grupo tratado todos os dias com proteína do soro do leite enriquecida com leucina (um aminoácido) e vitamina D durante três meses apresentou aumento significativo tanto na massa muscular quanto na força muscular, sem efeitos colaterais dos suplementos. Isso foi no contexto de atrofia muscular já instalada, o que quer dizer que os resultados foram muito promissores. Tomo *whey protein* após cada sessão de exercícios resistidos.

Moléculas de vitamina E com suas propriedades antioxidantes e anti-inflamatórias também aumentam a regeneração muscular e reduzem a sarcopenia. Estudos experimentais realizados com animais e seres humanos mostram que a vitamina E estimula a formação de novos músculos e aumenta a força muscular. Portanto, para fins de melhor função muscular, vitamina D, vitamina E, ácidos graxos ômega e aminoácidos – em particular a leucina – fornecem a resposta e parecem funcionar quando aliados a exercícios aeróbicos e resistidos.

Exercício e alimentação são os fatores modificáveis mais importantes para o envelhecimento biológico e, como agora você sabe, há várias opções de exercícios e alimentos saudáveis. À medida que envelhecemos, a tendência é diminuir o ritmo a cada ano. Em vez disso, proponho estabelecermos a meta de nos esforçarmos para fazer um pouco mais de exercício a cada ano que passar.

—◆—

Espero que você tenha gostado de ler o livro tanto quanto gostei de compartilhar a minha experiência de 35 anos sobre esse tópico fascinante, como médica e pesquisadora, e, em particular, de compartilhar os achados do estudo que criei e dirigi, o Tilda, junto a outros estudos longitudinais globais. Espero que alguns de vocês queiram comparar seu desempenho em diversas tarefas com o de colegas da mesma idade cronológica, e para isso incluí alguns testes que abrangem as principais áreas abordadas neste livro. Ao final de cada teste, você encontrará um gráfico ilustrando as distribuições normais do estudo Tilda, para que possa avaliar seu desempenho comparando-o com o de pessoas da mesma idade e sexo. Bom teste!

Apêndices – Autotestes

Tilda é um estudo longitudinal irlandês sobre envelhecimento. O termo "longitudinal" indica que o estudo faz observações e registros das mesmas coisas repetidas vezes ao longo de um período, para identificar tendências e oscilações. O Tilda vem estudando os mesmos 9 mil participantes há doze anos, coletando dados detalhados sobre eles a cada dois anos. Os participantes foram selecionados aleatoriamente no início do projeto, de modo que fossem uma amostra "representativa" das pessoas com 50 anos ou mais na Irlanda. Portanto, podemos generalizar os achados do estudo para toda a população e, em decorrência, gerar gráficos "normativos" com base nos dados.

Agora você terá a oportunidade de fazer alguns testes usados no Tilda para avaliar o envelhecimento e aplicar os resultados aos gráficos populacionais, a fim de comparar seu desempenho com o de pessoas da mesma idade. Embora os gráficos se apliquem a pessoas com 50 anos ou mais, leitores mais jovens também podem fazer os testes, e a pontuação deve ficar próxima da linha de tracejado longo. No quesito felicidade, você pode comparar seu desempenho com o de pessoas mais velhas. Se estiver abaixo da média em qualquer um dos domínios de qualidade de vida – ou seja, próximo à linha de tracejado curto –, deve levar em consideração os elementos analisados nos

218 | A NOVA CIÊNCIA DA LONGEVIDADE

capítulos sobre amizade, riso, relaxamento, sexo, alimentação, sexualidade e água fria para melhorar sua pontuação. Os testes que selecionei avaliam qualidade de vida, percepções de envelhecimento, níveis de preocupação, depressão, ansiedade, solidão, propósito de vida e quanto tempo você consegue ficar em pé apoiado em uma só perna! Todos esses são fortes indicadores de envelhecimento biológico.

Qualidade de Vida – Escala de Controle, Autonomia, Autorrealização e Prazer (CASP-12)

Como você classificaria sua qualidade de vida? Essa avaliação leva em conta as características importantes que influenciam nosso grau de controle, autonomia, prazer/felicidade e realização pessoal. Uma pontuação mais alta em todas as dimensões representa melhor qualidade de vida. Teste cada componente de modo isolado e depois some as pontuações individuais para obter a pontuação total. Compare a pontuação de cada um dos componentes com a da população em geral – para que o resultado seja de fato bom, você deverá ficar próximo da linha de tracejado longo.

Este teste avalia os diferentes aspectos da qualidade de vida.

Circule a sua resposta em cada item e depois some os números para obter a pontuação de cada seção. Não deixe nenhum item em branco.

Controle – capacidade de participar ativamente do próprio ambiente

	Frequentemente	Às vezes	Raramente	Nunca
Minha idade me impede de fazer as coisas que eu gostaria de fazer.	0	1	2	3
Sinto que não tenho controle sobre o que acontece comigo.	0	1	2	3

	Frequentemente	Às vezes	Raramente	Nunca
Sinto-me livre para planejar o futuro.	3	2	1	0
Sinto-me deixado de lado.	0	1	2	3

Total: _____

Autonomia – direito do indivíduo de ser livre de interferência indesejada

	Frequentemente	Às vezes	Raramente	Nunca
Sinto-me realizado com o que faço.	3	2	1	0
Minha saúde me impede de fazer as coisas que quero.	0	1	2	3
A falta de dinheiro me impede de fazer as coisas que quero.	0	1	2	3

Total: _____

Prazer – sensação de felicidade ou satisfação com a vida

	Frequentemente	Às vezes	Raramente	Nunca
Tenho vontade de viver cada dia.	3	2	1	0
Sinto que minha vida tem sentido.	3	2	1	0

Gosto de estar na companhia de outras pessoas.

Frequentemente	Às vezes	Raramente	Nunca
3	2	1	0

Total: _____

Autorrealização – sensação de realização pessoal

Sinto-me satisfeito com o rumo que minha vida tomou.

Frequentemente	Às vezes	Raramente	Nunca
3	2	1	0

Sinto que a vida está repleta de oportunidades.

3	2	1	0

Total: _____

Pontuação total geral

Some as pontuações dos domínios de controle, autonomia, prazer e autorrealização para obter o total geral.

Pontuação total geral: _____

Como você se saiu?

Encontre sua idade no eixo horizontal e sua pontuação em cada categoria no eixo vertical para ver sua posição na escala. Perto da linha contínua é a média; mais próximo à linha com tracejado longo (percentil 95) é acima da média; e mais próximo à linha com tracejado curto (percentil 5) é abaixo da média. Noventa por cento das pessoas estão entre os limites indicados pelas linhas de tracejados longo e curto.

APÊNDICES – AUTOTESTES | 221

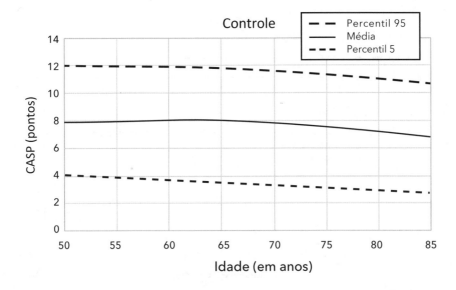

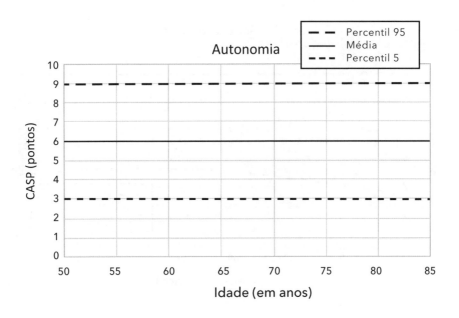

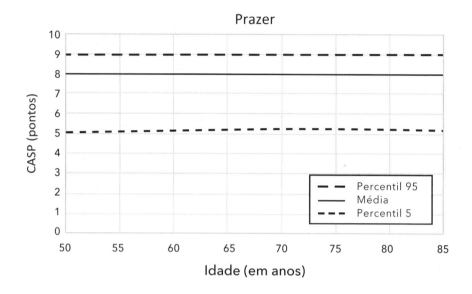

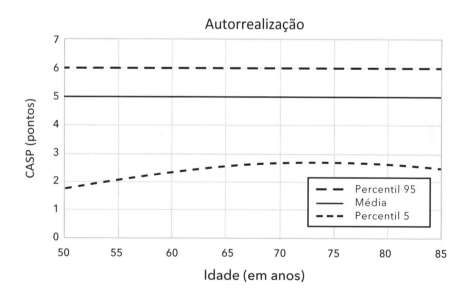

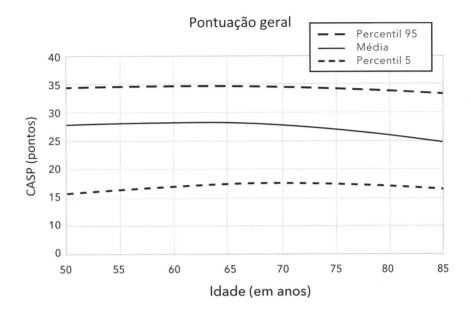

Questionário de Preocupação do Estado da Pensilvânia (PSWQ-A*)

Você se preocupa muito? Este teste avalia as diferentes dimensões de preocupação e ansiedade. Uma pontuação mais alta indica níveis mais elevados de temor ou preocupação. Se estiver acima da média, ou seja, próximo da linha de tracejado curto, deve levar em consideração os mecanismos para reduzir o estresse sobre os quais tratamos no Capítulo 6.

Para fins deste teste, uma pontuação mais baixa significa que você tem níveis mais baixos de temor e preocupação e está mais próximo da linha de tracejado longo.

Como calcular sua pontuação: circule sua resposta em cada item e depois some os números para obter a pontuação geral. Não deixe nenhum item em branco.

---

* Sigla que vem do inglês: Penn State Worry Questionnaire - Abbreviated. (N. da P.)

224 | A NOVA CIÊNCIA DA LONGEVIDADE

	Nada parecido		Um pouco parecido		Muito parecido
Minhas preocupações me angustiam.	1	2	3	4	5

	Nada parecido		Um pouco parecido		Muito parecido
Muitas situações me deixam preocupado.	1	2	3	4	5
Sei que não devia me preocupar com as coisas, mas não consigo evitar.	1	2	3	4	5
Quando estou sob pressão, fico muito preocupado.	1	2	3	4	5
Estou sempre preocupado com alguma coisa.	1	2	3	4	5
Assim que termino uma tarefa, começo a me preocupar com as outras coisas que tenho de fazer.	1	2	3	4	5
Sempre fui uma pessoa muito preocupada.	1	2	3	4	5
Estou preocupado o tempo todo.	1	2	3	4	5

Total: _____

Como você se saiu?

Escolha sua idade e pontuação total, e veja sua posição na escala. Perto da linha contínua é a média; mais próximo à linha com tracejado longo (percentil 95) é acima da média; e mais próximo à linha com tracejado curto (percentil 5) é abaixo da média. Noventa por cento das pessoas estão entre os limites indicados pelas linhas de tracejados longo e curto.

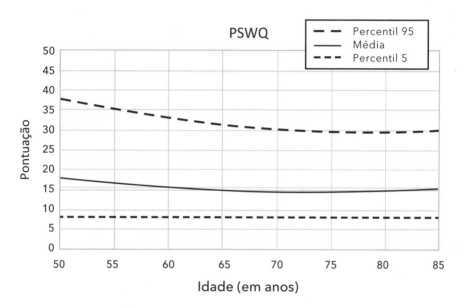

Percepções do Envelhecimento

No Capítulo 1, mencionei que as percepções quanto ao próprio envelhecimento na verdade influenciavam o ritmo futuro do envelhecimento. Quanto mais jovem você se sentir, mais lento será seu ritmo de envelhecimento. Veja em seguida alguns testes sobre sua percepção de envelhecimento. Quanto mais próximo estiver da linha de tracejado curto, melhor será sua percepção de envelhecimento. Os testes avaliam as mudanças na percepção (cronologia) dos benefícios do envelhecimento, seu controle sobre os benefícios do envelhecimento, o que você percebe como desvantagens do envelhecimento e se acha

226 | A NOVA CIÊNCIA DA LONGEVIDADE

que tem controle sobre essas "desvantagens", e ainda se algumas das suas percepções negativas variam ao longo do tempo.

Como você encara o envelhecimento? Este teste avalia os diferentes aspectos da percepção do envelhecimento. Pontuações mais altas indicam maior concordância com uma percepção específica de envelhecimento.

Circule sua resposta em cada item e depois some os números para obter a pontuação de cada seção. Não deixe nenhum item em branco.

Cronologia aguda/crônica – até que ponto a consciência do próprio envelhecimento é constante

	Discordo totalmente	Discordo	Não concordo nem discordo	Concordo	Concordo plenamente
Tenho consciência de que estou envelhecendo o tempo todo.	1	2	3	4	5
Estou sempre ciente da minha idade.	1	2	3	4	5
Sempre me classifico como velho.	1	2	3	4	5
Estou ciente do fato de que estou envelhecendo.	1	2	3	4	5
Sinto a influência da idade em tudo o que faço.	1	2	3	4	5

Total: _____

Consequências positivas – consciência dos benefícios do envelhecimento

À medida que envelheço, adquiro mais sabedoria.

Discordo totalmente	Discordo	Não concordo nem discordo	Concordo	Concordo plenamente
1	2	3	4	5

À medida que envelheço, continuo crescendo como pessoa.

1	2	3	4	5

À medida que envelheço, aprecio mais as coisas.

1	2	3	4	5

Total: _____

Representações emocionais – reações emocionais ao envelhecimento

Fico deprimido quando penso sobre como o envelhecimento pode afetar as coisas que consigo fazer.

Discordo totalmente	Discordo	Não concordo nem discordo	Concordo	Concordo plenamente
1	2	3	4	5

Fico deprimido quando penso sobre o efeito que o envelhecimento pode ter na minha vida social.

1	2	3	4	5

Fico deprimido quando penso em envelhecer.

1	2	3	4	5

228 | A NOVA CIÊNCIA DA LONGEVIDADE

Preocupo-me com os efeitos que o envelhecimento pode ter sobre meu relacionamento com os outros.

1   2   3   4   5

Fico irritado quando penso em envelhecer.

1   2   3   4   5

Total: _____

Controle positivo – controle percebido sobre os benefícios do envelhecimento

A qualidade da minha vida social na velhice depende de mim.

Discordo totalmente	Discordo	Não concordo nem discordo	Concordo	Concordo plenamente
1	2	3	4	5

A qualidade do meu relacionamento com os outros na velhice depende de mim.

1   2   3   4   5

Se vou continuar vivendo plenamente, é algo que depende de mim.

1   2   3   4   5

À medida que envelheço, há muito o que fazer para manter minha independência.

1   2   3   4   5

Depende de mim o envelhecimento ter aspectos positivos.

| 1 | 2 | 3 | 4 | 5 |

Total: _____

Consequências negativas – percepção das desvantagens do envelhecimento

| Discordo totalmente | Discordo | Não concordo nem discordo | Concordo | Concordo plenamente |

O envelhecimento limita as coisas que posso fazer.

| 1 | 2 | 3 | 4 | 5 |

Envelhecer me torna menos independente.

| 1 | 2 | 3 | 4 | 5 |

Envelhecer torna tudo mais difícil para mim.

| 1 | 2 | 3 | 4 | 5 |

À medida que envelheço, vou participar de menos atividades.

| 1 | 2 | 3 | 4 | 5 |

À medida que envelheço, já não lido tão bem com os problemas que surgem.

| 1 | 2 | 3 | 4 | 5 |

Total: _____

Controle negativo – controle percebido sobre as experiências negativas do envelhecimento

A diminuição do ritmo de vida com a idade não é algo que eu possa controlar.

Discordo totalmente	Discordo	Não concordo nem discordo	Concordo	Concordo plenamente
1	2	3	4	5

Minha mobilidade na velhice não depende de mim.

1	2	3	4	5

Não tenho controle sobre a perda de vitalidade ou de entusiasmo pela vida à medida que envelheço.

1	2	3	4	5

Não tenho controle sobre os efeitos que o envelhecimento exerce em minha vida social.

1	2	3	4	5

Total: _____

Cronologia cíclica – até que ponto a consciência do envelhecimento varia

Minha experiência com o envelhecimento é cíclica; às vezes piora e às vezes melhora.

Discordo totalmente	Discordo	Não concordo nem discordo	Concordo	Concordo plenamente
1	2	3	4	5

Minha consciência de estar envelhecendo vai e volta em ciclos.

1   2   3   4   5

Passo por fases em que me sinto velho.

1   2   3   4   5

Minha consciência de estar envelhecendo muda muito de um dia para o outro.

1   2   3   4   5

Passo por fases em que me vejo como velho.

1   2   3   4   5

Total: _____

Como você se saiu?

Encontre sua idade no eixo horizontal e sua pontuação em cada categoria no eixo vertical para ver sua posição na escala. Perto da linha contínua é a média; mais próximo à linha com tracejado longo (percentil 95) é acima da média; e mais próximo à linha com tracejado curto (percentil 5) é abaixo da média. Noventa por cento das pessoas estão entre os limites indicados pelas linhas de tracejados longo e curto.

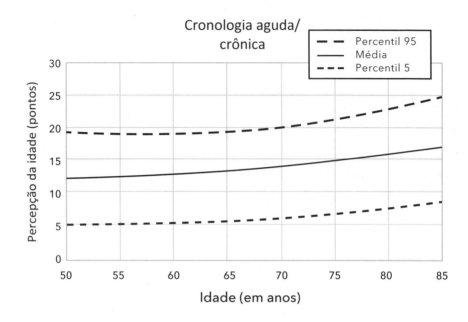

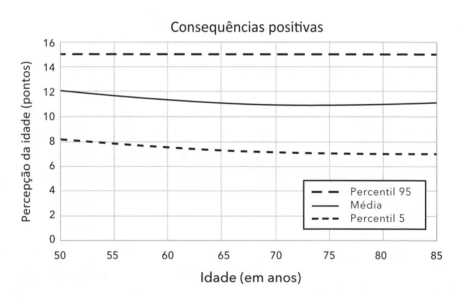

APÊNDICES – AUTOTESTES | 233

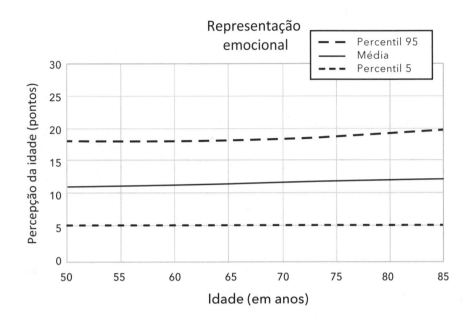

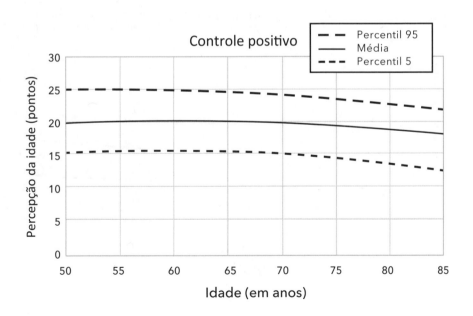

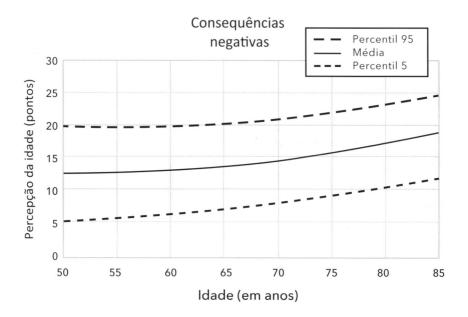

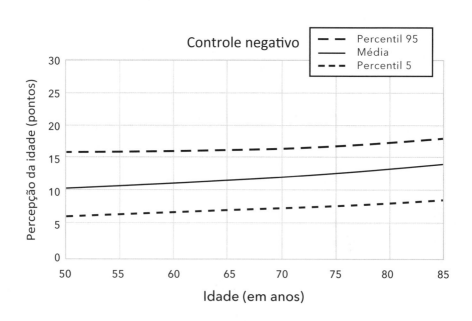

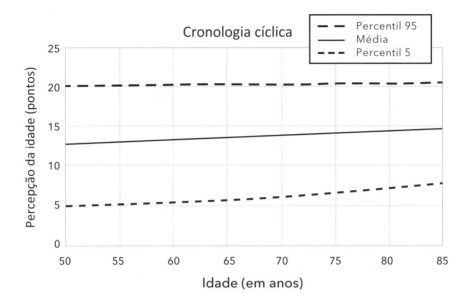

Subescala de Própósito de Vida da Escala de Bem-Estar Psicológico de Ryff

Para um envelhecimento bem-sucedido, é importante ter um propósito de vida. A maioria dos longevos bem-sucedidos têm um propósito. Os cientistas afirmam que podemos criar um propósito para cada dia. Pode ser algo importante, como arrumar um emprego, ou pequenas coisas, como fazer uma tarefa doméstica, ajudar vizinhos e amigos, fazer um trabalho voluntário, praticar jardinagem e outros *hobbies*, até mesmo relacionados com criatividade. Para muitas pessoas, por outro lado, ajudar na criação dos netos é um propósito de vida, e elas se sentem recompensadas por isso.

Sua pontuação deve estar próximo da linha de tracejado longo. Depois que tiver sua pontuação total, veja como ela se relaciona com sua idade no gráfico.

Este teste fornece a medida de seu propósito de vida, um dos vários tópicos que compõem o bem-estar psicológico.

236 | A NOVA CIÊNCIA DA LONGEVIDADE

Circule sua resposta em cada item e depois some os números para obter a pontuação geral. Não deixe nenhum item em branco.

	Discordo totalmente	Discordo	Discordo parcialmente	Não concordo nem discordo	Concordo	Concordo parcialmente / Concordo plenamente
Gosto de fazer planos para o futuro e trabalhar para torná-los realidade.	1	2	3	4	5	6
Na maioria das vezes, acho minhas atividades diárias desinteressantes e banais.	6	5	4	3	1	0
Executo ativamente os planos que estipulei para mim mesmo.	1	2	3	4	5	6
Não tenho uma boa noção do que estou tentando realizar na vida.	6	5	4	3	2	1
Às vezes sinto que já fiz tudo o que tinha para fazer na vida.	6	5	4	3	2	1
Vivo um dia de cada vez e não penso muito no futuro.	6	5	4	3	2	1
Acredito ter objetivos e propósitos em minha vida.	1	2	3	4	5	6

Total: _____

Como você se saiu?

Encontre sua idade no eixo horizontal e sua pontuação em cada categoria no eixo vertical para ver sua posição na escala. Perto da linha contínua é a média; mais próximo à linha com tracejado longo (percentil 95) é acima da média; e mais próximo à linha com tracejado curto (percentil 5) é abaixo da média. Noventa por cento das pessoas estão entre os limites indicados pelas linhas de tracejados longo e curto.

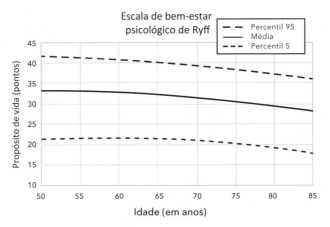

ipsum

Escala de Solidão da Ucla
(Universidade da Califórnia, Los Angeles)

Este teste avalia a solidão. Pontuações mais elevadas representam maior sentimento de solidão.

As perguntas giram em torno de como você se sente em relação a diferentes aspectos de sua vida. Para cada uma, diga com que frequência você se sente assim.

Circule sua resposta em cada item e depois some os números para obter a pontuação de cada seção. Não deixe nenhum item em branco.

	Sempre	Às vezes	Raramente ou nunca
Com que frequência você sente falta de companhia?	2	1	0
Com que frequência você se sente deixado de lado?	2	1	0
Com que frequência você se sente isolado das outras pessoas?	2	1	0
Com que frequência você se sente "em sintonia" com as pessoas ao redor?	0	1	2
Com que frequência você se sente solitário?	2	1	0

Total: _____

Como você se saiu?

Encontre sua idade no eixo horizontal e sua pontuação em cada categoria no eixo vertical para ver sua posição na escala. Perto da linha contínua é a média; mais próximo à linha com tracejado longo (percentil 95) é acima da média; e mais próximo à linha com tracejado curto (percentil 5) é abaixo da média. Noventa por cento das pessoas estão entre os limites indicados pelas linhas de tracejados longo e curto.

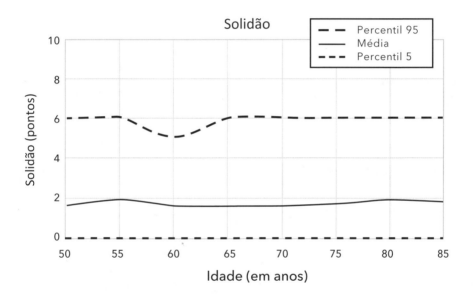

A NOVA CIÊNCIA DA LONGEVIDADE

Escala de Depressão do Centro de Estudos Epidemiológicos (Versão Curta)

Este teste avalia os sintomas de depressão. Pontuações mais elevadas representam níveis mais altos de depressão.

Circule sua resposta em cada item e depois some os números para obter a pontuação de cada seção. Não deixe nenhum item em branco.

	Raramente ou nunca (menos de 1 dia)	Às vezes (de 1 a 2 dias)	Um número razoável de vezes (de 3 a 4 dias)	O tempo todo (de 5 a 7 dias)
Eu me senti deprimido.	0	1	2	3
Senti que tudo o que fiz precisou de esforço.	0	1	2	3
Meu sono foi agitado.	0	1	2	3
Senti-me feliz.	3	2	1	0
Senti-me sozinho.	0	1	2	3
Eu me diverti.	3	2	1	0
Senti-me triste.	0	1	2	3

Senti-me desanimado.

```
0       1       2       3
|_____|_____|_____|
```

Total: _____

Como você se saiu?

Encontre sua idade no eixo horizontal e sua pontuação em cada categoria no eixo vertical para ver sua posição na escala. Perto da linha contínua é a média; mais próximo à linha com tracejado longo (percentil 95) é acima da média; e mais próximo à linha com tracejado curto (percentil 5) é abaixo da média. Noventa por cento das pessoas estão entre os limites indicados pelas linhas de tracejados longo e curto.

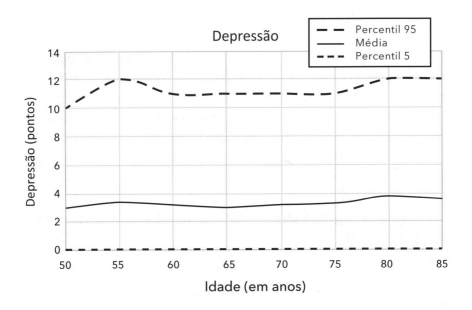

242 | A NOVA CIÊNCIA DA LONGEVIDADE

Apoio Unipodal

Este teste avalia o equilíbrio. Tempos mais longos representam mais equilíbrio, o que indica uma idade biológica mais jovem. Faça este teste em uma superfície estável.

Apoio unipodal com olhos abertos

Fique em pé sobre apenas uma perna e levante a outra alguns centímetros do chão. Mantenha essa posição o maior tempo possível, até o máximo de 30 segundos. Você pode mover os braços, mas não apoie nem prenda a perna que está no ar na outra que está apoiada no chão. Você pode fazer o teste com qualquer uma das pernas.

Apoio unipodal com olhos fechados

Só faça esta parte do teste se conseguir realizar o teste unipodal com os olhos abertos por 5 segundos ou mais.

Feche os olhos, apoie o peso do corpo sobre uma das pernas e levante a outra alguns centímetros do chão. Mantenha essa posição o maior tempo possível, até o máximo de 30 segundos. Você pode mover os braços, mas não apoie nem prenda a perna que está no ar na outra que está apoiada no chão. Você pode fazer o teste com qualquer uma das pernas e não é obrigatório usar a mesma perna utilizada no teste com os olhos abertos.

Registre quantos segundos você conseguiu ficar apoiado em uma só perna com os olhos fechados.

Tempo (segundos): _____

Como você se saiu?

Encontre sua idade no eixo horizontal e sua pontuação em segundos no eixo vertical. A linha contínua representa a média.

Apoio unipodal com olhos fechados

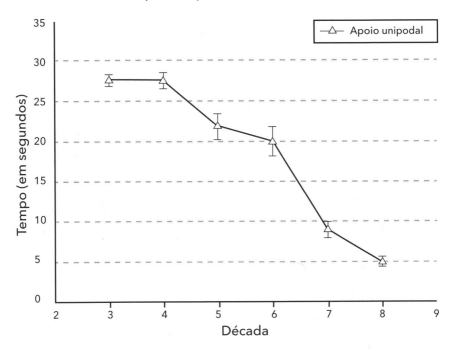

Dados extraídos de Luc Vereeck, Floris Wuyts, Steven Truijen e Paul van de Heyning (2008). Clinical assessment of balance: normative data, and gender and age effects, *International Journal of Audiology*, 47:2, 67-75, DOI: 10.1080/14992020701689688.

Referências

CAPÍTULO 1

19 **Podemos analisar a epigenética com base em amostras de sangue e usar os resultados para compreender melhor por que algumas pessoas [...] vivem mais com saúde**: Stringhini, S. *et al.*, *Socioeconomic Status, Non-Communicable Disease Risk Factors, and Walking Speed In Older Adults: Multi-Cohort Population-Based Study*. BMJ, 2018. **360**: p. k1046.

McCrory, C., Kenny, R. A. *et al.*, *The Lasting Legacy of Childhood Adversity for Disease Risk in Later Life*. Health Psychol, 2015. 34(7): pp. 687-96.

Stringhini, S., *et al.*, *Socioeconomic Status and the 25 × 25 Risk Factors as Determinants of Premature Mortality: a Multicohort Study and Meta-analysis of 1·7 Million Men and Women*. The Lancet, 2017. 389(10075): pp. 1229-237.

20 **Além disso, agora sabemos que os genes podem ser ativados ou inativados**: Chignon, A., *et al.*, *Single-cell expression and Mendelian randomization analyses identify blood genes associated with lifespan and chronic diseases*. Commun Biol, 2020. 3(1): p. 206.

21 **Uma pequena alteração no gene DAF2 de um nematoide, o *Caenorhabditis elegans*, dobra seu ciclo de vida**: Kenyon, C. J. *The Genetics of Ageing*. Nature, 2010. **464**(7288): pp. 504-12.

21 **Alimentação, obesidade, exercício e restrição calórica influenciam o gene DAF2**: Milman, S. *et al. Low Insulin-like Growth Factor-1 Level Predicts Survival in Humans with Exceptional Longevity*. Aging Cell, 2014. **13**(4): pp. 769-71.

21 **[...] novos "relógios", que usam diferentes combinações de montantes de metilação, continuam a ser descobertos e testados acerca de sua precisão**: El Khoury, L. Y., *et al.*, *Systematic Underestimation of the Epigenetic Clock and Age Acceleration in Older Subjects*. Genome Biology, 2019. **20**(1): p. 283.

246 | A NOVA CIÊNCIA DA LONGEVIDADE

21 Nenhum relógio ainda é preciso o suficiente para estimar com clareza a idade biológica de um indivíduo: McCrory, C., Kenny, R. A. *et al. Association of 4 Epigenetic Clocks with Measures of Functional Health, Cognition, and All-cause Mortality in The Irish Longitudinal Study on Ageing (TILDA).* bioRxiv, 2020: p. 2020.04.27.063164.

Stringhini, S. *et al. Socioeconomic Status, Non-communicable Disease Risk Factors, and Walking Speed in Older Adults.*

McCrory, C., Kenny, R. A., *et al., The Lasting Legacy of Childhood Adversity for Disease Risk In Later Life.*

Stringhini, S. *et al. Socioeconomic Status and the 25 × 25 Risk Factors as Determinants of Premature Mortality.*

21 [...] o relógio epigenético permite calcular a diferença entre a idade biológica e a idade cronológica: Belsky, D., *et al. Quantification of the Pace of Biological Aging in Humans Through a Blood Test: a DNA Methylation Algorithm.* bioRxiv, 2020: pp. 2020.02.05.927434.

22 Há uma propaganda exagerada em torno do assunto, e hoje existem produtos no mercado que alegam determinar a idade biológica com precisão: Mouratidis, Y. *We Are More Than Our DNA.* [Science 17 de novembro de 2018, 16 de julho de 2018, 2020]; disponível em: https://www.forbes.com/sites/yiannismouratidis/2018/11/17/we-are-more-thanour-dna/#385d42a52e9c.

22 [...] esses produtos devem ser considerados com cautela. [...] até agora, os métodos não [...] levam em consideração toda a complexa rede de fatores que influenciam o processo de envelhecimento: McCrory, C., Kenny, R. A., *et al. Epigenetic Clocks and Allostatic Load Reveal Potential Sex-Specific Drivers of Biological Aging.* J Gerontol A Biol Sci Med Sci, 2020. 75(3): pp. 495-503.

22 A aceleração da idade: Marioni, R. E. *et al., DNA Methylation Age of Blood Predicts All-cause Mortality in Later Life.* Genome Biol, 2015; **16**(1): p. 25.

22 Estresse e mudança de humor persistentes [...] estado fisiológico adverso que eles geram: Lupien, S. J. *et al. Stress-induced Declarative Memory Impairment in Healthy Elderly Subjects: Relationship to Cortisol Reactivity.* J Clin Endocrinol Metab, 1997. 82(7): pp. 2070-075.

Lupien, S. J. *et al. Effects of Stress Throughout the Lifespan on the Brain, Behaviour and Cognition.* Nat Rev Neurosci, 2009. 10(6): pp. 434-45.

22 Um estudo muito conhecido da Nova Zelândia [...] suas atitudes em relação ao envelhecimento: Caspi, A. *et al. Longitudinal Assessment of Mental Health Disorders and Comorbidities Across 4 Decades Among Participants in the Dunedin Birth Cohort Study.* JAMA Netw Open, abril de 2020; 3(4): pp. e203221-e203221.

REFERÊNCIAS | 247

24 Por exemplo, eles apresentaram piores resultados nos testes de equilíbrio, pois foram incapazes de se manter em pé sobre uma só perna pelo mesmo tempo que os que envelheciam mais devagar; nos de habilidades motoras finas, ao serem solicitados a encaixar pequenos objetos em um painel perfurado; além de apresentarem menor força de preensão: Elliott, M. L., *et al. Brain-age in Midlife is Associated with Accelerated Biological Aging and Cognitive Decline in a Longitudinal Birth Cohort.* Mol Psychiatry, dezembro de 2019 10:10.1038/s41380-019-0626-7.

Belsky, D. W. *et al. Eleven Telomere, Epigenetic Clock, and Biomarker-Composite Quantifications of Biological Aging: Do They Measure the Same Thing?* Am J Epidemiol, 2018. **187**(6): pp. 1220-1230.

Elliott, M. L., *et al. Disparities in the Pace of Biological Aging Among Midlife Adults of the Same Chronological Age Have Implications for Future Frailty Risk and Policy.* Nat Aging, 2021. **1**(3): pp. 295-308.

Belsky, D. *et al. Quantification of the Pace of Biological Aging in Humans Through a Blood Test.*

Caspi, A. *et al. Longitudinal Assessment of Mental Health Disorders and Comorbidities.*

24 Esse ponto de partida em comum nos permite tirar conclusões sobre os vasos cerebrais com base nos vasos oculares em adultos: Shalev, I., *et al. Retinal Vessel Caliber And Lifelong Neuropsychological Functioning: Retinal Imaging as An Investigative Tool for Cognitive Epidemiology.* Psychol Sci, 2013. **24**(7): pp. 1198-207.

24 Mudanças detectadas em fotografias retinianas preveem a ocorrência de acidente vascular cerebral (AVC) e demência vascular no futuro: Wong, T. Y. e P. Mitchell, *Hypertensive Retinopathy.* N Engl J Med, 2004. **351**(22): pp. 2310-317.

Ikram, M. A., *et al. The Rotterdam Study: 2018 Update on Objectives, Design and Main Results.* Eur J Epidemiol, 2017. **32**(9): pp. 807-50.

24 Os jovens adultos do estudo de Dunedin [...] corressem maior risco de sofrer um AVC e ter demência mais tarde: Nolan, J. M., Kenny, R. A., *et al. Education is Positively Associated with Macular Pigment: the Irish Longitudinal Study on Ageing (TILDA).* Invest Ophthalmol Vis Sci, 2012. **53**(12): pp. 7855-861.

Connolly, E., Kenny, R. A., *et al. Prevalence of Age-related Macular Degeneration Associated Genetic Risk Factors and 4-year Progression Data in the Irish Population.* Br J Ophthalmol, 2018. **102**(12): pp. 1691-695.

Feeney, J., Kenny, R. A., *et al. Low Macular Pigment Optical Density is Associated with Lower Cognitive Performance in a Large, Population-based Sample of Older Adults.* Neurobiol Aging, 2013. **34**(11): pp. 2449-456.

25 A diferença de quase doze anos em relação à idade biológica se devia, sobretudo, a experiências adversas na juventude: Belsky, D. W. *Reply to Newman: Quantification of Biological Aging in Young Adults is Not the Same Thing as the Onset of Obesity.* Proc Natl Acad Sci USA, 2015. **112**(52): E7164-E7165.

248 | A NOVA CIÊNCIA DA LONGEVIDADE

25 [...] em geral, esses participantes resilientes eram otimistas e tinham percepção e atitude positivas apesar das circunstâncias adversas: Snowdon, D. *Aging with Grace: What the Nun Study Teaches Us About Leading Longer, Healthier, and More Meaningful Lives.* 2002: Bantam.

25 Mas diversos estudos, entre eles, alguns feitos pelo nosso grupo, confirmaram que "temos a idade que sentimos ter", seja qual for nosso estado de saúde: Weiss, D. e F. Lang. *"They" Are Old But "I" Feel Younger: Age-Group Dissociation as a Self-Protective Strategy in Old Age.* Psychol Aging, 2012. **27**: pp. 153-63.

25-26 [...] uma atitude positiva em relação ao envelhecimento altera [...] [a] epigenética [da célula]: Wurm, S. e Y. Benyamini. *Optimism Buffers the Detrimental Effect of Negative Selfperceptions of Ageing on Physical and Mental Health.* Psychol Health, 2014. **29**(7): pp. 832-48.

Wurm, S. *et al. How do Negative Self-perceptions of Aging Become a Self-fulfilling Prophecy?* Psychol Aging, 2013. **28**(4): pp. 1088-097.

26 [...] as pessoas que sentem ter sua idade cronológica ou estar perto dela têm mais probabilidade de desenvolver fragilidade física e problemas de saúde mental nos anos subsequentes se comparadas às que dizem se sentir mais jovens do que sua idade cronológica: Robertson, D. A., Kenny, R. A., *et al. Negative Perceptions of Aging and Decline in Walking Speed: a Self-fulfilling Prophecy.* PLoS One, 2015. **10**(4): e0123260.

Robertson, D. A. e R. A. Kenny. *Negative Perceptions of Aging Modify the Association Between Frailty and Cognitive Function in Older Adults.* Pers Individ Differ, 2016. **100**: pp. 120-25.

Robertson, D. A., B. L. King-Kallimanis e Kenny, R. A. *Negative Perceptions of Aging Predict Longitudinal Decline in Cognitive Function.* Psychol Aging, 2016. **31**(1): pp. 71-81.

McGarrigle C, Ward M. e Kenny, R. A. (no prelo). *Negative Ageing Perceptions and Cognitive and Functional Decline: Are You As Old As You Feel?* JAGS.

26 Percepções negativas em relação ao envelhecimento resultam em diminuição da autoconfiança, da autoestima e [...] em menos saúde física e mental.

Weiss, D. e F. Lang. *"They" Are Old But "I" Feel Younger: Age-Group Dissociation as a Self-Protective Strategy.*

Wurm, S. e Y. Benyamini. *Optimism Buffers the Detrimental Effect of Negative Self-perceptions of Ageing on Physical and Mental Health.*

Wurm, S. *et al. How do Negative Self-perceptions of Aging Become a Self-fulfilling Prophecy?*

26 Percepções negativas resultam, mais tarde, em maior propensão a ter doenças como cardiopatia, a sofrer um infarto do miocárdio e a morrer precocemente: Levy, B. R., *et al. Reducing Cardiovascular Stress with Positive Self-stereotypes of Aging.* J Gerontol B Psychol Sci Soc Sci, 2000. **55**(4): pp. P205-P213.

REFERÊNCIAS | 249

Levy, B. R., *et al. Age Stereotypes Held Earlier in Life Predict Cardiovascular Events in Later Life.* Psychol Sci, 2009. **20**(3): pp. 296-98.

Lang, P. O., J. P. Michel e D. Zekry. *Frailty Syndrome: a Transitional State in a Dynamic Process.* Gerontology, 2009. **55**(5): pp. 539-49.

26 [...] que a percepção do envelhecimento pode mudar com rapidez a fisiologia de um indivíduo [...] foram "Alzheimer', "confuso", "em declínio", "decrépito", "demente", "dependente", "doente", "moribundo", "esquecido", "incompetente", "guarda coisas no lugar errado" e "senil": Levy, B. *Improving Memory in Old Age Through Implicit Self-stereotyping.* J Pers Soc Psychol, 1996. **71**(6): pp. 1092-107.

Levy, B. R., *et al., Subliminal Strengthening: Improving Older Individuals' Physical Function Over Time with an Implicit-Age-Stereotype Intervention.* Psychol Sci, 2014. **25**(12): pp. 2127-135.

27 Os participantes expostos a estereótipos negativos apresentaram respostas fisiológicas excessivas e indesejadas, com aumento da pressão arterial [...] estereótipos negativos sobre envelhecimento tornavam os participantes menos capazes de mitigar as respostas ao estresse.

Levy, B. R., *et al. Reducing Cardiovascular Stress with Positive Self-stereotypes of Aging.*

Levy, B. *Improving Memory in Old Age Through Implicit Self-stereotyping.*

27 Quanto mais esses adultos mais velhos concordavam com afirmações negativas como as duas primeiras [...] maior a propensão a ter um envelhecimento físico e cognitivo acelerado ao longo dos oito anos seguintes: Robertson, D. A., Kenny, R. A., *et al. Negative Perceptions of Aging and Decline in Walking Speed.*

Robertson, D. A. e Kenny R. A. *Negative Perceptions of Aging Modify the Association Between Frailty and Cognitive Function in Older Adults.*

Robertson, D. A., B. L. King-Kallimanis e Kenny R. A. *Negative Perceptions of Aging Predict Longitudinal Decline in Cognitive Function.*

27 [...] ficou demonstrado que as atitudes negativas afetavam a maneira como os problemas de saúde interagiam [...] participantes debilitados que tinham atitudes positivas exibiam o mesmo nível de habilidade mental dos participantes que não estavam debilitados: Robertson, D. A. e R. A. Kenny. *Negative Perceptions of Aging Modify the Association Between Frailty and Cognitive Function in Older Adults.*

28 [...] as pessoas subestimam quanto a atividade sexual está ligada à percepção de envelhecimento [...] menos propensos a se considerar velhos e a acreditar que o envelhecimento tem consequências negativas: *Sexual Activity in the Over 50s Population in Ireland.* Orr, J., McGarrigle, C., Kenny, R. A. Em nome da equipe do Tilda, em fevereiro de 2017. Copyright © The Irish Longitudinal Study on Ageing 2017. The Irish Longitudinal Study on Ageing Trinity College Dublin. https://tilda.tcd.ie/publications/reports/ pdf/Report_SexualActivity.pdf.

250 | A NOVA CIÊNCIA DA LONGEVIDADE

Orr, J., R. Layte, N. O'Leary Kenny, R. A. *Sexual Activity and Relationship Quality in Middle and Older Age: Findings from the Irish Longitudinal Study on Ageing (TILDA).* J Gerontol B Psychol Sci Soc Sci, 2019. **74**(2): pp. 287-97.

29 […] adultos mais velhos com atitudes negativas em relação ao envelhecimento vivem 7,5 anos a menos […] por causa dos índices mais altos de doenças cardíacas: Levy, B. *Stereotype Embodiment: A Psychosocial Approach to Aging.* Curr Dir Psychol Sci, 2009 Dec 1; **18**(6): pp. 332-36.

Jang, Y., L. W. Poon e P. Martin. *Individual Differences in the Effects of Disease and Disability on Depressive Symptoms: The Role of Age and Subjective Health.* Int J Aging Hum Dev, 2004. **59**(2): pp. 125-137.

Kim, S. H. *Older People's Expectations Regarding Ageing, Health-promoting Behaviour and Health Status.* J Adv Nurs, 2009. **65**(1): pp. 84-91.

Moor, C. *et al. Personality, Aging Self-perceptions, and Subjective Health: a Mediation Model.* Int J Aging Hum Dev, 2006. **63**(3): pp. 241-57.

Levy, B. R., *et al. Reducing Cardiovascular Stress with Positive Self-stereotypes of Aging.*

Levy, B. R., *et al. Age Stereotypes Held Earlier in Life Predict Cardiovascular Events in Later Life.*

Levy, B. *Improving Memory in Old Age Through Implicit Self-stereotyping.*

29 […] pudemos mostrar que a percepção de envelhecimento afetava de modo independente a morte precoce: Robertson, D. A., Kenny, R. A., *et al. Negative Perceptions of Aging and Decline in Walking Speed.*

Robertson, D. A. e Kenny, R. A. *Negative Perceptions of Aging Modify the Association Between Frailty and Cognitive Function in Older Adults.*

Robertson, D. A., B. L. King-Kallimanis e Kenny R. A. *Negative Perceptions of Aging Predict Longitudinal Decline in Cognitive Function.*

McGarrigle C., Ward M. e Kenny, R. A. *Negative Ageing Perceptions and Cognitive and Functional Decline.*

29 *Sempre Jovem* é uma comédia de 1951 […] feliz com o resultado:

Colaboradores do Wikipedia. *As Young As You Feel.* [10 de maio de 2020, 16 de julho de 2020, 2020]; disponível em: https://en.wikipedia.org/w/index.php?title=As_Young_as_You_Feel&oldid=955839774

30 As políticas de aposentadoria compulsória permitem que os empregadores […] passou a ser uma retirada voluntária da força de trabalho na idade mais apropriada para as capacidades, os interesses e os planos de carreira do indivíduo: Till von Wachter. *The End of Mandatory Retirement in the US: Effects on Retirement and Implicit Contracts.* 2002: Columbia University, p. 60.

REFERÊNCIAS | 251

30 **Muitos países europeus ainda têm aposentadoria compulsória para os trabalhadores do setor público**: Aegon Centre for Longevity and Retirement (ACLR) Survey. *Aegon Retirement Readiness Survey 2015: Inspiring a World of Habitual Savers.* [27 de maio de 2015, 16 de julho de 2015, 2020]; disponível em: https://www.aegon.com/research/reports/annual/aegon-retirement-readiness-survey-2015-inspiring-a-world-of-habitual-savers/

30 **Dois terços dos cidadãos norte-americanos preferem aliar um trabalho de meio período à aposentadoria parcial a se aposentar de vez**: Eurofound, *European Quality of Life Survey 2016: Quality of Life, Quality of Public Services, and Quality of Society,* 2017: Publications Office of the European Union, Luxemburgo. p. 122.

30 **Pesquisas de vários países europeus e dos Estados Unidos [...] mais satisfeitos com a vida, em média, do que os mais jovens**: Nikolova, M. e C. Graham. *Employment, Late-life Work, Retirement, and Well-being in Europe and the United States.* IZA J Labor Stud 3, 5 (2014).

31 **Poder escolher quando parar de trabalhar é importante e afeta tanto a satisfação com a vida quanto a percepção de envelhecimento**: Walker, J. W. e H. L. Lazer. *The End of Mandatory Retirement: Implications for Management.* 1978, Chichester, Nova York: Wiley & Sons.

OECD, *Pensions at a Glance 2017: OECD and G20 Indicators.* 2017, OECD Publishing, Paris.

31 **Infelizmente, a aposentadoria compulsória condiz com outras atitudes sociais negativas [...] adultos mais velhos como fisicamente fracos, esquecidos, teimosos e egoístas**: Lupien, S. J. e N. Wan. *Successful Ageing: from cell to Self.* Philos Trans R Soc London (Biol), 2004. 359(1449): pp. 1413-426.

31 **[...] existem poucas evidências médicas ou psicológicas objetivas dessas "verdades" comumente aceitas sobre o envelhecimento**: World Health Organization. *Ageism.* [16 de julho de 2020, 2020]; disponível em: https://www.who.int/ageing/ageism/en/

31 **Apenas uma pequena minoria de adultos mais velhos têm problemas físicos, cognitivos ou mentais [...] melhora depois dos 50 anos**: Layte, R., E. Sexton, G. Savva, Kenny, R. A. *Quality of Life in Older Age: Evidence from an Irish Cohort Study.* J Am Geriatr Soc, 2013. **61 Suppl 2**: pp. S299-305.

31 **"Ele falou que eu estava muito velho para aquilo"**: Royal Society for Public Health (RSPH), *That Age Old Question: How Attitudes to Ageing Affect Our Health and Wellbeing.* 2018: RSPH, Londres.

Abrams, D., Eilola T. e H. Swift, *Attitudes to Age in Britain 2004-2008.* 2009, University of Kent: RU.

31 **Uma pesquisa de 2018 [...] Somente um terço dos portugueses, suíços e alemães disseram que têm amigos mais velhos**: ESS9. *European Social Survey* 2018. [30 de julho de 2018, 2020]; disponível em: https://www.europeansocialsurvey.org/data/download. html?r=9 9781789464313_Age Proof-TPB_Text.indd 245 23/11/2021 22:38

252 | A NOVA CIÊNCIA DA LONGEVIDADE

32 [...] adultos mais velhos têm menos probabilidade de receber o mesmo tratamento apenas por causa da idade: Jackson, S., R. Hackett e A. Steptoe. *Associations Between Age Discrimination and Health and Wellbeing: Cross-sectional and Prospective Analysis of the English Longitudinal Study of Ageing.* Lancet Public Health, 2019:e200-e208.

32 "um serviço de saúde sobrecarregado não é desculpa para uma discriminação que resultaria em rejeição das pessoas mais velhas": Hill, A. *Favouring young over old in COVID-19 treatment justifiable, says ethicist.* [22 de abril de 2020, 30 de julho de 2020, 2020]; disponível em: https://www. theguardian.com/world/2020/apr/22/favouring-young-over-old-in-covid-19-treatment-justifiable-says-ethicist

33 [...] nasceram quase 77 milhões de bebês, somente nos Estados Unidos [...] é cada vez mais provável que tenham saúde suficiente para correr maratonas, construir casas e até mesmo abrir um novo negócio: Chappelow, J. Baby Boomer. [Economics 28 de fevereiro de 2020, 30 de julho de 2020, 2020]; disponível em: https://www.investopedia.com/terms/b/baby_boomer.asp.

34 O Índice de Progresso Social: Porter M. E., Stern S. e Green M. *The Social Progress Index 2017.* 2017: Washington DC.

35 Os invernos são longos e escuros na Dinamarca [...] reúnem amigos de todas as idades: Parkinson, J. *A Heart-warming Lesson from Denmark.* 2015.

36 A linguagem que usamos tem importância, e o etarismo é exemplificado pela linguagem e pela terminologia: Avers, D., *et al. Use of the Term "Elderly".* J Geriatr Phys Ther, 2011. 34(4): pp. 153-54.

36 Algumas palavras podem ser convenientes, mas promovem estereótipos pela generalização [...] o termo "idoso" no caso de alguém forte e independente, e também em relação a alguém frágil e dependente, diz pouco sobre o indivíduo, além de ser um descritor impreciso e enganoso: Sarkisian, C. A., *et al. The Relationship Between Expectations for Aging and Physical Activity Among Older Adults.* J Gen Intern Med, 2005. 20(10): pp. 911-15.

Sarkisian, C. A., *et al. Development, Reliability, and Validity of the Expectations Regarding Aging (ERA-38)* Survey. Gerontologist, 2002. 42(4): pp. 534-42.

Sarkisian, C. A., *et al. Correlates of Attributing New Disability to Old Age. Study of Osteoporotic Fractures Research Group.* J Am Geriatr Soc, 2001. 49(2): pp. 134-41.

Kim, S. H. *Older People's Expectations Regarding Ageing, Health-promoting Behaviour and Health Status.*

36 Pense em quantas vezes você ouviu referências a "idosas" ou "idosos" durante a recente pandemia de covid-19: Palmore, E. *Ageism: Negative and Positive.* 2a ed. 1999: Springer Publishing Company.

36 Embora termos etaristas rebaixem adultos mais velhos [...] resulta em menos cuidados e afeta de maneira negativa o tratamento dos pacientes: Nemmers, T. M. *The Influence of Ageism and Ageist Stereotypes on the Elderly. Phys Occup* Ther Geriatr, 2005. 22(4): pp. 11-20.

REFERÊNCIAS | 253

36 Em um estudo europeu, indivíduos mais velhos demonstraram preferência por "pessoa mais velha" ou "sênior" e rejeitaram terminantemente os termos "velho" e, sobretudo, "idoso": European Commission DG for Employment Social Affairs and Inclusion and DG Communication. *Special Eurobarometer 378 on Active ageing*. [17 de maio de 2012, 9 de setembro de 2012, 2020]; Disponível em: https://ec.europa.eu/eip/ageing/library/special-eurobarometer-378-active-ageing_en

Walker, A. e G. B. E. Gemeinschaften. *Age and Attitudes: Main Results from a Eurobarometer Survey*. 1993: Commission of the European Communities.

36 [...] o Comitê de Direitos Econômicos, Sociais e Culturais das Pessoas Mais Velhas da Organização das Nações Unidas rejeitou o termo "idoso", preferindo "pessoa com mais idade". UN Committee on Economic Social and Cultural Rights (CESCR), *General Comment No. 6: The Economic, Social and Cultural Rights of Older Persons*. 1995. p. 11.

36-37 [...] International Longevity Centre (Centro Internacional de Longevidade) recomendou a expressão "adultos com mais idade", em vez de "sênior" e "idoso": Dahmen, N. e R. Cozma. *Media takes: on aging*. 2008: International Longevity Center (EUA) (ILC).

37 [...] de usar termos precisos, exatos, que não façam juízo de valor e que os adultos mais velhos prefiram: Kleinspehn-Ammerlahn, A., D. Kotter-Grühn, e J. Smith. *Self-perceptions of Aging: do Subjective Age and Satisfaction with Aging Change During Old Age?* J Gerontol B Psychol Sci Soc Sci, 2008. 63(6): pp. P377-85.

Kotter-Grühn, D., *et al. Self-perceptions of Aging Predict Mortality and Change with Approaching Death: 16-year Longitudinal Results from the Berlin Aging Study*. Psychol Aging, 2009. 24(3): pp. 654-67.

Levy, B. R. e L. M. Myers. *Preventive Health Behaviors Influenced by Self-perceptions of Aging*. Prev Med, 2004. 39(3): pp. 625-29.

37 [...] 678 freiras da congregação School Sisters of Notre Dame, nos Estados Unidos, que concordaram em participar do estudo longitudinal de David Snowdon em 1991 [...] a influência da saúde e das experiências de vida das freiras, ao longo de toda a vida, sobre o cérebro: Tomasulo, D. *Learned Hopefulness: The Power of Positivity to Overcome Depression*. 2020: New Harbinger Publications. 192.

38 Atitudes positivas promovem uma espécie de proteção contra patologias cerebrais: Tomasulo, D. *Proof Positive: Can Heaven Help Us? The Nun Study – Afterlife*. [13 de maio de 2020, 2021]; disponível em: https://psychcentral.com/blog/proof-positive-can-heaven-help-usthe-nun-study-afterlife#1

CAPÍTULO 2

41 [...] Zonas Azuis surgiu em estudos publicados em 2004: Poulain, M., *et al. Identification of a Geographic Area Characterized by Extreme Longevity in the Sardinia Island: the AKEA study*. Exp Gerontol, 2004. 39(9): pp. 1423-429.

254 | A NOVA CIÊNCIA DA LONGEVIDADE

Poulain, M., A. Herm e G. Pes. *The Blue Zones: Areas of Exceptional Longevity Around the World.* Vienna Yearbook of Population Research, 2013. **11**: pp. 87-108.

42 […] os cientistas começaram a tentar explicar por que essas populações tinham uma vida longa e mais saudável: Buettner, D. *The Blue Zones. Lessons for Living Longer from the People Who've Lived the Longest.* Primeira edição em brochura, ed. 2009, Washington DC: National Geographic.

42 […] as pessoas são mais saudáveis e mais felizes quando têm um propósito de vida; além disso, podem viver até sete anos a mais: Hill, P. L. e N. A. Turiano. *Purpose in Life as a Predictor of Mortality Across Adulthood.* Psychol Sci, 2014. **25**(7): pp. 1482-486.

43 No caso dos adventistas, o "propósito" deles é ser parte de uma comunidade religiosa: Wallace, L. E. *et al., Does Religion Stave Off the Grave? Religious Affiliation in One's Obituary and Longevity.* Soc Psychol Personal Sci, 2019. **10**(5): pp. 662-70.

44 Sobreposição de hábitos saudáveis em três Zonas Azuis: Buettner, D. *The Secrets of a Long Life*, in *National Geographic.* 2005, National Geographic.

Contribuições da Wikipedia. *Okinawa Island.* [21 de julho de 2020, 28 de julho de 2020, 2020]; disponível em: https://en.wikipedia.org/w/index.php?title=Okinawa_Island&oldid=968792880.

Contribuições da Wikipedia. *Icaria.* [6 de julho de 2020, 28 de julho de 2020, 2020]; disponível em: https://en.wikipedia.org/w/index.php?title=Icaria&oldid=966277626.

45 […] o físico Alexander Leaf fez um relato detalhado de suas viagens para comunidades de supostos indivíduos longevos: Leaf, A. *Every Day is a Gift When You Are Over 100.*, in National Geographic Magazine. Vol. 143. N. 1, pp. 92-119. 1973, National Geographic Society: Washing D.C. pp. 92-119.

45 […] infelizmente […] Leaf reconheceu que não havia provas substanciais de longevidade no povoado de Vilcabamba: Leaf, A. *Statement Regarding the Purported Longevous Peoples of Vilcabamba*, in In Controversial Issues in Gerontology, organizado por H. Hershow. 1981, Springer. Nova York. pp. 25-6.

45 Outros estudos confirmaram que nenhuma das áreas mencionadas antes haviam resistido a um escrutínio: Mazess, R. B. e S. H. Forman *Longevity and Age Exaggeration in Vilcabamba, Ecuador.* J Gerontol, 1979. **34**(1): pp. 94-8.

48 Eles também questionaram a história de Jeanne em um artigo publicado em ResearchGate.net: Zak, N. *Jeanne Calment: the Secret of Longevity.* 2018. DOI: 10.13140/RG.2.2.29345.04964.

48 […] afirmaram que era matematicamente impossível viver até a idade avançada de Jeanne Calment: Zak, N. *Evidence that Jeanne Calment Died in 1934-Not 1997.* Rejuvenation Res, 2019. **22**(1): pp. 3-12.

REFERÊNCIAS | 255

48 [...] a alegação era equivocada, e foi refutada no ano seguinte [...] desacreditando, assim, Zak e Novoselov: Robine, J. M., *et al. The Real Facts Supporting Jeanne Calment as the Oldest Ever Human.* J Gerontol A Biol Sci Med Sci, 2019. 74(Supplement_1): pp. S13-S20.

Robine, J. M., Allard, M. *Validation of the Exceptional Longevity Case of a 120 Years Old Woman, in* Facts and Research in Gerontology, pp. 363-67.

Desjardins, B., *Validation of Extreme Longevity Cases in the Past: The French-Canadian Experience., in* Validation of Exceptional Longevity, B. Jeune e J. W. Vaupel (orgs.). 1999, Odense University Press: Dinamarca.

49 [...] aumentar de modo significativo a vida de um camundongo: Beyea, J. A., *et al. Growth Hormone (GH) Receptor Knockout Mice Reveal Actions of GH in Lung Development.* Proteomics, 2006. 6(1): pp. 341-48.

50 [...] teoria [...] é a mais arraigada na crença popular: Stibich, M. *What is the Genetic Theory of Aging? How Genes Affect Aging and How You May "Alter" Your Genes.* [26 de janeiro de 2020, 1o de abril de 2020, 2020], disponível em: https://www.verywellhealth. com/the-genetic-theory-of-aging-2224222.

51 [...] os genes contribuem apenas com 20% a 30% da variação na sobrevivência até os 80 anos, e os fatores genéticos desempenham um papel muito mais importante na longevidade após os 80: Zeliadt N. *Live Long and Proper: Genetic Factors Associated with Increased Longevity Identified.* [1o de julho de 2010, 28 de julho de 2010, 2020]; disponível em: https://www.scientificamerican.com/article/genetic-factors-associated- with-increased-longevityidentified/

52 [...] vários fatores influenciavam o aspecto e o envelhecimento facial, entre eles, tabagismo e exposição excessiva ao sol [...] em mulheres com mais de 40 anos, maior peso corporal foi associado a aparência mais jovem: Parker-Pope. T. *Twins and the Wrinkles of Aging.* [5 de fevereiro de 2009, 2 de abril de 2009, 2020], disponível em: https://well. blogs.nytimes.com/2009/02/05/twin-studies-explain-wrinkles-of-aging/.

53 [...] muitos fatores externos, e não apenas os genes, contribuíram para um aspecto mais envelhecido no caso de gêmeos idênticos: Dorshkind, K., E. Montecino-Rodriguez e R. A. Signer. *The Ageing Immune System: Is It Ever Too Old to Become Young Again?* Nat Rev Immunol, 2009. 9(1): pp. 57-62.

Gudmundsson, H., *et al. Inheritance of Human Longevity in Iceland.* Eur J Hum, 2000. 8(10): pp. 743-49.

Sebastiani, P., *et al. Genetic Signatures of Exceptional Longevity in Humans.* PLoS One, 2012; 7(1): e29848.

Puca, A. A., *et al. A Genome-wide Scan for Linkage to Human Exceptional Longevity Identifies a Locus on Chromosome 4.* Proc Natl Acad Sci U S A, 2001. **98**(18): pp. 10505-508.

256 | A NOVA CIÊNCIA DA LONGEVIDADE

55 Proteínas que atuam como caminhões de reciclagem [...] também são ativadas e desativadas por instruções do núcleo: Stibich, M. *What is the Genetic Theory of Aging?*

56 Ele elucidou os mecanismos da autofagia [...]. O trabalho agora está centrado em maneiras de manipular a autofagia: Kumsta, C., *et al. The Autophagy Receptor p62/SQST-1 Promotes Proteostasis and Longevity in C. Elegans by Inducing Autophagy*. Nat Commun, 2019. **10**(1): 5648.

56 Outra teoria diz que estamos programados para envelhecer: Jin, K. *Modern Biological Theories of Aging*. Aging Dis, 2010. 1(2): pp. 72-4.

57 [...] embora pessoas com frequência cardíaca de repouso mais alta morram mais cedo: Fox, K., *et al. Resting Heart Rate in Cardiovascular Disease*. Journal of the American College of Cardiology, 2007. **50**(9): pp. 823-30.

58 [...] a maioria dos estudos de suplementos antioxidantes realizados com seres humanos ainda não mostrou efeitos tão potentes: Eldridge, L. *Free Radicals: Definition, Causes, Antioxidants, and Cancer – What Exactly Are Free Radicals and Why Are they Important?* 2 de fevereiro de 2020. Acesso em: 18 de outubro de 2021. Disponível em: https://www.verywellhealth.com/information-about-free-radicals-2249103

58 [...] a possibilidade de retardar ou reverter os efeitos do envelhecimento sobre o sistema imunológico traria benefícios substanciais: European Centre for Disease Prevention and Control (ECDC). *COVID-19 Pandemic*. [28 de julho de 2020, 2020]; disponível em: https://www.ecdc.europa.eu/en/covid-19/latest-evidence/epidemiology.

58 A compreensão das alterações celulares que estão por trás do declínio da função imunológica aumentou: Dorshkind, K., E. Montecino-Rodriguez e R. A. Signer. *The Ageing Immune System.*

59 Essa redução de doenças e incapacidade traria ganhos financeiros: Science Advice for Policy by European Academies (SAPEA), *Transforming the Future of Ageing*. Michel, J. P., Kuh, D., Kenny, R. A., *et al*. 2019: Berlim.

60 A França teve quase cento e cinquenta anos para se adaptar [...]. Já o Brasil, a China e a Índia tiveram apenas vinte anos: World Health Organization, *World Report on Ageing and Health*. 2015, WHO.

60 Se pudéssemos retardar o processo de envelhecimento em apenas sete anos, reduziríamos pela metade as doenças em todas as idades: Olshansky, S. J., L. Hayflick e B. A. Carnes. *Position Statement on Human Aging*. J Gerontol A Biol Sci Med Sci, 2002. **57**(8): p. B292-7.

CAPÍTULO 3

63 A Roseto da Pensilvânia era um mundo pequenino e autossuficiente: Gladwell, M. *Outliers: The Story of Success*. 2008: Penguin.

64 O dr. Stewart achou que algum fator específico do estilo de vida dos moradores da cidade [...] tinha um efeito benéfico para a saúde: Oransky, I. *Stewart Wolf.* The Lancet, 2005. **366**(9499): p. 1768.

REFERÊNCIAS | 257

65 Wolf e Bruhn [...] ressaltam como os residentes evitaram a interiori do estresse ao compartilhar recursos, preocupações e emoções: Wolf, S. e J. G. Bruhn. *The Power of Clan: Influence of Human Relationships on Heart Disease*. 1998: Routledge.

Grossman, R. e C. Leroux. *A New "Roseto Effect"*. [11 de outubro de 1996, 1996, 17 de agosto de 1995, 2020]; disponível em: https://www.chicagotribune.com/news/ct-xpm1996-10-11-9610110254-story.html.

66 [...] as pesquisas com macacos muitas vezes podem ser aplicadas a observações e estudos de seres humanos [...]. Esse tipo de estudo é conhecido como estudo controlado e randomizado: Mattison, J. A., *et al*. *Caloric Restriction Improves Health and Survival of Rhesus Monkeys*. Nat Commun 2017. 8(1): p. 14063.

67 [...] a longevidade entre os macacos tem relação com fortes conexões sociais, inclusive passar tempo juntos e catar piolho um do outro: Christakis, N. A. e P. D. Allison. *Mortality After the Hospitalization of a Spouse*. N Engl J Med, 2006. 354(7): pp. 719-30.

Holt-Lunstad, J., T. B. Smith e J. B. Layton. *Social Relationships and Mortality Risk: a Meta-analytic Review*. PLoS Med, 27 de julho de 2010; 7(7): e1000316.

House, J. S., K. R. Landis e D. Umberson. *Social Relationships and Health*. Science, 1988. 241(4865): pp. 540-45.

Seeman, T. E. *Social Ties and Health: the Benefits of Social Integration*. Ann Epidemiol, 1996. 6(5): p. 442-51.

67 No caso das fêmeas adultas, parentes próximas fazem as vezes de amigas [...] requerem menos apoio social para "proteção": Brent, L. J. N., A. Ruiz-Lambides e M. L. Platt. *Family Network Size and Survival Across the lifespan of female macaques*. Proc Biol Sci, 2017. 284(1854).

Ellis, S., *et al*. *Deconstructing Sociality: the Types of Social Connections that Predict Longevity in a Group-living Primate*. Proc Royal Soc B, 2019. 286(1917): 20191991.

House, J. S., K. R. Landis e D. Umberson. *Social Relationships and Health*.

67-68 Em muitas outras espécies afáveis, como babuínos, golfinhos e ratos, as relações sociais não são tão importantes, mas estão associadas a maior expectativa de vida: Archie, E. A., *et al*. *Social Affiliation Matters: Both Same-sex and Opposite-sex Relationships Predict Survival in Wild Female Baboons*. Proc Royal Soc B, 2014. 281(1793): 20141261.

Silk, J. B., *et al*. *Strong and Consistent Social Bonds Enhance the Longevity of Female Baboons*. Curr Biol, 2010. 20(15): pp. 1359-361.

Stanton, M. A. e J. Mann,.*Early Social Networks Predict Survival in Wild Bottlenose Dolphins*. PLoS One, 2012; 7(10): e47508.

Yee, J. R., *et al*. *Reciprocal Affiliation Among Adolescent Rats During a Mild Group Stressor Predicts Mammary Tumors and Lifespan*. Psychosomatic medicine, 2008. 70(9): pp. 1050-059.

258 | A NOVA CIÊNCIA DA LONGEVIDADE

68 [...] indica a existência de uma base evolutiva comum entre as espécies pautada na amizade: Brent, L. J., *et al. The Neuroethology of Friendship.* Ann N Y Acad Sci, 2014. **1316**(1): pp. 1-17.

Almeling, L., *et al. Motivational Shifts in Aging Monkeys and the Origins of Social Selectivity.* Curr Biol, 2016. **26**(13): pp. 1744-749.

Brent, L. J. N., *et al. Ecological Knowledge, Leadership, and the Evolution of Menopause in Killer Whales.* Curr Biol, 2015. **25**(6): pp. 746-50.

Nussey, D. H., *et al. Senescence in Natural Populations of Animals: Widespread Evidence and its Implications for Bio-gerontology.* Ageing Res Rev, 2013. **12**(1): pp. 214-25.

Holt-Lunstad, J., T. B. Smith e J. B. Layton. *Social Relationships and Mortality Risk.*

68 [...] a maioria esmagadora dos estudos realizados até hoje tenha se concentrado nos vínculos entre sociabilidade e longevidade de pessoas mais velhas: Giles, L. C., *et al. Effect of Social Networks on 10 Year Survival in Very Old Australians: the Australian Longitudinal Study of Aging.* J Epidemiol Community Health, 2005. **59**(7): pp. 574-79.

Steptoe, A., *et al. Social Isolation, Loneliness, and All-cause Mortality in Older Men and Women.* Proc Natl Acad Sci U S A, 2013. **110**(15): pp. 5797-801.

Luo, Y., *et al. Loneliness, Health, and Mortality in Old Age: a National Longitudinal Study.* Soc Sci Med, 2012. **74**(6): pp. 907-14.

68 Nos seres humanos [...] a extensão da rede social é importante para a saúde física: Yang, Y. C., *et al. Social Relationships and Physiological Determinants of Longevity Across the Human Life Span.* Proc Natl Acad Sci USA, 2016. **113**(3): pp. 578-83.

68 [...] detalham por que as interações sociais têm importância e que tipos de redes de relacionamentos afetam nossa saúde: Berkman, L. F. e S. L. Syme. *Social Networks, Host Resistance, and Mortality: a NINE-year Follow-up Study of Alameda County residents.* Am J Epidemiol, 1979. **109**(2): pp. 186-204.

68 [...] muitos estudos longitudinais reforçaram o impacto dos vínculos sociais nas taxas de mortalidade: Christakis, N. A. e P. D. Allison. *Mortality After the Hospitalization of a Spouse.*

Holt-Lunstad, J., T. B. Smith e J. B. Layton. *Social Relationships and Mortality Risk.*

House, J. S., K. R. Landis e D. Umberson. *Social Relationships and Health.*

Seeman, T. E. *Social Ties and Health.*

Giles, L. C., *et al. Effect of Social Networks on 10 Year Survival in Very Old Australians.*

Steptoe, A., *et al. Social Isolation, Loneliness, and All-cause Mortality in Older Men and Women.*

Luo, Y., *et al. Loneliness, Health, and Mortality in Old Age.*

REFERÊNCIAS | 259

69 A força da associação entre fibrinogênio e isolamento social foi extraordinária. O efeito foi o mesmo em relação ao tabagismo: Kim, D. A., *et al. Social Connectedness is Associated with Fibrinogen Level in a Human Social Network.* Proc Biol Sci, 2016. **283**(1837): 20160958.

69 Essas observações em primatas são compatíveis com as observações em seres humanos de Roseto e de outras pesquisas sobre rede de relações: Vandeleest, J. J., *et al. Social Stability Influences the Association Between Adrenal Responsiveness and Hair Cortisol Concentrations in Rhesus Macaques.* Psychoneuroendocrinology, 2019. **100**: pp. 164-71.

Capitanio, J. P., S. Cacioppo e S. W. Cole. *Loneliness in Monkeys: Neuroimmune Mechanisms.* Curr Opin Behav Sci, 2019. **28**: pp. 51-7.

69 [...] descreveu os gestos sociais semelhantes aos de seres humanos que ela observou [...] [Sylvia] começou a se oferecer para limpar o pelo das companheiras que antes desprezava: Denworth, L. *Friendship: The Evolution, Biology, and Extraordinary Power of Life's Fundamental Bond.* 2020: W. W. Norton & Company.

70 Essa história mostra que a amizade é inata; não se trata de opção nem de um luxo, mas sim de uma necessidade: Brent, L. J., *et al. Genetic Origins of Social Networks in Rhesus Macaques.* Sci Rep, 2013. **3**: 1042.

Brent, L. J. N., J. Lehmann e G. Ramos-Fernández. *Social Network Analysis in the Study of Nonhuman Primates: a Historical Perspective.* American journal of primatology, 2011. **73**(8): pp. 720-30.

70 [...] fizeram cair por terra o estereótipo de que amizades femininas são fortalecidas por longos bate-papos, e amizades masculinas, por atividades conjuntas. [...] os homens disseram que [...] ficaram mais satisfeitos: Fehr, B. *Friendship Processes.* 1996: SAGE Publications, Inc: 1ª edição.

70 [...] muitas amizades entre homens também requerem profundidade: Denworth, L. *Friendship.*

70-71 [...] de alguma maneira, entre uma infinidade de possibilidades, selecionamos como amigos pessoas que se assemelham a nossos parentes: Settle, J. E., *et al. Friendships Moderate an Association Between a Dopamine Gene Variant and Political Ideology.* J Politics, 2010. **72**(4): pp. 1189-198.

71 [...] os pesquisadores analisaram 5 mil pares de adolescentes que tinham relações de amizade. Para saber mais sobre pares de amigos e colegas de escola, fizeram diversas comparações genéticas: Christakis, N. A. e J. H. Fowler. *Friendship and Natural Selection.* Proc Natl Acad Sci USA, 2014. 111(Supplement 3): pp. 10796-10801.

71 [...] também temos mais semelhança genética com nossos cônjuges: Domingue, B. W., *et al. Genetic and Educational Assortative Mating Among US Adults.* Proc Natl Acad Sci USA, 2014. **111**(22): pp. 7996-8000.

Christakis, N. A. e J. H. Fowler. *Friendship and Natural Selection.*

260 | A NOVA CIÊNCIA DA LONGEVIDADE

71   Os genes guiam tanto a escolha de amigos quanto a solidão: Fowler, J. H., J. E. Settle e N. A. Christakis. *Correlated Genotypes in Friendship Networks.* Proc Natl Acad Sci USA, 2011; **108**(5): pp.1993-997.

Cacioppo, J. T., J. H. Fowler e N. A. Christakis. *Alone in the Crowd: the Structure and Spread of Loneliness in a Large Social Network.* J Pers Soc Psychol, 2009. **97**(6): pp. 977-91.

Christakis, N. A. e J. H. Fowler. *Friendship and Natural Selection.*

71   Há várias estratégias importantes para amenizar a solidão: Murthy, V. *Together – The Healing Power of Human Connection in a Sometimes Lonely World.* 2020: Harper Wave.

72   [...] mais de 9 milhões de britânicos [...] muitas vezes, ou sempre, sentem-se solitários. Estima-se que a solidão custe até 3,5 bilhões de libras por ano aos empregadores do Reino Unido: Tara John. *How the World's First Loneliness Minister Will Tackle "the Sad Reality of Modern Life".* [25 de abril de 2018, 17 de agosto de 2018, 2020]; disponível em: https://time.com/5248016/tracey-crouch-uk-loneliness-minister/

72   [...] um quarto dos irlandeses adultos sentem-se solitários parte do tempo [...] pessoas solitárias também são mais propensas a sofrer de depressão: Ward M., Kenny, R. A. *et al.*, *Loneliness and Social Isolation in the COVID-19 Pandemic Among the Over 70s: Data from the Irish Longitudinal Study on Ageing (TILDA) and ALONE.* 2020, TILDA, Trinity College Dublin.

72-73 [...] no Japão ocorreu no ano 2000, quando o corpo de um homem de 69 anos foi descoberto três anos após sua morte: Onishi, N. *A Generation in Japan Faces a Lonely Death.* [30 de novembro de 2017, 17 de agosto de 2017, 2020]; disponível em: https://www.nytimes.com/2017/11/30/world/asia/japanlonely-deaths-theend.html.

73   Em 2008, foram relatadas mais de 2.200 mortes solitárias em Tóquio. [...] disse que 20% do seu trabalho consistia em remover os pertences dessas pessoas: Suzuki Hikaru. *Death and Dying in Contemporary Japan.* 1. ed. 2012: Routledge, 1a edição.

73   Os casos de *kodokushi* ocorrem com predominância entre homens de 50 anos ou mais: Contribuição da Wikipedia. *Kodokushi.* [4 de agosto de 2020, 18 de agosto de 2020, 2020]; disponível em: https://en.wikipedia.org/w/index.php?title=Kodokushi&oldid=971219759

73   O isolamento social está aumentando, pois os japoneses mais velhos cada vez mais moram sozinhos [...], e a probabilidade de morrerem sozinhos e passarem despercebidos é maior: Leng Leng Thang. *Generations in Touch: Linking the Old and Young ina Tokyo Neighborhood.* The Anthropology of Contemporary Issues. 2001: Cornell University Press.

73   Diz-se que as vítimas de *kodokushi* "escaparam pela fresta" entre apoio familiar e governamental: contribuições da Wikipedia. *Kodokushi.*

REFERÊNCIAS | 261

73 Em uma recente pesquisa feita nos Estados Unidos com mais de 20 mil pessoas a partir de 18 anos de idade: Bruce, L. D., *et al. Loneliness in the United States: A 2018 National Panel Survey of Demographic, Structural, Cognitive, and Behavioral Characteristics*. Am J Health Promot, 2019. **33**(8): pp. 1123-133.

74 A família está diminuindo de tamanho, e hoje há mais domicílios unipessoais na Europa [...] do que qualquer outro tipo de domicílio: Eurostat. [19 de agosto de 2019, 2020]; disponível em: https://ec.europa.eu/eurostat/statisticsexplained/index.php?title=Household_composition_statistics

74 O nível de esforço que investimos em nossas relações influencia o nível de apoio que recebemos delas: Roberts, B. W., D. Wood e J. L. Smith. *Evaluating Five Factor Theory and Social Investment Perspectives on Personality Trait Development*. J Res Pers, 2005. **39**(1): p. 166-184.

Carstensen, L. L., D. M. Isaacowitz e S. T. Charles. *Taking Time Seriously: a Theory of Socioemotional Selectivity*. Am Psychol, 1999. **54**(3): pp. 165-81.

74 Relações familiares harmoniosas tradicionalmente exercem efeitos positivos sobre as pessoas: Solomon, B. C. e J. J. Jackson. *the Long Reach of One's Spouse:Spouses' Personality Influences Occupational Success*. Psychol Sci, 2014. **25**(12): pp. 2189-198.

Umberson, D. *Relationships Between Adult Children and Their Parents: Psychological Consequences for Both Generations*. J Marriage Fam, 1992. **54**(3): pp. 664-74.

74 [...] dois estudos de grande porte para compreender as contribuições de amigos e familiares para a boa saúde e a felicidade: Chopik, W. J. *Associations Among Relational Values, Support, Health, and Well-being Across the Adult Lifespan*. Pers Relatsh, 2017. **24**(2): pp. 408-22.

75 Esses achados são compatíveis com os de outras pesquisas sobre os benefícios gerais e duradouros de relacionamentos próximos: House, J. S., K. R. Landis e D. Umberson. *Social Relationships and Health*.

75 [...] quando amigos e familiares são uma fonte de tensão, as pessoas têm mais doenças crônicas: Bearman, P. S. e J. Moody. *Suicide and Friendships Among American Adolescents*. Am J Public Health, 2004. **94**(1): pp. 89-95.

Christakis, N. A. e J. H. Fowler. *The Spread of Obesity in a Large Social Network Over 32 Years*. N Engl J Med, 2007. **357**(4): pp. 370-79.

Giles, L. C. *et al. Effect of Social Networks on 10 Year Survival in Very Old Australians*.

75 [...] as redes de relações tendam a diminuir de tamanho à medida que amadurecemos, voltamos nossa atenção e recursos no sentido de manter os relacionamentos existentes: Carstensen, L. L., D. M. Isaacowitz e S. T. Charles. *Taking Time Seriously*.

75 [...] somos nós que os escolhemos: Giles, L. C., *et al. Effect of Social Networks on 10 Year Survival in Very Old Australians*.

262 | A NOVA CIÊNCIA DA LONGEVIDADE

75 Nos dias em que interagimos de modo positivo com os amigos, ficamos mais felizes: Sandstrom, G. M. e E. W. Dunn. *Social Interactions and Well-Being: The Surprising Power of Weak Ties.* Pers Soc Psychol Bull, 2014. **40**(7): pp. 910-22.

Huxhold, O., M. Miche e B. Schüz. *Benefits of Having Friends in Older Ages: Differential Effects of Informal Social Activities on Well-being in Middle-aged and Older Adults.* J Gerontol B Psychol Sci Soc Sci, 2014. **69**(3): pp. 366-75.

75 As amizades têm uma relação estreita com o bem-estar: Larson, R., R. Mannell e J. Zuzanek. *Daily Well-being of Older Adults with Friends and Family.* Psychology and Aging, 1986. **1**(2): pp. 117-26.

76 [...] devemos ter isso em mente no caso de precisarmos enfrentar outras pandemias no futuro: N. Clarke, R. A. Kenny, *et al. Altered Lives in a Time of Crisis: The Impact of the COVID-19 Pandemic on the Lives of Older Adults in Ireland Findings from The Irish Longitudinal Study on Ageing.* Dublin, 2021.

76 Historicamente, grandes estudos mostram que, em média, pessoas casadas dizem ser mais felizes: Lee, K. S. e H. Ono. *Marriage, Cohabitation, and Happiness: A Cross-National Analysis of 27 Countries.* J Marriage Fam, 2012. **74**(5): pp. 953-72.

76 Tanto homens quanto mulheres relatam efeitos positivos do casamento sobre a felicidade: Diener, E., *et al. Similarity of the Relations between Marital Status and Subjective Well-Being Across Cultures.* J Cross Cult Psychol, 2000. **31**(4): pp. 419-36.

76 Pessoas felizes que se casam acabam sendo mais felizes: Stutzer, A. e B. S. Frey. *Does Marriage Make People Happy, or do Happy People Get Married?* J Socio Econ, 2006. **35**(2): pp. 326-47.

76 [...] a satisfação conjugal é um indício muito mais forte de felicidade do que o simples fato de ser casado: Carr, D., *et al. Happy Marriage, Happy Life? Marital Quality and Subjective Well-being in Later Life.* J Marriage Fam, 2014. **76**(5): pp. 930-48.

77 Quem decide não se casar, mas tem forte apoio social por outros meios, com certeza é feliz: Hostetler, A. J. *Singlehood and Subjective WellBeing among Mature Gay Men: The Impact of Family, Friends, and of Being "Single by Choice".* J GLBT Fam, 2012. **8**(4): pp. 361-84.

77 [...] estar em um relacionamento duradouro [...] sem dúvida alguma é bom: Bourassa, K. J., D. A. Sbarra e M. A. Whisman. *Women in Very Low Quality Marriages Gain Life Satisfaction Following Divorce.* J Fam Psychol, 2015. **29**(3): pp. 490-99.

Dolan, P. *Happy Ever After: Escaping The Myth of The Perfect Life.* 2019: Allen Lane, p. 256.

77 [...] quem mantinha fortes vínculos sociais até a oitava década de vida tinha menos propensão a ter declínio cognitivo e demência: Butler, R. N., F. Forette e B. S. Greengross. *Maintaining Cognitive Health in an Ageing Society.* J R Soc Promot Health, 2004. **124**(3): pp. 119-21.

REFERÊNCIAS | 263

77 Pesquisadores da Universidade Estadual de Michigan estudaram quais aspectos das relações sociais estavam mais associados à memória: Zahodne, L. B., *et al*, *Social Relations and Agerelated Change in Memory*. Psychol Aging, 2019. **34**(6): pp. 751-65.

78 Engajamento social, relação com familiares e amigos e participar de atividades e instituições protegem contra a deficiência cognitiva: Fratiglioni, L., S. Paillard-Borg e B. Winblad. *An active and socially integrated Lifestyle in Late Life Might Protect Against Dementia*. Lancet Neurol, 2004. **3**(6): pp. 343-53.

78 [...] pesquisadores do University College, em Londres, fizeram uma grande revisão de artigos publicados [...]. Todos [os componentes do estilo de vida] pareciam ter vias comuns, e não específicas nem distintas: Hackett, R. A., *et al*. *Social Engagement Before and After Dementia Diagnosis in the English Longitudinal Study of Ageing*. PLoS One, 2019. **14**(8): p. e0220195.

78-79 [...] um ambiente empobrecido de solidão e pouca atividade para os ratos associa-se a disfunção cerebral. A boa notícia é que isso pode ser parcialmente revertido: Winocur, G. *Environmental Influences on Cognitive Decline in Aged Rats*. Neurobiol Aging, 1998. **19**(6): pp. 589-97.

Pham, T. M., *et al*. *Effects of Environmental Enrichment on Cognitive Function and Hippocampal NGF in the Non-handled Rats*. Behav Brain Res, 1999. **103**(1): pp. 63-70.

Pham, T. M., *et al*. *Environmental Influences on Brain Neurotrophins in Rats*. Pharmacol Biochem Behav, 2002. **73**(1): pp. 167-75.

79 [...] a formação de novas células cerebrais e de reserva cognitiva abrange a maior parte de nossas importantes funções cerebrais: Churchill, J. D., *et al*. *Exercise, Experience and the Aging Brain*. Neurobiol Aging, 2002. **23**(5): pp. 941-55.

79 Imagens de ressonância magnética confirmam que pessoas com maior reserva cognitiva: Scarmeas, N. e Y. Stern, *Cognitive Reserve and Lifestyle*. J Clin Exp Neuropsychol, 2003. **25**(5): pp. 625-33.

79 O estímulo social, mental e físico decorrente de amizades e relacionamentos também age no sistema vascular: Skoog, I., *et al*. *15-year Longitudinal Study of Blood Pressure and Dementia*. Lancet, 1996. **347**(9009): pp. 1141-145.

de la Torre, J. C. *Alzheimer Disease as a Vascular Disorder: Nosological Evidence*. Stroke, 2002. **33**(4): pp. 1152-162.

Launer, L. J. *Demonstrating the Case That AD is a Vascular Disease: Epidemiologic Evidence*. Ageing Res Rev, 2002. **1**(1): pp. 61-77.

Fratiglioni, L., S. Paillard-Borg e B. Winblad. *An Active and Socially Integrated Lifestyle in Late Life Might Protect Against Dementia*.

80 **Maior suscetibilidade ao estresse dobra o risco de demência:** Yaffe, K., *et al*. *Posttraumatic Stress Disorder And Risk of Dementia Among US Veterans*. Arch Gen Psychiatry, 2010. **67**(6): pp. 608-13.

264 | A NOVA CIÊNCIA DA LONGEVIDADE

CAPÍTULO 4

81 **Somos programados para ser felizes [...]. O riso é um comportamento social:** Wellenzohn, S., R. T. Proyer e W. Ruch. *Who Benefits From Humor-Based Positive Psychology Interventions? The Moderating Effects of Personality Traits and Sense of Humor.* Front Psychol, 2018. 9: p. 821.

O'Nions, E., *et al. Reduced Laughter Contagion in Boys at Risk for Psychopathy.* Curr Biol, 2017. **27**(19): p. 3049-3055 e4.

81 **[...] podemos avaliar o grau de relacionamento entre as pessoas com base no tom e no tipo de risada:** Lavan, N., *et al. Flexible Voices: Identity Perception from Variable Vocal Signals.* Psychon Bull Rev, 2019. **26**(1): pp. 90-102.

Lavan, N., S. Scott e C. McGettigan. *Laugh Like You Mean It: Authenticity Modulates Acoustic, Physiological and Perceptual Properties of Laughter.* J Nonverbal Behav, 2016. **40**: pp. 133-49

81 **[...] são diferentes e revelam o tipo de relação existente:** Lavan, N., *et al. Neural Correlates of the Affective Properties of Spontaneous and Volitional Laughter Types.* Neuropsychologia, 2017. **95**: pp. 30-9.

81 **Além de ser uma ação prazerosa, contribui para a saúde:** Goldstein, J. H. *A Laugh a Day.* The Sciences, 1982. **22**(6): pp. 21-5.

82 **[...] costumamos rir mais quando há outras pessoas por perto:** Cai, Q. C., *et al. Modulation of Humor Ratings of Bad Jokes by Other People's Laughter.* Current Biology, 2019. **29**(14): pp. R677-R678.

82 **Amigos passam 10% de uma conversa rindo:** Scott, S. *What do We Know About Laughter?* Huxley Summit 2017, dezembro de 2017. Disponível em: https://www.youtube.com/watch?v=Ow824i0nvRc.

82 **O riso, portanto, é fundamental para interações sociais significativas [...] desempenha papéis fisiológicos e psicológicos importantes:** Scott, S. *Why We Laugh [arquivo em vídeo].* TED2015, março de 2015. Disponível em: https://www.ted.com/talks/sophie_scott_why_we_laugh?referrer=playlist10_days_of_positive_thinking

Scott, S. *What do We Know About Laughter?*

82 **[...] ao elevar nosso humor, o riso reduz os níveis de estresse de todas as partes envolvidas:** Savage, B. M., *et al. Humor, laughter, Learning, and Health! A Brief Review.* Adv Physiol Educ, 2017. **41**(3): p. 341-347.

82 **Os cães riem [...]. Até mesmo os ratos riem:** Scott, S. *Why We Laugh [arquivo em vídeo].*

83 **Os benefícios do humor e da risada foram registrados ao longo da história, ainda no reinado de Salomão:** Provérbios 17:22 NIV, "Um coração bem disposto é remédio eficiente, mas o espírito oprimido resseca os ossos", na Bíblia.

REFERÊNCIAS | 265

83 Antigos médicos gregos prescreviam uma ida ao teatro de comédia como terapia adjuvante: Kleisiaris, C. F., C. Sfakianakis e I. V. Papathanasiou. *Health care practices in ancient Greece: The Hippocratic ideal.* J Med Ethics Hist Med, 2014. 7: p. 6.

Savage, B. M. *et al.*, *Humor, Laughter, Learning, and Health!*

83 Índios norte-americanos usavam o humor e o riso no tratamento dos doentes: Emmons, S. L. *A Disarming Laughter: The Role of Humor in Tribal Cultures. An Examination of Humor in Contemporary Native American Literature and Art.*, in *Department of English.* 2000, University of Oklahoma. p. 262.

83 "Deixe o cirurgião acertar todos os aspectos da vida do paciente…": Clarke, C. C. *Henri De Mondeville.* Yale J Biol Med, 1931. 3(6): pp. 458-81.

83 [...] Robert Burton, vigário e acadêmico inglês, usava o humor[...]: Burton, R. *The Anatomy of Melancholy.* 1977, Nova York, Estados Unidos: Vintage Books.

83 Martinho Lutero aconselhava os que sofriam de depressão a não se isolar: Wells, K. *Humor Therapy, in The Gale Encyclopedia of Alternative Medicine*, L. J, Editor. 2001, Thomson Gale: Detroit, MI. pp. 1009-010.

83 Quando rimos, usamos os músculos intercostais: Scott, S. *Why We Laugh [arquivo em vídeo].*

84 O riso proporciona alívio físico [...]. Além disso, constitui um bom exercício para o sistema imunológico e o coração: Scott, E. *How to Deal With Negative Emotions and Stress.* [Emotions, 30 de abril de 2020, 23 de junho de 2020, 2020]; disponível em: https://www.verywellmind.com/how-should-i-deal-with-negative-emotions-3144603

Ghiadoni, L., *et al. Mental Stress Induces Transient Endothelial Dysfunction in Humans.* Circulation, 2000. 102(20): pp. 2473-478.

Hayashi, T., *et al. Laughter Up-regulates the Genes Related to NK Cell Activity in Diabetes.* Biomed Res J, 2007. 28(6): pp. 281-85.

84 Baixos níveis de cortisol estabilizam os níveis sanguíneos de glicose e insulina: Savage, B. M., *et al. Humor, Laughter, Learning, and Health!*

85 Uma hora de boas risadas por dia reduziu em 42% o índice de recidiva de infarto: Berk, L., Tan, L. G., Tan, S. A. *Mirthful Laughter, as Adjunct Therapy in Diabetic Care, Attenuates Catecholamines, Inflammatory Cytokines, C – Reactive Protein, and Myocardial Infarction Occurrence, in FASEB 2008.* 2008, Experimental Biology 017 Meeting Abstracts: San Diego, CA.

85 O riso também aumenta a liberação de endorfinas: Tan, S. A., *et al. Humor, as an Adjunct Therapy in Cardiac Rehabilitation, Attenuates Catecholamines and Myocardial Infarction Recurrence.* Adv Mind Body Med, 2007. 22(3-4): pp. 8-12.

Lavan, N., S. Scott e C. McGettigan. *Laugh Like You Mean It.*

Cai, Q. C., *et al. Modulation of Humor Ratings of Bad Jokes by Other People's Laughter.*

266 | A NOVA CIÊNCIA DA LONGEVIDADE

85 **É muito melhor estimular esses sistemas por meio do riso:** Takahashi, K., *et al. The Elevation of Natural Killer Cell Activity Induced by Laughter in a Crossover Designed Study.* Int J Mol Med, 2001. 8(6): pp. 645-50.

85 **Além de aliviar a dor e o estresse, as endorfinas [...]:** Scott, S. *Voluntary and Involuntary Mechanisms in Laughter Production and Perception. in* Proceedings of Laughter Workshop 2018. Sorbonne University: academia.eu.

Takahashi, K., *et al. The Elevation of Natural Killer Cell Activity Induced by Laughter.*

85 **[...] estimular a produção de endorfinas é particularmente benéfico em pessoas mais velhas. Níveis elevados de hormônios do estresse enfraquecem o sistema imunológico:** Dillon, K. M., B. Minchoff e K. H. Baker. *Positive Emotional States and Enhancement of the Immune System.* Int J Psychiatry Med, 1985. 15(1): pp. 13-8.

Savage, B. M., *et al. Humor, Laughter, Learning, and Health!*

Scott, E. *How to Deal With Negative Emotions and Stress.*

85-86 **[...] fez os níveis de substâncias químicas benéficas, como as endorfinas, subirem 87% em comparação com os valores iniciais:** Berk, L. S., S. A. Tan e D. Berk. *Cortisol and Catecholamine Stress Hormone Decrease is Associated with the Behavior of Perceptual Anticipation of Mirthful Laughter.* The FASEB Journal, 2008. 22(S1): pp. 946.11-946.11.

86 **[...] a risoterapia é eficaz no caso de pacientes deprimidos:** Bressington, D., *et al. The Effects of Group-based Laughter Yoga Interventions on Mental Health in Adults: a Systematic Review.* J Psychiatr Ment Health Nurs, 2018. 25(8): pp. 517-27.

86 **Existem vários sites que trazem informações sobre risoterapia e yoga do riso:** Yim, J. *Therapeutic Benefits of Laughter in Mental Health: a Theoretical Review.* Tohoku J Exp Med, 2016. 239(3): pp. 243-49.

86 **[...] o número de vezes que rimos diminui à medida que envelhecemos, mas ainda assim há vantagens físicas e psicológicas no riso – só precisamos nos esforçar mais:** Yoshikawa, Y., *et al. Beneficial Effect of Laughter Therapy on Physiological and Psychological Function in Elders.* Nurs Open, 2019. 6(1): pp. 93-9.

86 **O propósito de vida é uma força psicológica:** Ryff, C. D. *The Benefits of Purposeful Life Engagement on Later-Life Physical Function.* JAMA Psychiatry, 2017. 74(10): pp. 1046-047.

86 **Um dos primeiros médicos a detalhar o valor do propósito foi um psiquiatra que durante três anos foi prisioneiro em campos de concentração nazistas [...] seu livro vendeu mais de 16 milhões de exemplares:** Frankl, V. E. *Man's Search for Meaning.* 1959, Boston, MA, Estados Unidos: Beacon Press.

88 **Propósito diz respeito a atividades reflexivas:** Ryff, C. D. *The Benefits of Purposeful Life Engagement on Later-Life Physical Function.*

REFERÊNCIAS | 267

88 Um grande volume de dados mostra que quem faz trabalhos voluntários sofre menos de depressão e tem melhor qualidade de vida: Ward, M., *et al.* The Irish Longitudinal Study on Ageing (TILDA),*TILDA Wave 4 Report: Wellbeing and Health in Ireland's over 50s 2009-2016. 2018*, Trinity College Dublin.

88 [...] são tantas as áreas que precisam de voluntários: Ward, M., S. Gibney e I. Mosca. *Volunteering and Social Participation, in TILDA Wave 4 Report: Welbeing and Health in Ireland's over 50s 2009-2016.* Kenny, R. A., 2018: Trinity College Dublin.

88 Ajudar na criação dos netos fornece um propósito de vida de diversas maneiras: Aassve, A., B. Arpino e A. Goisis. *Grandparenting and Mothers' Labour Force Participation: a Comparative Analysis Using the Generations and Gender Survey.* Demogr Res, 2012. S11(3): pp. 53- 84.

88 Uma característica de muitos centenários é um senso persistente de propósito: Antonini, F. M., *et al. Physical Performance and Creative Activities of Centenarians.* Archives of Gerontology and Geriatrics, 2008. 46(2): pp. 253-61.

Katz, J., *et al. A Better Life: What Older People with High Support Needs Value*, I. Blood, Editor. 2011: Joseph Rowntree Foundation. Disponível em: https://www.jrf.org.uk/report/betterlife-what-older-people-high-support-needs-value.

89 Atividades como participar de um coral, fazer jardinagem, participar de um novo curso ou tirar um novo diploma [...] podem produzir um senso de propósito e contribuir para a saúde psicológica: Cohen, G. D., *et al. The Impact of Professionally Conducted Cultural Programs on the Physical Health, Mental Health, and Social Functioning of Older Adults.* Gerontologist, 2006. 46(6): pp. 726-34.

Nimrod, G. Retirees' Leisure: *Activities, Benefits, and their Contribution to Life Satisfaction. Leisure Studies*, 2007. 26: 1, pp. 65-80.

89 O propósito também pode ser amplificado por meio da criatividade: Price, K. A. e A. M. Tinker. *Creativity in Later Life.* Maturitas, 2014. 78(4): pp. 281-86.

89 Pesquisas no campo da neurologia mostram que a arte melhora não apenas o humor, mas também a função cognitiva: Mclean, J., *et al. An Evidence Review of the Impact of Participatory Arts on Older People.* 2011, Mental Health Foundation, Londres.

89 [...] embora o cérebro envelheça, inevitavelmente, as habilidades criativas não se deterioram: Miller, B. L. e C. E. Hou. *Portraits of Artists: Emergence of Visual Creativity in Dementia.* Arch Neurol, 2004. 61(6): pp. 842-44.

89 A imaginação e a criatividade aumentam na velhice: Haier, R. J. e R. E. Jung. *Brain Imaging Studies of Intelligence and Creativity: What is the Picture for Education?* Roeper Review, 2008. 30(3): pp. 171-80.

89 Pessoas que se envolvem com arte toda semana têm mais saúde física: Cohen, G. D., *et al. The Impact of Professionally Conducted Cultural Programs on the Physical Health, Mental Health, and Social Functioning.*

Price, K. A. e A. M. Tinker. *Creativity in Later Life.*

268 | A NOVA CIÊNCIA DA LONGEVIDADE

90 Nossa pesquisa demonstra com clareza a existência de uma relação positiva entre prática religiosa, doença cardíaca e morte: Orr, J., Kenny, R. A., *et al. Religious Attendance, Religious Importance, and the Pathways to Depressive Symptoms in Men and Women Aged 50 and Over Living in Ireland.* Res Aging, 2019. **41**(9): pp. 891-911.

Central Statistics Office, *Census 2016 Results Profile 8 – Irish Travellers, Ethnicity and Religion in Census 2016 Results* C. S. Office, Editor. 2017: Dublin, Irlanda.

Inglis, T. *Moral Monopoly: The Rise and Fall of the Catholic Church in Modern Ireland.* 1998: Univ College Dublin Press.

Chida, Y., A. Steptoe e L. H. Powell. *Religiosity/Spirituality and Mortality. A Systematic Quantitative Review.* Psychother Psychosom, 2009. **78**(2): pp. 81-90.

90 [...] sendo que irlandeses adultos e religiosos têm pressão arterial mais baixa e mais imunidade: Orr, J., Kenny, R. A., *et al. Religious Attendance, Religious Importance, and the Pathways to Depressive Symptoms in Men and Women Aged 50 and Over Living in Ireland.*

Seeman, T. E., L. F. Dubin e M. Seeman. *Religiosity/Spirituality and Health. A Critical Review of the Evidence for Biological Pathways.* Am Psychol, 2003. **58**(1): pp. 53-63.

Koenig, H., D. King e V. B. Carson. *Handbook of Religion and Health.* 2012: Oxford University Press.

Ano, G. e E. Vasconcelles. *Religious Coping and Psychological Adjustment to Stress: a Meta-analysis.* J Clin Psychol, 2005. **61**: pp. 461-80.

Ellison, C. G., *et al. Religious Involvement, Stress, and Mental Health: Findings from the 1995 Detroit Area Study*. Social Forces, 2001. **80**(1): pp. 215-49.

Strawbridge, W. J., *et al. Religious Attendance Increases Survival by Improving and Maintaining Good Health Behaviors, Mental Health, and Social Relationships.* Ann Behav Med, 2001. 23(1): pp. 68-74.

Van Ness, P. H., S. V. Kasl e B. A. Jones. *Religion, Race, and Breast Cancer Survival.* Int J Psychiatry Med, 2003. **33**(4): pp. 357-75.

90 [...] muitos outros ressaltam o papel adicional da participação em serviços organizados, enriquecidos por fatores sociais e culturais: Ferraro, K. F. e S. Kim. *Health Benefits of Religion Among Black and White Older Adults? Race, Religiosity, and C-reactive Protein.* Soc Sci Med, 2014. **120**: pp. 92-9.

Krause, N. *Church-based Social Support and Health in Old Age: Exploring Variations by Race.* J Gerontol B Psychol Sci Soc Sci, 2002. **57**(6): pp. S332-47.

Debnam, K., *et al. Relationship Between Religious Social Support and General Social Support with Health Behaviors in a National Sample of African Americans.* J Behav Med, 2012. **35**(2): pp. 179-89.

Chida, Y., A. Steptoe e L. H. *Powell, Religiosity/Spirituality and Mortality.*

REFERÊNCIAS | 269

90 A prática religiosa também é um mecanismo de enfrentamento: Ano, G. e E. Vasconcelles. *Religious Coping and Psychological Adjustment to Stress.*

91 Embora a associação entre religião e problemas de saúde mental [...] seja complexa, no geral a associação entre religião e saúde mental é positiva: Hackney, C. H. e G. S. Sanders. *Religiosity and Mental Health: a Meta-Analysis of Recent Studies.* J Sci Study Relig, 2003. **42**(1): p. 43-55.

Deaton, A. e A. A. Stone. *Two Happiness Puzzles.* Am Econ Rev, 2013. **103**(3): pp. 591-97.

Myers, D. G. e E. Diener. *The Scientific Pursuit of Happiness.* 2018. **13**(2): pp. 218-25.

91 Em países [...] onde o Estado é responsável por aspectos importantes da qualidade de vida [...]a religião não é um forte indício de satisfação com a vida: Zuckerman, M., C. Li e E. Diener. *Religion as an Exchange System: the Interchangeability of God and Government in a Provider Role.* Pers Soc Psychol Bull, 2018. **44**(8): pp. 1201-213.

91 Isso indica que a religião, pelo menos em parte, constitui um meio para atender a algumas necessidades: Graham, C. e Crown, S. *Religion and Well-being Around the World: Social Purpose, Social Time, or Social Insurance?* Int J Wellbeing, 2014. **4**(1).

Diener, E. e M. Y. Chan. *Happy People Live Longer: Subjective Well-Being Contributes to Health and Longevity.* Appl Psychol: Health Well-Being, 2011. **3**(1): pp. 1-43.

Tay, L., *et al. Religiosity and Subjective Well-Being: An International Perspective, in Religion and Spirituality Across Cultures*, C. Kim-Prieto, Editor. 2014, Springer Netherlands: Dordrecht. pp. 163-75.

Diener, E., *et al. Advances and Open Questions in the Science of Subjective Well-being.* Collabra: Psychology, 2018. **4**(1).

Koenig, H., D. King e V. B. Carson. *Handbook of Religion and Health.*

91 [...] entre pessoas com doença cardíaca congênita, a fé religiosa foi associada de maneira positiva a melhor qualidade de vida: Moons, P. e K. Luyckx. *Quality-of-life Research in Adult Patients with Congenital Heart Disease: Current Status and the Way Forward.* Acta Paediatr, 2019. **108**(10): pp. 1765-772.

91 No caso de pessoas que fazem diálise devido a grave doença renal e pessoas com insuficiência cardíaca e que estão se recuperando de um infarto, a religião também melhora a qualidade de vida: Burlacu, A., *et al. Religiosity, Spirituality and Quality of Life of Dialysis Patients: a Systematic Review.* Int Urol Nephrol, 2019. **51**(5): pp. 839-50.

Abu, H. O., *et al. Association of Religiosity and Spirituality with Quality of Life in Patients with Cardiovascular Disease: a Systematic Review.* Qual Life Res, 2018. **27**(11): pp. 2777-797.

91 [...] é óbvio que riso e propósito de vida são essenciais para se ter boa saúde e vida longa: Eger, R. J. e Maridal J. H. *A Statistical Meta-analysis of the Wellbeing Literature.* Int J Wellbeing, 2015. **5**(2).

Diener, E. e M. Y. Chan,. *Happy People Live Longer.*

270 | A NOVA CIÊNCIA DA LONGEVIDADE

CAPÍTULO 5

93 [...] vou explicar por que isso acontece e apresentar algumas soluções para melhorar o sono: Siegel, J. M. *Clues to the Functions of Mammalian Sleep*. Nature, 2005. **437**(7063): pp. 1264-271.

Porkka-Heiskanen, T. *Adenosine in Sleep and Wakefulness*. Ann Med, 1999. **31**(2): pp. 125-29.

Frank, M. G. *The Mystery of Sleep Function: Current Perspectives and Future Directions*. Rev Neurosci, 2006. **17**(4): pp. 375-92.

Universiade da California – Berkeley. *Stressed To The Max? Deep Sleep Can Rewire the Anxious Brain*. [4 de novembro de 2019, 12 de junho de 2019, 2020]; disponível em: https://www.sciencedaily.com/releases/2019/11/191104124140.htm.

97 **O transtorno do sono REM é mais comum com o avanço da idade e acomete 10% das pessoas com mais de 70 anos:** Molano J, Boeve, B. e Roberts, R., *et al. Frequency of Sleep Disorders in Community-Dwelling Elderly: the Mayo Clinic Study of Aging*. Neurology, 2009. 72(Supl 3:A107).

97 **[…] uma em cada dez pessoas terá problema de sonambulismo em algum momento da vida [...]. Felizmente, esse transtorno não está associado a nenhum problema de saúde de base significativo:** Stallman, H. M. e M. Kohler. *Prevalence of Sleepwalking: A Systematic Review and MetaAnalysis*. PlOS One, 2016. **11**(11): pp. e0164769-e0164769.

98 **O terror noturno ocorre durante o sono profundo, não requer tratamento específico:** Llorente, M. D., *et al. Night Terrors in Adults: Phenomenology and Relationship to Psychopathology*. J Clin Psychiatry, 1992. **53**(11): p. 392-394.

98 **Quase dois terços das pessoas têm paralisia do sono alguma vez:** Dahlitz, M. e J. D. Parkes. *Sleep paralysis*. Lancet, 1993. **341**(8842): pp. 406-07.

99 **[…] uma em cada quatro pessoas tem alucinações associadas a estresse ou fadiga:** Ohayon, M. M. *Prevalence of Hallucinations and their Pathological Associations in the General Population*. Psychiatry Res. 2000. **97**(2): pp. 153-64.

99 **A hora da soneca da tarde coincide em geral com um breve intervalo no sinal de alerta interno do corpo [...] fazendo o sono prevalecer sobre o impulso de ficar acordado:** Division of Sleep Medicine Harvard Medical School. *Homeostatic Sleep Drive*. Healthy Sleep Web Site. [9 de junho de 2008, 2020]; disponível em: http://healthysleep.med. harvard.edu/healthy/glossary/g-j#homeostatic-sleep-drive.

100 **Se alguém sofre de insônia, tirar um cochilo durante o dia pode confundir o relógio biológico e agravar o problema:** Clark, N. *How to Power Nap Like a Pro*. [16 de novembro de 2018, 9 de junho de 2018, 2020]; disponível em: https://www.sleepcycle.com/how-to-fall-asleep/how-to-power-nap-like-apro/

REFERÊNCIAS | 271

100 Pessoas mais velhas têm um sono mais fragmentado, e isso costuma estar associado ao fato de dormir durante o dia [...]. É melhor descobrir o que é melhor para você: Goldman, S. E., *et al. Association Between Nighttime Sleep and Napping in Older Adults.* Sleep, 2008. **31**(5): pp. 733-40.

Leng, Y., *et al. Who Take Naps? Self-Reported and Objectively Measured Napping in Very Old Women.* The Journals of Gerontology. Series A, Biological Sciences and Medical Sciences, 2018. 73(3): pp. 374-79.

Ben-Simon, E., *et al. Overanxious and underslept.* Nat Hum Behav, 2020. **4**: pp. 100-10.

Divisão da Medicina do Sono da Harvard Medical School. *Why Sleep Matters. Benefits of Sleep.* [Healthy Sleep, 9 de junho de 2008, 2020]; disponível em: http://healthysleep.med. harvard.edu/healthy/media-index.

Knoblauch, V., *et al. Age-related Changes in the Circadian Modulation of Sleep-Spindle Frequency During Nap Sleep.* Sleep, 2005. **28**(9): pp. 1093-101.

Siegel, J. M. *Clues to the Functions of Mammalian Sleep.* Nature, 2005. **437**(7063): pp.1264-271.

Porkka-Heiskanen, T. *Adenosine in Sleep and Wakefulness.* Ann Med, 1999. **31**(2): pp.125-29.

Frank, M. G. *The Mystery of Sleep Function: Current Perspectives and Future Directions.* Rev Neurosci, 2006. **17**(4): pp. 375-92.

Clark, N. *How to Power Nap Like a Pro.*

100 **Períodos de sono após o estudo aumentam sistematicamente a capacidade de reter aquilo que foi aprendido:** Diekelmann, S. e J. Born. *The Memory Function of Sleep.* Nat Rev Neurosci, 2010. **11**(2): pp. 114-26.

100 **[...] enquanto uma noite inteira de sono estabiliza as emoções, uma noite insone faz os níveis de ansiedade subirem até 30%:** Anwar, Y. *Stress to the max? Deep Sleep Can Rewire the Anxious Brain.* [Mind & Body, Research, 4 de novembro de 2019, 31 de julho de 2019, 2020]; disponível em: https://news.berkeley.edu/2019/11/04/deep-sleepcan-rewire-the-anxious-brain/

100 **[...] o sono é um medicamento natural não farmacológico para a ansiedade:** Ben-Simon, E., *et al. Overanxious and Underslept.*

100 **Até mesmo mudanças noturnas sutis no sono afetam os níveis de ansiedade:** Chang, J., *et al. Circadian Control of the Secretory Pathway Maintains Collagen Homeostasis.* Nat Cell Biol, 2020. **22**(1): pp. 74-86.

100 **[...] o que pode nos impedir de ter uma quantidade suficiente de sono profundo não REM?:** American Sleep Association (ASA). *Deep Sleep: How to Get More of It.* [11 de junho de 2019, 2020]; disponível em: https://www.sleepassociation.org/about-sleep/stages-of-sleep/deepsleep/#Function_of_Deep_Sleep.

272 | A NOVA CIÊNCIA DA LONGEVIDADE

101 [...] é melhor exercitar-se mais cedo, durante o dia, do que antes de ir para a cama. Há quem ache que jantar tarde atrapalha o sono, enquanto outros acham que ajuda: Adam, K. *Dietary Habits and Sleep After Bedtime Food Drinks. Sleep*, 1980. **3**(1): pp. 47-58.

101 Usar estímulos sonoros, como ouvir ruído rosa ou branco, pode melhorar o sono profundo: Papalambros, N. A., *et al. Acoustic Enhancement of Sleep Slow Oscillations and Concomitant Memory Improvement in Older Adults.* Frontiers in Human Neurosci, 8 de março de 2017;11:109.

102 [...] dormir menos de sete e mais de nove horas depois dos 50 anos de idade está associado a problemas futuros relacionados a funções mentais: Scarlett, S., Kenny, R. A., *et al. Objective Sleep Duration in Older Adults: Results From The Irish Longitudinal Study on Ageing.* J Am Geriatr Soc, 2020. **68**(1): pp. 120-28.

102 [...] as toxinas que se acumularam durante o dia, inclusive aquelas implicadas na demência: Eugene, A. R. e J. Masiak. *The Neuroprotective Aspects of Sleep.* MEDtube Sci, 2015. **3**(1): pp. 35-40.

102 É importante que essas toxinas e os resíduos metabólicos sejam eliminados com regularidade pelo líquido cefalorraquidiano: Baranello, R. J., *et al. Amyloid-beta Protein Clearance and Degradation (ABCD) Pathways and Their Role in Alzheimer's disease.* Curr Alzheimer Res, 2015. **12**(1): pp. 32-46.

102 [...] deixar de dormir, mesmo que fosse uma só noite, estava associado a níveis mais altos de proteína tau [...]. Portanto, a insônia na meia-idade deve ser tratada com o mesmo rigor da hipertensão e do diabetes: Benedict, C., *et al. Effects of Acute Sleep Loss on Diurnal Plasma Dynamics of CNS Health Biomarkers in Young Men.* Neurology, 2020. **94**: (11) e1181-e1189.

Ooms, S., *et al. Effect of 1 Night of Total Sleep Deprivation on Cerebrospinal Fluid β Amyloid 42 in Healthy Middle-aged Men: a Randomized Clinical Trial.* JAMA Neurol, 2014. **71**(8): pp. 971-77.

Pandi-Perumal, S. R., *et al. Senescence, Sleep, and Circadian Rhythms.* Ageing Res Rev, 2002. **1**(3): pp. 559-604.

Della Monica, C., *et al. Rapid Eye Movement Sleep, Sleep Continuity and Slow Wave Sleep as Predictors of Cognition, Mood, and Subjective Sleep Quality in Healthy Men and Women, Aged 20-84 Years.* Front Psychiatry. Junho de 2018; 9:255.

Fan, M., *et al. Sleep Patterns, Genetic Susceptibility, and Incident Cardiovascular Disease: a Prospective Study of 385 292 UK Biobank Participants.* Eur Heart J, 14 de março de 2020;41(11): pp.1182-189.

103 [...] o fato de "ficar novinho em folha" depois de uma boa noite de sono tem bases biológicas: Chang, J., *et al. Circadian Control of the Secretory Pathway Maintains Collagen Homeostasis.*

REFERÊNCIAS | 273

104 A redução de oxigênio para o coração pode causar infarto do miocárdio: Yaffe, K., *et al.* *Sleep-Disordered Breathing, Hypoxia, and Risk of Mild Cognitive Impairment and Dementia in Older Women.* JAMA, 2011. **306**(6): pp. 613-19.

104 Quando os níveis de oxigênio caem, ocorre uma liberação de hormônios do estresse [...] contribuem para o aumento da pressão arterial: Osman, A. M., *et al.* *Obstructive Sleep Apnea: Current Perspectives.* Nat Sci Sleep, 2018. **10**: pp. 21-34.

104 Três por cento das pessoas entre 20 e 44 anos, 11% das de 45 a 64 anos e 20% das pessoas acima dos 60 anos têm apneia do sono: McMillan, A. e M. J. Morrell. *Sleep Disordered Breathing at the Extremes of Age: the Elderly.* Breathe (Sheffield, Inglaterra), 2016. **12**(1): pp. 50-60.

Bixler, E. O., *et al. Effects of Age on Sleep Apnea in Men: I. Prevalence and Severity.* Am J Respir Crit Care Med, 1998. **157**(1): pp. 144-48.

105 Algumas citocinas também ajudam a promover o sono: Olson, E. J. *Lack of Sleep: Can it Make You Sick?* [28 de novembro de 2018, 9 de junho de 2018, 2020]; disponível em: https://www.mayoclinic.org/diseases-conditions/insomnia/expert-answers/lack-of-sleep/faq-2005775797

105 A privação de sono reduz tanto a produção quanto a liberação de citocinas protetoras: The Sleep Foundation [16 de junho de 2020, 2020]; disponível em: https://www.sleepfoundation.org/.

105 O sono reparador também aumenta a ação das células T imunológicas no combate a infecções [...]. Quem tem um problema crônico de sono pega mais gripes e resfriados e, além disso, tem menor resposta às vacinas: Perras, B. e J. Born. *Sleep Associated Endocrine and Immune Changes in the Elderly, in Advances in Cell Aging and Gerontology.* 2005, Elsevier. pp. 113-54.

University of Washington Health Sciences/UW Medicine. *Chronic Sleep Deprivation Suppresses Immune System: Study One of First Conducted Outside of Sleep Lab* [27 de janeiro de 2017, 9 de junho de 2017, 2020]; disponível em: www.sciencedaily.com/releases/2017/01/170127113010.htm

Phillips, D. J., M. I. Savenkova e I. N. Karatsoreos. *Environmental Disruption of the Circadian Clock Leads to Altered Sleep and Immune Responses in Mouse.* Brain Behav Immun, 2015. **47**: pp. 14-23.

Bryant, P. A., J. Trinder e N. Curtis. *Sick and Tired: Does Sleep Have a Vital Role in the Immune System?* Nat Rev Immunol, 2004. **4**(6): pp. 457-67.

Van Someren, E. J. W. *Circadian and Sleep Disturbances in the Elderly.* Experimental Gerontology, 2000. **35**(9): pp. 1229-237.

Santos, R. V. T., *et al. Moderate Exercise Training Modulates Cytokine Profile and Sleep in Elderly People.* Cytokine, 2012. **60**(3): pp. 731-35.

274 | A NOVA CIÊNCIA DA LONGEVIDADE

Prinz, P. N. *Age Impairments in Sleep, Metabolic and Immune Functions.* Exp Gerontol, 2004. **39**(11-12): pp. 1739-743.

Wang, D., *et al. The Effect of Sleep Duration and Sleep Quality on Hypertension in Middle-aged and Older Chinese: the Dongfeng-Tongji Cohort Study.* Sleep Med, 2017. **40**: pp. 78-83.

Shi, G., *et al. A Rare Mutation of -(1)-Adrenergic Receptor Affects Sleep/Wake Behaviors.* Neuron, 2019. **103**(6): pp. 1044-1055 e7.

Olson, E. J. *Lack of sleep: Can It Make You Sick?* Site da Mayo Clinic. 28 de novembro de 2018, 9 de junho de 2020. Disponível em: https://www.mayoclinic.org/diseasesconditions/insomnia/expert-answers/lack-of-sleep/faq-20057757.

106 [...] ao mesmo tempo e no mesmo ritmo, por um sistema de controle central localizado no cérebro, chamado núcleo supraquiasmático: Morin, L. P. e C. N. Allen. *The Circadian Visual System, 2005.* Brain Res Rev, 2006. **51**(1): pp. 1-60.

Reppert, S. M. e D. R. Weaver. *Coordination of Circadian Timing in Mammals.* Nature, 2002. **418**(6901): pp. 935-41.

107 O envelhecimento tem estreita relação com os ritmos circadianos: Lin, J. B., K. Tsubota e R. S. Apte. *A Glimpse at the Aging Eye.* npj Aging and Mech Dis 2, 16003 (2016).

Lucas, R. J., *et al. Diminished Pupillary Light Reflex at High Irradiances in Melanopsin-knockout Mice.* Science, 2003. **299**(5604): pp. 245-47.

Lucas, R.J., *et al. How Rod, Cone, and Melanopsin Photoreceptors Come Together to Enlighten the Mammalian Circadian Clock.* Prog Brain Res, 2012. **199**: pp. 1-18.

107 [...] as células da pele e do fígado retêm um ritmo circadiano de 24 horas mesmo depois de se livrarem desse gene [...]. Se pudéssemos manipular esses genes para que se tornassem mais eficientes, retardaríamos o envelhecimento celular: Ray, S., *et al. Circadian Rhythms in the Absence of the Clock Gene Bmal1.* Science, 2020. **367**(6479): pp. 800-06.

108 A melatonina é o hormônio que regula o ciclo de sono e vigília [...] é liberada no cérebro principalmente pela glândula pineal, em resposta à escuridão: Zisapel, N. *New Perspectives on the Role of Melatonin in Human Sleep, Circadian Rhythms and Their Regulation.* Br J Pharmacol, 2018. **175**(16): pp. 3190-199.

Auld, F., *et al. Evidence for the Efficacy of Melatonin in the Treatment of Primary Adult Sleep Disorders.* Sleep Med Rev, agosto de 2017; **34**: pp.10-22.

Faraone, S. *ADHD: Non-Pharmacologic Interventions, an Issue of Child and Adolescent Psychiatric Clinics of North America.* 2014, Elsevier.

108 Suas ações não se resumem à regulação do sono, pois também tem propriedades antioxidantes: Chattoraj, A., *et al. Melatonin Formation in Mammals: in Vivo Perspectives.* Rev Endocr Metab Disord, 2009. **10**(4): pp. 237-43.

REFERÊNCIAS | 275

108 O estímulo luminoso bloqueia a produção de melatonina: Reiter, R. J. *Pineal Melatonin: Cell Biology of its Synthesis and of Its Physiological Interactions.* Endocr Rev, 1991. **12**(2): pp. 151-80.

108 [...] em consequência, durante o período de claridade do dia seus níveis são muito baixos: Dominguez-Rodriguez, A., P. Abreu-Gonzalez e R. J. Reiter. *Clinical Aspects of Melatonin in the Acute Coronary Syndrome.* Curr Vasc Pharmacol, 2009. **7**(3): pp. 367-73.

Waldhauser, F., J. Kovács e E. Reiter. *Age-related Changes in Melatonin Levels in Humans and its Potential Consequences for Sleep Disorders.* Exp Gerontol, 1998. **33**(7-8): pp. 759-72.

108 A produção de melatonina diminui com a idade: Emet, M., *et al. A Review of Melatonin, Its Receptors and Drugs.* Eurasian J Med, 2016. **48**(2): pp. 135-41

108 [...] A visão também diminui com a idade, e doenças oculares como catarata tornam-se mais comuns: Duggan, E., Kenny, R. A., *et al. Time to Refocus Assessment of Vision in Older Adults? Contrast Sensitivity but Not Visual Acuity Is Associated With Gait in Older Adults.* J Gerontol A Biol Sci Med Sci, 2017. **72**(12): pp. 1663-668.

Connolly, E., Kenny, R. A., *et al. Prevalence of Age-related Macular Degeneration Associated Genetic Risk Factors and 4-year Progression Data in the Irish Population.* Br J Ophthalmol, 2018. **102**(12): pp. 1691-695.

108 Isso leva à diminuição da intensidade de resposta do olho à luz: Maynard, M. L., *et al. Intrinsically Photosensitive Retinal Ganglion Cell Function, Sleep Efficiency and Depression in Advanced Age-Related Macular Degeneration.* Invest Ophthalmol Vis Sci, 2017. **58**(2): pp. 990-96.

Wulff, K. e R. G. Foster, *Insight into the Role of Photoreception and Light Intervention for Sleep and Neuropsychiatric Behaviour in the Elderly.* Curr Alzheimer Res, 2017. **14**(10): pp. 1022-029.

108 [...] a reposição desse hormônio melhora o sono: Haimov, I. *et al., Sleep Disorders and Melatonin Rhythms in Elderly People.* BMJ, 1994. **309**(6948): p. 167.

Tordjman, S., *et al. Advances in the Research of Melatonin in Autism Spectrum Disorders: Literature Review and New Perspectives.* Int J Mol Sci, 2013. **14**(10): pp. 20508-20542.

108 Comprimidos de melatonina de liberação lenta parecem ser mais eficientes do que a melatonina de ação mais rápida [...] foi aprovada para o tratamento de curto prazo de insônia em pessoas a partir de 55 anos: Wade, A. G., *et al. Prolonged Release Melatonin in the Treatment of Primary Insomnia: Evaluation of the Age Cut-Off For Short- And Long-Term Response.* Curr Med Res Opin, 2011. **27**(1): pp. 87-98.

Sateia, M. J., *et al. Clinical Practice Guideline for the Pharmacologic Treatment of Chronic Insomnia in Adults: An American Academy of Sleep Medicine Clinical Practice Guideline.* J Clin Sleep Med, 2017. **13**(2): pp. 307-49.

276 | A NOVA CIÊNCIA DA LONGEVIDADE

Riemersma-van der Lek, R. F., *et al. Effect of Bright Light and Melatonin on Cognitive and Noncognitive Function in Elderly Residents of Group Care Facilities: a Randomized Controlled Trial.* JAMA, 2008. **299**(22): pp. 2642-655.

108 **A melatonina também é usada para tratamento de curto prazo no caso de problemas de sono causados por jet lag ou trabalhos em horários de turno:** Matheson, E. e B. L. Hainer. *Insomnia: Pharmacologic Therapy.* Am Fam Physician, 2017. **96**(1): pp. 29-35.

British National Formulary, *BNF 76.* 76 ed, org. J. F. Committee. 2018: Pharmaceutical Press. 1640.

109 **[...] os seres humanos eram predominantemente expostos à luz amarela [...], e suas vidas e evolução dependiam dela, enquanto a exposição à luz azul [...]:** Scott, A. C. *Burning Planet. The Story of Fire Through Time.* 2018, RU: Oxford University Press, p. 256.

Scott, A. C., *et al. The Interaction of Fire and MANKIND: Introduction.* Philosophical Transactions of the Royal Society B: Biological Sciences, 2016. **371**(1696): p. 20150162.

109 **[...] a lâmpada incandescente [...] produzia relativamente pouca luz azul:** Cornell University Program of Computer Graphics. Light Source Spectra. [2001, 06/02/2001, 10 de junho de 2020]; disponível em: http://www.graphics.cornell.edu/online/measurements/sourcespectra/index.html.

109 **Quanto maior for a exposição a ela antes de dormir, menor será a duração do sono:** Hysing, M., *et al. Sleep and Use of Electronic Devices in Adolescence: Results from a Large Population-based Study.* BMJ Open, 2015. **5**(1): e006748.

109 **É provável que os efeitos negativos da luz azul sejam maiores com a idade:** Kayumov, L., *et al. Blocking Low-wavelength Light Prevents Nocturnal Melatonin Suppression with no Adverse Effect on Performance During Simulated Shift Work.* J Clin Endocrinol Metab, 2005. **90**(5): pp. 2755-761.

Burkhart, K. e J. R. Phelps. *Amber Lenses to Block Blue Light and Improve Sleep: a Randomized Trial.* Chronobiol Int, 2009. **26**(8): pp. 1602-612.

Biello, S. M., *et al. Alterations in Glutamatergic Signaling Contribute to the Decline of Circadian Photoentrainment in Aged Mice.* Neurobiology of Aging, 2018. **66**: pp. 75-84.

110 **Esse alinhamento ao relógio circadiano é chamado de "cronótipo":** Wright, K.P., *et al. Entrainment of the Human Circadian Clock to the Natural Light-Dark Cycle.* Current Biology, 2013. **23**(16): pp. 1554-558.

Rosenberg, J., *et al. "Early to bed, Early to Rise": Diffusion Tensor Imaging Identifies Chronotype-specificity.* NeuroImage, 2014. **84**: p. 428-434.

Geddes, L. *First physical evidence of why you're an owl or a lark.* [Health 30 de setembro de 2013, 12 de junho de 2013, 2020]; disponível em: https://www.newscientist.com/article/dn24292-first-physical-evidence-of-why-youre-an-owl-or-a-lark/.

REFERÊNCIAS | 277

111 **Esse gene é membro da família de genes Period:** Matsumura, R. e M. Akashi. *Role of the Clock Gene Period3 in the Human Cell-autonomous Circadian Clock.* Genes Cells, 2019. **24**(2): pp. 162-171.

Xu, Y., *et al. Association Between Period 3 Gene Polymorphisms and Adverse Effects of Antidepressants for Major Depressive Disorder.* Genet Test Mol Biomarkers, 2019. **23**(12): pp. 843-49.

Leocadio-Miguel, M. A., *et al. PER3 Gene Regulation of Sleep-wake Behavior as a Function of Latitude.* Sleep Health, 2018. **4**(6): pp. 572-78.

Cheng, P., *et al. Daytime Sleep Disturbance in Night Shift Work and the Role of PERIOD3.* J Clin Sleep Med, 2018. **14**(3): pp. 393-400.

Golalipour, M., *et al. PER3 VNTR Polymorphism in Multiple Sclerosis: a New Insight to Impact of Sleep Disturbances in MS.* Mult Scler Relat Disord, 2017. **17**: pp. 84-6.

111 **Entretanto, os cronótipos mudam com a idade:** Didikoglu, A., *et al. Longitudinal Change of Sleep Timing: Association Between Chronotype and Longevity in Older Adults.* Chronobiology International, 2019. **36**(9): pp. 1285-300.

113 **Enquanto os leões são empreendedores bastante produtivos e líderes de equipe [...]:** Escribano, C. e J. F. Díaz Morales. *Are Achievement Goals Different Among Morning and Evening-type Adolescents?* Personality and Individual Differences, 2016. **88**: pp. 57-61.

Hess, A. *10 Highly Successful People Who Wake Up Before 6 a.m.* [Careers 17 de maio de 2018, 11 de junho de 2018, 2020]; disponível em: https://www.cnbc.com/2018/05/17/10-highly-successful-people-who-wake-up-before-6-a-m.html.

113 **[...] os lobos tendem a ser mais criativos:** Gjermunds, N., *et al. Musicians: Larks, Owls or Hummingbirds?* J Circardian Rhythms, 2019;**17**:4.

114 **Quando ratos que têm acesso à ração durante 24 horas são comparados com ratos que têm acesso ao mesmo tipo e à mesma quantidade de ração durante oito horas:** Chaix, A., *et al. Time-Restricted Feeding Prevents Obesity and Metabolic Syndrome in Mice Lacking a Circadian Clock.* Cell Metabolism, 2019. **29**(2): pp. 303-19.e4.

114 **Para um lanchinho antes de dormir, existem vários alimentos que promovem o sono e aumentam os níveis de melatonina e neuropeptídeos:** Richard, D. M., *et al. L-Tryptophan: Basic Metabolic Functions, Behavioral Research and Therapeutic Indications.* Int J Tryptophan Res, 2009. **2**: pp. 45-60.

St-Onge, M.-P., A. Mikic e C. E. Pietrolungo. *Effects of Diet on Sleep Quality. Advances in Nutrition*, 2016. **7**(5): pp. 938-49.

Halson, S. L. *Sleep in Elite Athletes and Nutritional Interventions to Enhance Sleep.* Sports medicine (Auckland, N.Z.), 2014. **44 Supl 1**(Supl 1): p. S13-S23.

278 | A NOVA CIÊNCIA DA LONGEVIDADE

114 **Outros, como a camomila, contêm apigenina:** Zick, S. M., *et al. Preliminary Examination of the Efficacy and Safety of a Standardized Chamomile Extract for Chronic Primary Insomnia: a Randomized Placebo-controlled Pilot Study.* BMC Complementary and Alternative Medicine, 2011. **11**(1): p. 78.

114 **Em um estudo clínico randomizado e controlado realizado com 95 homens:** Hansen, A. L., *et al. Fish Consumption, Sleep, Daily Functioning, and Heart Rate Variability.* J Clin Sleep Med, 2014. **10**(5): pp. 567-75.

114 **Em outro estudo feito com 1.848 pessoas:** Yoneyama, S., *et al. Associations Between Rice, Noodle, and Bread Intake and Sleep Quality in Japanese Men and Women.* PLoS One, 2014. **9**(8): p. e105198.

CAPÍTULO 6

116 **Um estudo feito no Reino Unido descobriu que [...] adultos desbloqueiam o celular 85 vezes por dia:** Andrews, S., *et al. Beyond Self-Report: Tools to Compare Estimated and Real-World Smartphone Use.* Plos One, 2015. **10**(10): p. e0139004.

116 **[…] em que jovens adultos foram instruídos a não usar o celular, eles apresentaram síndrome de abstinência:** Clayton, R. B., G. Leshner e A. Almond. *The Extended iSelf: The Impact of iPhone Separation on Cognition, Emotion, and Physiology.* J Comput-Mediat Comm, 2015. **20**(2): pp. 119-35.

116 **[…] ficou evidente a relação entre uso de smartphone e depressão:** Harrison, G. e M. Lucassen. *Stress and Anxiety in the Digital Age: the Dark Side of Technology.* [1o de março de 2019, 21 de julho de 2019, 2020]; disponível em: https://www.open.edu/openlearn/health-sports-psychology/mental-health/managing-stress-and-anxietythe-digital-age-the-dark-side-technology.

Elhai, J. D., *et al. Problematic Smartphone Use: A Conceptual Overview and Systematic Review of Relations with Anxiety and Depression Psychopathology.* J Affect Disord, 2017. **207**: pp. 251-59.

116 **[…] o uso da internet por adultos mais velhos é bem mais moderado:** Lam, S. S. M., S. Jivraj e S. Scholes. *Exploring the Relationship Between Internet Use and Mental Health Among Older Adults in England: Longitudinal Observational Study.* J Med Internet Res, 2020. **22**(7): p. e15683.

117 **[...] "qualidade da experiência produzida pela relação da pessoa com o ambiente [...]":** Aldwin, C. M. *Stress, Coping, and Development: An Integrative Perspective, 2a ed.* 2007, Nova York, NY, USA: Guilford Press.

117 **O estresse é identificado por nossos próprios sentimentos ou fatores objetivos:** Li, A. W. e C. A. Goldsmith. *The Effects of Yoga on Anxiety and Stress.* Altern Med Rev, 2012. **17**(1): pp. 21-35.

Juster, R. P., B. S. McEwen e S. J. Lupien. *Allostatic Load Biomarkers of Chronic Stress and Impact on Health and Cognition.* Neurosci Biobehav Rev, 2010. **35**(1): pp. 2-16.

REFERÊNCIAS | 279

117 [...] o estresse induz a perda de fios pigmentados, deixando apenas os fios despigmentados: Tan, S. e R. Weller. *Sudden Whitening of the Hair in an 82-year-old Woman: the 'Overnight Greying' Phenomenon.* Clinical and experimental dermatology, 2012. **37**(4): p. 458.

118 [...] um dermatologista norte-americano descreveu o caso de um paciente de 63 anos de idade: Navarini, A. A., S. Nobbe e R. M. Trüeb. *Marie Antoinette Syndrome.* Arch Dermatol, 2009. **145**(6): p. 656.

118 O senador John McCain [...] Como relata seu biógrafo, durante o período que passou como prisioneiro de guerra no Vietnã, seu cabelo embranqueceu com rapidez: Coram, R. American Patriot: The Life and Wars of Coloney Bud Day, 2007, US: Little, Brown and Company, p. 417.

Rochester, S. I. e F.T. Kiley. *Honor Bound: American Prisoners of War in Southeast Asia,* 1961-1973. 1999, US: Naval Inst Pr, p. 706.

118 Pesquisadores de Harvard desvendaram por que o estresse causa o embranquecimento rápido do cabelo [...] reverter o impacto adverso do estresse e, possivelmente, do envelhecimento acelerado: Zhang, B., *et al. Hyperactivation of Sympathetic Nerves Drives Depletion of Melanocyte Stem Cells.* Nature, 2020. **577**(7792): pp. 676-81.

119 Em uma grande pesquisa Gallup realizada em 140 países: GALLUP, *Gallup 2019 Global Emotions Report,* 2019: gallup.com.

119 [...] [a] Universidade do Sul da Califórnia [...] mostrou que as avaliações de percepção do estresse diário indicam um paradoxo: Stone, A. A., S. Schneider e J. E. Broderick. *Psychological Stress Declines Rapidly From Age 50 in the United States: Yet another well-being paradox.* J Psychosom Res, 2017. **103**: pp. 22-8.

119 Isso se alinha com perfeição a nossa pesquisa sobre felicidade e satisfação com a vida, que também mostrou uma curva em "U": Ward, M., C. A. McGarrigle e R. A. Kenny. *More Than Health: Quality of Life Trajectories Among Older Adults-findings from the Irish Longitudinal Study of Ageing (TILDA).* Qual Life Res, 2019. **28**(2): pp. 429-39.

120 Pessoas mais velhas são mais sábias, costumam viver no presente: Horovitz, B. *The Secrets to Happiness as You Age.* [6 de setembro de 2017, 21 de julho de 2017, 2020]; disponível em: https://www.nextavenue.org/the-secret-to-chronic-happiness-as-you-age/.

120 Nossa capacidade de lidar com situações estressantes aumenta à medida que envelhecemos: Antczak, S. *Does Wisdom Come With Age?* [Living 30 de abril de 2018, 21 de julho de 2018, 2020]; disponível em: https://www.nextavenue.org/wisdom-come-age/.

120 As imagens cerebrais confirmam a explicação biológica da sabedoria: Meeks, T. W. e D. V. Jeste. *Neurobiology of Wisdom: a Literature Overview.* Arch Gen Psychiatry, 2009. **66**(4): pp. 355-65.

120 O compartilhamento de sabedoria entre gerações: Jeste, D. V., *et al. Age-Friendly Communities Initiative: Public Health Approach to Promoting Successful Aging.* Am J Geriatr Psychiatry, 2016. **24**(12): pp. 1158-170.

280 | A NOVA CIÊNCIA DA LONGEVIDADE

120 **Teresa Seamen é a pesquisadora sênior de um novo e inovador programa experimental de mentoria:** Gen2Gen. Generation to Generation. [4 de agosto de 2020, 2020]; disponível em: https://www.facebook.com/pg/iamGen2Gen/community/.

121 **Embora as pessoas que vivam nas Zonas Azuis tenham estresse, elas desenvolveram técnicas para amenizá-lo [...] vivem mais:** Buettner, D. *The Blue Zones. Lessons for Living Longer from the People Who've Lived the Longest.* Primeire edição em brochura, ed. 2009, Washington DC: National Geographic.

122 **Os níveis de cortisol também foram medidos antes, durante e depois da fala de cada participante:** Townsend, S. S. M., H. S. Kim e B. Mesquita. *Are You Feeling What I'm Feeling? Emotional Similarity Buffers Stress.* Social Psychological and Personality Science, 2014. **5**(5): pp. 526-33.

122-123 **Passar algum tempo junto à natureza reduz o estresse e gera uma sensação de estar no controle:** Gonzalez, M. T., *et al. Therapeutic Horticulture in Clinical Depression: a Prospective Study.* Res Theory Nurs Pract, 2009. **23**(4): pp. 312-28.

123 **Inúmeros estudos mostram que a jardinagem aumenta o bem-estar físico e emocional:** Genter, C., *et al. The Contribution of Allotment Gardening to Health and Wellbeing: A Systematic Review of the Literature.* Br J Occup Ther, 2015. **78**(10): pp. 593-605.

Soga, M., K. J. Gaston e Y. Yamaura. *Gardening is Beneficial for Health: a Meta-analysis.* Prev Med Rep, 2016. **5**: pp. 92-9.

123 **[...] a jardinagem alia atividade física, interação social e exposição à natureza e à luz solar:** Thompson, R. *Gardening for Health: a Regular Dose of Gardening.* Clin Med (Lond), 2018. **18**(3): pp. 201-05.

123 **Cavar, limpar a terra e cortar grama queimam uma grande quantidade de calorias:** Vaz, M., *et al. A compilation of Energy Costs of Physical Activities.* Public Health Nutr, 2005. **8**(7a): pp. 1153-183.

123 **[...] os benefícios sociais desses projetos podem postergar os sintomas de demência:** Simons, L. A., *et al. Lifestyle Factors and Risk of Dementia: Dubbo Study of the elderly.* Med J Aust, 2006. **184**(2): pp. 68-70.

123 **Pacientes que se recuperam de um infarto do miocárdio ou acidente vascular cerebral têm descoberto que o exercício físico feito durante a atividade de jardinagem é mais eficaz:** Wolf, S. L., *et al. Effect of Constraint-induced Movement Therapy on Upper Extremity Function 3 to 9 Months After Stroke: the EXCITE Randomized Clinical Trial.* JAMA, 2006. **296**(17): pp. 2095-104.

123 **Os estudos relataram efeitos positivos significativos da jardinagem em uma série de desfechos:** Soga, M., K. J. Gaston e Y. Yamaura. *Gardening is Beneficial for Health.*

124 **[...] os pesquisadores testaram o efeito de alívio do estresse proporcionado pela jardinagem dando a algumas pessoas que faziam cultivo em hortas comunitárias uma tarefa psicológica:** Van Den Berg, A. E. e M. H. G. Custers. *Gardening Promotes Neuroendocrine and Affective Restoration from Stress.* J Health Psychol, 2011. **16**(1): pp. 3-11.

REFERÊNCIAS | 281

124 [...] as mudanças na gravidade da depressão e na capacidade de concentração foram verificadas: Gonzalez, M. T., *et al. Therapeutic Horticulture in Clinical Depression.*

124 [...] as evidências comprovam que a jardinagem é um meio de combater o estresse: Van Den Berg, A. E. e M. H. G. Custers. *Gardening Promotes Neuroendocrine and Affective Restoration from Stress.*

124 Essa bactéria, *Mycobacterium vaccae*, desencadeia a liberação de serotonina: Reber, S.O., *et al. Immunization with a Heat-killed Preparation of the Environmental Bacterium – Mycobacterium Vaccae – Promotes Stress Resilience in Mice.* Proc Natl Acad Sci USA, 2016. **113**(22): pp. E3130-E3139.

125 Estar rodeado de vegetação torna a vida mais administrável: Van Dillen, S. M., *et al. Greenspace in Urban Neighbourhoods and Residents' Health: Adding Quality to Quantity.* J Epidemiol Community Health, 2012. **66**(6): e8.

125 Como a natureza pode contribuir para melhorar a saúde física e mental, os governos estão começando a transformar ambientes urbanos [...] menos estressados: Frumkin, H. *Beyond Toxicity: Human Health and the Natural Environment.* Am J Prev Med, 2001. **20**(3): pp. 234-40.

Kinzler, D. *Reduce Pandemic Stress and Anxiety with Gardening and Greenery.* [Home and Garden, 21 de março de 2020, 22 de julho de 2020, 2020]; disponível em: https://www.wctrib.com/lifestyle/home-and-garden/5005515-Reduce-pandemic-stress-andanxiety-with-gardening-and-greenery.

125 O ministro de Agricultura, Silvicultura e Pesca do Japão cunhou o termo *shinrin-yoku*: Kaplan, S. e Talbot, J.F. *Psychological Benefits of a Wilderness Experience, in Behavior and the Natural Environment. Human Behavior and Environment (Advances in Theory and Research)*, vol. 6., Altman, I. e Wohlwill, J. F. Orgs. 1983, Springer, Boston, MA.

126 Pesquisas crescentes sobre o potencial do ambiente natural em melhorar a saúde e aumentar o bem-estar evidenciam a subutilização desse recurso como ferramenta para promoção da saúde: Park, B. J., *et al. The Physiological Effects of Shinrin-yoku (Taking in the Forest Atmosphere or Forest Bathing): Evidence from Field Experiments in 24 Forests Across Japan.* Environmental Health and Preventive Medicine, 2010. **15**(1): pp. 18-26.

Nielsen, A. e K. Nilsson. *Urban Forestry for Human Health and Wellbeing.* Urban Forestry & Urban Greening – Urban for Urban Green, 2007. **6**: pp. 195-97.

Coley, R. L., W. C. Sullivan e F. E. Kuo. *Where Does Community Grow?:The Social Context Created by Nature in Urban Public Housing.* Environment and Behavior, 1997. **29**(4): pp. 468-94.

Thompson, C. W., *et al. Enhancing Health Through Access to Nature: How Effective are Interventions in Woodlands in Deprived Urban Communities? A Quasi Experimental Study in Scotland, UK.* Sustainability, 2019. **11**(12): pp. 3317-317.

282 | A NOVA CIÊNCIA DA LONGEVIDADE

IUFRO, *International Union of Forest Research Organisations* [julho de 2021]. Disponível em: https://www.iufro.org/discover/organization/.

126 Mais de três quartos dos participantes disseram que gostariam de comer mais vezes com a família: Conklin, A. I., *et al. Social Relationships and Healthful Dietary Behaviour: Evidence from Over-50s in the EPIC Cohort, UK.* Soc Sci Med, 2014. **100**(100): pp. 167-75.

126 Uma em cada cinco pessoas com mais de 75 anos sente-se solitária quando come sozinha: Swerling, G. *A Million Elderly People Skipping Meals Because They Find Eating Alone Too Loney, Charity Reveals.* [5 de novembro de 2019, 4 de agosto de 2019, 2020]; disponível em: https://www.telegraph.co.uk/news/2019/11/05/million-elderly-people-skipping-meals-find-eatingalone-lonely/

Tani, Y., *et al. Eating Alone and Depression in Older Men and Women by Cohabitation Status: The JAGES Longitudinal Survey.* Age Ageing, 2015. **44**(6): pp. 1019-026.

126 As pessoas passam mais tempo comendo quando têm companhia do que quando comem sozinhas: Hamrick, K. *Americans Spend an Average of 37 Minutes a Day Preparing and Serving Food and Cleaning Up.* [7 de novembro de 2016, 4 de agosto de 2016, 2020]; disponível em: https://www.ers.usda.gov/amber-waves/2016/november/americans-spend-an-average-of-37-minutes-a-day-preparing-and-serving-food-and-cleaning-up/.

126 A maior parte das pessoas mais velhas disse que as refeições em família eram ocasiões importantes: SeniorLiving.org. *Senior Living: the Risks of Eating Alone.* [19 de abril de 2018, 4 de agosto de 2018, 2020]; disponível em: https://www.seniorliving.org/health/eating-alone-risk/.

126 Quase a metade das refeições dos adultos é feita na frente do computador, no carro ou em movimento: Hartman Group. *Dinner: the American Mealtime Rituals Last Stand.* [12 de fevereiro de 2018, 22 de julho de 2018, 2020]; disponível em: https://www.hartman-group.com/press-releases/1268781429/dinner-the-american-mealtime-rituals-last-stand.

127 Compartilhar refeições ajuda a desenvolver habilidades sociais em crianças e adolescentes: Ball, K., *et al. Is Healthy Behavior Contagious: Associations of Social Norms with Physical Activity and Healthy Eating.* International Journal of Behavioral Nutrition and Physical Activity, 2010.**7**(1): p. 86.

Bevelander, K. E., D. J. Anschütz e R. C. M. E. *Engels, Social Norms in Food Intake Among Normal Weight and Overweight Children.* Appetite, 2012. **58**(3): pp. 864-72.

127 Os horários de refeição são a oportunidade perfeita para ter acesso à sabedoria inestimável que adultos mais velhos acumularam: Mental Health Ireland. *Mealtimes.* [13 de maio de 2021, 2021]; disponível em: https://www.mentalhealthireland.ie/a-to-z/m/.

128-129 [...] um *best-seller* sobre os muitos benefícios da caminhada para o humor e as funções cerebrais: O'Mara, S. *In Praise of Walking*, 2019: Bodley Head.

129 Quando nos acostumamos a caminhar e depois paramos: Currey, M. *Daily Rituals: How Artists Work.* 2013: Penguin Random House EUA.

REFERÊNCIAS | 283

129 **Pesquisadores de Stanford mostraram que a caminhada reforça a inspiração criativa [...]
o fluxo de criatividade cessava logo depois da caminhada:** Oppezzo, M. e D. L. Schwartz.
Give Your Ideas Some Legs: The Positive Effect of Walking on Creative Thinking. Journal of
Experimental Psychology: Learning, Memory, and Cognition, 2014. **40**(4): pp. 1142-152.

129 **Tanto caminhada quanto criatividade combatem o estresse e melhoram o humor:**
Kardan, O., *et al. Is the Preference of Natural Versus Man-made Scenes Driven by Bottomup
Processing of the Visual Features of Nature?* Front Psychol, 2015. **6**: p. 471.

Kelly, P., *et al. Walking on Sunshine: Scoping Review of the Evidence for Walking and
Mental Health.* Br J Sports Med, 2018. **52**(12): pp. 800-06.

130 **Estudos científicos rigorosos confirmaram o valor da prática milenar de meditação:**
Pickut, B. A., *et al. Mindfulness Based Intervention in Parkinson's Disease Leads to
Structural Brain Changes on MRI: a Randomized Controlled Longitudinal Trial.* Clin
Neurol Neurosurg, 2013. **115**(12): pp. 2419-425.

Donley, S., *et al. Use and Perceived Effectiveness of Complementary Therapies in Parkinson's
Disease.* Parkinsonism Relat Disord, 2019. **58**: pp. 46-9.

130 **A meditação aumenta o fluxo sanguíneo [...]. Em decorrência, sobem os níveis de
neurotrofinas:** Tang, Y.-Y., *et al. Short-term Meditation Increases Blood Flow in Anterior
Cingulate Cortex and Insula.* Front Psychol, 2015. **6**: p. 212.

130 **[...] As mitocôndrias, presentes em toda célula do cérebro e do corpo, produzem 90%
da energia celular:** Black, D. S. e G. M. Slavich. *Mindfulness Meditation and the Immune
System: a Systematic Review of Randomized Controlled Trials.* Ann N Y Acad Sci, 2016.
1373(1): p. 13-24.

130 **Portanto, em vista desses extraordinários benefícios holísticos, não custa nada tentar
meditar!:** Peng, C. K., *et al. Heart Rate Dynamics During Three Forms of Meditation.* Int J
Cardiol, 2004. **95**(1): p. 19-27.

Sudsuang, R., V. Chentanez e K. Veluvan,. *Effect of Buddhist Meditation on Serum Cortisol
and Total Protein Levels, Blood Pressure, Pulse Rate, Lung Volume and Reaction Time.*
Physiol Behav, 1991. **50**(3): pp. 543-48.

Wenneberg, S. R., *et al. A Controlled Study of the Effects of the Transcendental Meditation
Program on Cardiovascular Reactivity and Ambulatory Blood Pressure.* Int J Neurosci, 1997.
89(1-2): pp. 15-28.

130 **"A vida está disponível apenas no presente momento, o que enfatiza o princípio
implícito na atenção plena":** Thích Nhát Hanh. *Taming the Tiger Within: Meditations on
Transforming Difficult Emotions.* 2004: Riverhead Books.

130 **[...] e pesquisas revelam que a capacidade de fazer isso traz muitos benefícios físicos,
psicológicos e cognitivos:** Conklin, Q. A., *et al. Meditation, Stress Processes, and Telomere
Biology.* Curr Opin Psychol, 2019. **28**: p. 92-101.

284 | A NOVA CIÊNCIA DA LONGEVIDADE

Bower, J. E. e M. R. Irwin. *Mind-body Therapies and Control of Inflammatory Biology: a Descriptive Review.* Brain Behav Immun, 2016. **51**: p. 1-11.

130 O *mindfulness* disposicional é uma qualidade da vida: Tomasulo, D. *American Snake Pit: Hope, Grit, and Resilience in the Wake of Willowbrook.* 2018: Stillhouse Press, p. 290.

Tomasulo, D. *Learned Hopefulness: the Power of Positivity to Overcome Depression.* 2020: New Harbinger Publications, p. 192.

131 São necessários mais estudos para confirmar essas observações promissoras: Black, D. S. e G. M. Slavich. *Mindfulness Meditation and the Immune System.*

131 [...] 6% dos norte-americanos são aconselhados por um médico ou terapeuta a praticá-lo [a yoga]: Jeter, P. E., *et al. Yoga as a Therapeutic Intervention: a Bibliometric Analysis of Published Research Studies from 1967 to 2013.* The Journal of Alternative and Complementary Medicine, 2015. **21**(10): pp. 586-92.

132 O Serviço Nacional de Saúde do Reino Unido promove o yoga [...]. Ela combina posturas físicas, técnicas respiratórias, relaxamento e meditação: The Minded Institute. *Yoga in the NHS.* [5 de agosto de 2020, 2020]; disponível em: https://themindedinstitute. com/yoga-in-healthcare/.

132 Os estudos sobre yoga aumentaram cinquenta vezes desde 2014: Jeter, P. E., *et al. Yoga as a Therapeutic Intervention.*

132 Ele atua por meio de uma mistura de otimização de atitudes positivas em relação ao estresse, autoconsciência, mecanismos de enfrentamento: Bonura, K. B. *The Psychological Benefits of Yoga Practice for Older Adults: Evidence and Guidelines.* International Journal of Yoga Therapy, 2011. **21**(1): pp. 129-42.

Sherman, K. J., *et al. Mediators of Yoga and Stretching for Chronic Low Back Pain.* Evidence-based Complementary and Alternative Medicine, 2013. **2013**. 130818. doi:10.1155/2013/130818

Brown, R. P. e P. L. Gerbarg. *Sudarshan Kriya Yogic Breathing in the Treatment of Stress, Anxiety, and Depression: Part II – Clinical Applications and Guidelines.* J Altern Complement Med, 2005. 11(4): pp. 711-17.

132 [...] espiritualidade: Moadel, A. B., *et al. Randomized Controlled Trial of Yoga Among a Multiethnic Sample of Breast Cancer Patients: Effects on Quality of Life.* Journal of Clinical Oncology, 2007. **25**(28): pp. 4387-395.

132 [...] compaixão e atenção plena: Brown, K. W. e R. M. Ryan. *The Benefits of Being Present: Mindfulness and Its Role in Psychological Well-being.* J Pers Soc Psychol, 2003. **4**(4): p. 822.

Chiesa, A. e A. Serretti. *Mindfulness-based Stress Reduction for Stress Management in Healthy People: a Review and Meta-analysis.* J Altern Complement Med, 2009. **15**(5): pp. 593-600.

REFERÊNCIAS | 285

Evans, S., *et al. Protocol for a Randomized Controlled Study of Iyengar Yoga for Youth with Irritable Bowel Syndrome.* Trials, 2011. **12**(1): pp. 1-19.

132 **Em nível celular, o yoga reduz a inflamação:** Kiecolt-Glaser, J. K., *et al. Stress, inflammation, and Yoga Practice.* Psychosom Med, 2010. **72**(2): pp. 113-21.

132 **Também aumenta os níveis de canabinoides e opioides, e afeta a atividade nervosa:** Purdy, J. *Chronic Physical Illness: a Psychophysiological Approach for Chronic Physical Illness.* YJBM. 2013. **86**(1): pp. 15-28.

Ross, A. e S. Thomas. *The Health Benefits of Yoga and Exercise: a Review of Comparison Studies.* J Altern Complement Med, 2010. **16**(1): p. 3-12.

Black, D. S., *et al. Yogic Meditation Reverses NF-kB and IRF-related Transcriptome Dynamics in Leukocytes of Family Dementia Caregivers in a Randomized Controlled Trial.* Psychoneuroendocrinology, 2013. **38**(3): pp. 348-55.

132 **[…] liberando substâncias químicas que relaxam os vasos sanguíneos:** Prabhakaran, D. e A. M. Chandrasekaran. *Yoga for the Prevention of Cardiovascular Disease.* Nat Rev Cardiol, 2020.

Wolff, M., *et al. Impact of a Short Home-based Yoga Programme on Blood Pressure in Patients with Hypertension: a Randomized Controlled Trial in Primary Care.* J Hum Hypertens, 2016. **30**(10): pp. 599-605.

Thiyagarajan, R., *et al. Additional Benefit of Yoga to Standard Lifestyle Modification on Blood Pressure in Prehypertensive Subjects: A Randomized Controlled Study.* Hypertens Res, 2015. **38**(1): pp. 48-55.

132 **Com o envelhecimento, os telômeros encurtam:** Kaszubowska, L. *Telomere Shortening and Ageing of the Immune System.* J Physiol Pharmacol, 2008. **59**(Supl 9): pp. 169-86.

Hornsby, P. J. *Telomerase and the Aging Process.* Exp Gerontol, 2007. **42**(7): pp. 575-81.

Blackburn, E. H., C. W. Greider e J. W. Szostak. *Telomeres and Telomerase: the Path from Maize, Tetrahymena and Yeast to Human Cancer and Aging.* Nat Med, 2006. **12**(10): pp. 1133-138.

132 **A telomerase é uma importante enzima:** López-Otín, C., *et al. The Hallmarks of Aging.* Cell, 2013. **153**(6): pp. 1194-217.

Jacobs, T. L., *et al. Intensive Meditation Training, Immune Cell Telomerase Activity, and Psychological Mediators.* Psychoneuroendocrinology, 2011. **36**(5): pp. 664-81.

132 **Em diversos estudos, ao yoga afetou a telomerase e o comprimento dos telômeros:** Lengacher, C. A., *et al. Influence of Mindfulness-based Stress Reduction (MBSR) on Telomerase Activity in Women With Breast Cancer (BC).* Biol Res Nurs, 2014. **16**(4): pp. 438-47.

286 | A NOVA CIÊNCIA DA LONGEVIDADE

Lavretsky, H., *et al. A Pilot Study of Yogic Meditation for Family Dementia Caregivers with Depressive Symptoms: Effects on Mental Health, Cognition, and Telomerase Activity.* Int J Geriatr Psychiatry, 2013. **28**(1): pp. 57-65.

Krishna, B. H., *et al. Association of Leukocyte Telomere Length with Oxidative Stress in Yoga Practitioners.* JCDR, 2015. **9**(3): pp. CC01-CC3.

132 **[...] mostrou aumento da telomerase**: Tolahunase, M., R. Sagar e R. Dada. *Impact of Yoga and Meditation on Cellular Aging in Apparently Healthy Individuals: A Prospective, Open-Label Single-Arm Exploratory Study.* Oxid Med Cell Longev, 2017. 2017: p. 7928981.

132 **Outros indicadores importantes de envelhecimento celular que mencionei antes [...] também adquirem um caráter mais jovem com o yoga**: Kumar, S. B., *et al. Telomerase Activity and Cellular Aging Might be Positively Modified by a Yoga-based Lifestyle Intervention.* J Altern Complement Med, 2015. **21**(6): pp. 370-72.

Krishna, B. H., *et al. Association of Leukocyte Telomere Length with Oxidative Stress in Yoga Practitioners.*

Tolahunase, M., R. Sagar e R. Dada. *Impact of Yoga and Meditation on Cellular Aging in Apparently Healthy Individuals.*

CAPÍTULO 7

132 **Os imperadores eram obcecados pela imortalidade [...] responsáveis pela morte de imperadores e nobres que sucumbiam na tentativa de se perpetuar**: Soth, A. *Elixirs of Immortal Life Were a Deadly Obsession. Ironically Enough.* [Cabinet of Curiosities, 28 de dezembro de 2018, 31 de março de 2018, 2020.]; disponível em: https://daily.jstor.org/elixir-immortal-life-deadly-obsessions/.

Pettit, H. *Mysterious "Eternal Life" Potion Discovered Inside 2,000-year-old Bronze Pot in Ancient Chinese Tomb.* [4 de março de 2019, 31 de março de 2019, 2020]; disponível em: https://www.thesun.ie/tech/3822766/elixir-of-immortality-found-in-ancientchinese-tomb-reveals-deadly-quest-to-cheat-death-by-drinking-lethal-chemicals/.

132 **O famoso poeta chinês Po Chu-I passava horas debruçado sobre um alambique, preparando poções**: Yoke, H. P., G. T. Chye e D. Parker. *Po Chü-i's Poems on Immortality.* Harv J Asiat Stud, 1974. **34**: pp. 163-86.

137 **A fêmea-rainha, com a assistência de seu grupo de machos, mantém uma taxa surpreendente de fecundidade constante [...] a receita da fórmula atual do "elixir da juventude" está dentro desse pequeno mamífero feioso e obscuro que a Calico está estudando?**: Foster, K. R. e F. L. Ratnieks. *A New Eusocial Vertebrate?* Trends Ecol Evol, 2005. **20**(7): pp. 363-64.

Olshansky S. Jay, Perry, D., Miller Richard, A., Butler, Robert N. *In Pursuit of the Longevity Dividend. What Should We Be Doing to Prepare for the Unprecedented Aging of Humanity?* [28 de fevereiro de 2006, 1º de abril de 2006, 2020]; disponível em: https://www.thescientist.com/uncategorized/the-longevity-dividend-47757.

REFERÊNCIAS | 287

139 [...] algumas das vias hormonais e celulares que influenciam o ritmo do envelhecimento em organismos inferiores [...]. Grande parte do que sabemos sobre as razões pelas quais as células humanas envelhecem é proveniente de observações dessas espécies inferiores: Van Heemst, D. *Insulin, IGF-1 and Longevity.* Aging Dis, 2010. 1(2): pp. 147-57.

Beyea, J. A., *et al. Growth Hormone (GH) Receptor Knockout Mice Reveal Actions of GH in Lung Development.* Proteomics, 2006. 6(1): pp. 341-48.

141 [...] muitas delas [mutações] causam deficiência ou a morte [...]: de Boer, J., *et al. Premature Aging in Mice Deficient in DNA Repair and Transcription.* Science, 2002. 296(5571): pp. 1276-279.

142 Em 2015, a capa da revista *Time* [...]: Carstensen, L., *The New Age of Much Older Age, in Time*, 2015.

142 Em 1900, a expectativa de vida das mulheres era de 47 anos. Em 2010, era de 79 anos: Bell, F. e M. Miller. *Life Tables for the Unites States Social Security Area 1900-2100.* 2005, Social Security Administration, Office of the Chief Actuary, SSA Pub. No 11-11536.

145 O estrogênio, hormônio feminino, tem benefícios cardiovasculares protetores: Palmisano, B. T., L. Zhu e J. M. Stafford. *Role of Estrogens in the Regulation of Liver Lipid Metabolism.* Adv Exp Med Biol, 2017. 1043: pp. 227-256.

145 "Em tese, se a taxa de mortalidade não aumentasse durante o envelhecimento, os seres humanos viveriam centenas de anos [...]". [...] Pode ser que um desenvolvimento evolutivo lhes dê uma vantagem reprodutiva: Finch, C. E. *Longevity, Senescence and the Genome.* Maio de 1994: The University of Chicago Press Books.

146 Uma meta mais realista e tangível que a senescência insignificante: Olshansky S. Jay. *"Can We Justify Efforts to Slow the Rate of Aging in Humans?"*, apresentado no congresso anual da Sociedade Americana de Gerontologia, 2003.

146 Essa meta foi escolhida porque o risco de morte e da maioria dos outros atributos negativos do envelhecimento tende a subir exponencialmente: Brody, J. A. e M. D. Grant. *Age-associated Diseases and Conditions: Implications for Decreasing Late Life Morbidity.* Aging Clinical and Experimental Research, 2001. 13(2): pp. 64-7.

146 Esse atraso de sete anos produziria mais benefícios em termos de saúde e longevidade do que seria obtido com a erradicação do câncer: Olshansky, S. Jay. *Simultaneous/multiple Cause-delay (SIMCAD): an Epidemiological Approach to Projecting Mortality.* J Gerontol, 1987. 42(4): pp. 358-65.

146 [...] uma vez alcançado, esse atraso de sete anos produziria benefícios de saúde e longevidade para todas as gerações subsequentes: Olshansky, S. Jay, L. Hayflick e B. A. Carnes. *Position Statement on Human Aging.* J Gerontol A Biol Sci Med Sci, 2002. 57(8): pp. B292-97.

288 | A NOVA CIÊNCIA DA LONGEVIDADE

147 [...] amizade, alívio do estresse, riso, propósito de vida, sono, alimentação, atividade física e atitude positiva – fazem exatamente isso: McCrory, C., Kenny R. A., *et al. The Lasting Legacy of Childhood Adversity for Disease Risk in Later Life.* Health Psychol, 2015. 34(7): pp. 687-96.

World Health Organization. *Global Health and Ageing.* 2011: NIH, USA.

CAPÍTULO 8

149 A técnica romana de banho seguia uma ordem um tanto padronizada: Encyclopaedia Britannica Editors. *Thermae.* [30 de março de 1998, 30 de abril de 2011, 2020]; disponível em: https://www.britannica.com/technology/thermae.

150 O uso de água para fins terapêuticos é uma prática milenar: Gianfaldoni, S., *et al. History of the Baths and Thermal Medicine.* Open Acess Maced J Med Sci, 2017. 5(4): pp. 566-68.

150 Hoje em dia, a hidroterapia é usada para tratar distúrbios musculoesqueléticos: Mooventhan, A. e L. Nivethitha. *Scientific Evidence-Based Effects of Hydrotherapy on Various Systems of the Body.* N Am J Med Sci, 2014. 6(5): pp. 199-209.

150 Existem inúmeras evidências dos benefícios da água fria para a saúde em diversos sistemas orgânicos: Shevchuk, N. A. *Hydrotherapy as a Possible Neuroleptic and Sedative Treatment.* Med Hypotheses, 2008. 70(2): pp. 230-38.

150 A imersão em água fria estimula nossos sistemas fisiológicos. Isso está relacionado ao fenômeno de hormese: Leslie, M. *How Can We Use Moderate Stresses to Fortify Humans and Slow Aging?* Sci Aging Knowledge Environ, 2005. 2005(26): p. nf49.

150 [...] a exposição das células a um leve estresse estimula a síntese de proteínas [...] o desencadeamento de um mecanismo de recuperação celular melhora o funcionamento de outros sistemas de reparo e recuperação: Shevchuk, N. A. *Adapted Cold Shower as a Potential Treatment for Depression.* Medical Hypotheses, 2008. 70(5): pp. 995-1001.

150 Banho frio de chuveiro ou imersão em água fria representa um estresse fisiológico: Arumugam, T. V., *et al. Hormesis/Preconditioning Mechanisms, the Nervous System and Aging.* Ageing Res Rev, 2006. 5(2): pp. 165-78.

Fonager, J., *et al. Mild Stress-Induced Stimulation of Heat-shock Protein Synthesis and Improved Functional Ability of Human Fibroblasts Undergoing Aging in Vitro.* Exp Gerontol, 2002. 37(10-11): pp. 1223-228.

Leslie, M. *How Can We Use Moderate Stresses to Fortify Humans and Slow Aging?*

151 [...] o número de receptores do frio na pele é até 10 vezes maior do que o de receptores de calor: Iggo, A. e B. J. Iggo. *Impulse Coding in Primate Cutaneous Thermoreceptors in Dynamic Thermal Conditions.* J Physiol (Paris), 1971. 63(3): pp. 287-90.

Woodworth, R. S. e H. Schlosberg. *Experimental psychology [by] Robert S. Woodworth [and] Harold Schlosberg.* 1965, Nova York: Holt, Rinehart e Winston.

REFERÊNCIAS | 289

151 **Quando a pele é exposta à água fria, os vasos sanguíneos se contraem e elevam a pressão arterial:** Drummond, P. D. *Immersion of the Hand in Ice Water Releases Adrenergic Vasoconstrictor Tone in the Ipsilateral Temple.* Auton Neurosci, 2006. **128**(1-2): pp. 70-5.

Arumugam, T. V., *et al. Hormesis/Preconditioning Mechanisms.*

151 **Uma dessas substâncias químicas é a noradrenalina:** Jansky, L., *et al. Change in Sympathetic Activity, Cardiovascular Functions and Plasma Hormone Concentrations Due to Cold Water Immersion in Men.* Eur J Appl Physiol Occup Physiol, 1996. **74**(1-2): pp. 148-52.

151 **A exposição ao frio também libera noradrenalina nas principais áreas do cérebro:** Schmidt, R. F. (org.). *Fundamentals of Sensory Physiology.* 1978, Springer-Verlag, Nova York, p. 286.

Encyclopaedia Britannica Editors. Brain. [21 de março de 1998, 1º de maio de 2020, 2020]; disponível em: https://www.britannica.com/science/brain.

151 **Quase todos os nossos órgãos usam noradrenalina [...] qualquer estímulo que aumente sua atividade é importante para a fisiologia do "envelhecimento":** Edvinsson, L., *et al. Effect of Exogenous Noradrenaline on Local Cerebral Blood Flow After Osmotic Opening of the Blood-brain Barrier in the Rat.* J Physiol, 1978. **274**: pp. 149-56.

Jedema, H. P., *et al. Chronic Cold Exposure Potentiates CRH-evoked Increases in Electrophysiologic Activity of Locus Coeruleus Neurons.* Biol Psychiatry, 2001. **49**(4): pp. 351-59.

Jedema, H. P. e A. A. Grace. *Chronic Exposure to Cold Stress Alters Electrophysiological Properties of Locus Coeruleus Neurons Recorded in Vitro.* Neuropsychopharmacology, 2003. **28**(1): pp. 63-72.

Nisenbaum, L. K., *et al. Prior Exposure to Chronic Stress Results in Enhanced Synthesis and Release of Hippocampal Norepinephrine in Response to Novel Stressor.* J Neurosci, 1991. **11**(5): pp. 1478-484.

151 **[...] estímulos que induzem a liberação de noradrenalina no cérebro, como a água fria, podem evitar a demência:** Robertson, I. H. *A Noradrenergic Theory of Cognitive Reserve: Implications for Alzheimer's Disease.* Neurobiol Aging, 2013. *34*(1): pp. 298-308.

151 **A noradrenalina é uma das substâncias químicas envolvidas no sistema nervoso simpático:** Contribuições da Wikipedia. *Sympathetic Nervous System.* [15 de abril de 2003, 8 de maio de 2020, 2020]; disponível em: https://en.wikipedia.org/wiki/Sympathetic_nervous_system.

Encyclopaedia Britannica Editors. Autonomic Nervous System. 11 de janeiro de 1998, 1º de maio de 2019, 2020]; disponível em: https://www.britannica.com/science/autonomicnervous-system.

151 **[...] controlam o fluxo sanguíneo em todo o corpo, sobretudo pela maior liberação de noradrenalina:** Nakamoto, M. *Responses of Sympathetic Nervous System to Cold Exposure in Vibration Syndrome Subjects and Age-matched Healthy Controls.* Int Arch Occup Environ Health, 1990. **62**(2): pp. 177-81.

290 | A NOVA CIÊNCIA DA LONGEVIDADE

Shevchuk, N. A. *Adapted Cold Shower as a Potential Treatment for Depression.*

Jansky, L., *et al. Change in Sympathetic Activity, Cardiovascular Functions and Plasma Hormone Concentrations Due to Cold Water Immersion in Men.*

152 **A exposição à água fria quadruplica os níveis de endorfina:** Vaswani, K. K., C. W. Richard, 3rd e G. A. Tejwani. *Cold Swim Stress-induced Changes in the Levels of Opioid Peptides in the Rat CNS and Peripheral Tissues.* Pharmacol Biochem Behav, 1988. **29**(1): pp. 163-68.

Suzuki, K., *et al. Responses of the Hypothalamic-Pituitary-Adrenal Axis and Pain Threshold Changes in the Orofacial Region Upon Cold Pressor Stimulation in Normal Volunteers.* Arch Oral Biol, 2007. **52**(8): pp. 797-802.

Mizoguchi, H., *et al. [Met5]enkephalin and delta2-opioid receptors in the spinal cord are involved in the cold water swimming-induced antinociception in the mouse.* Life Sci, 1997. **61**(7): p. PL81-6.

152 **[...] sensação de bem-estar e supressão da dor pelo estímulo de receptores opioides:** *Endorphins, in The Columbia Encyclopedia* P. Lagasse, Goldman, L., Hobson, A., Norton, S. R., 2000, Columbia University Press.

Encyclopaedia Britannica Editors. *Endorphin.* [5 de janeiro de 1998, 1º de maio de 2012, 2020]; disponível em: https://www.britannica.com/science/endorphin.

152 **[...] qualquer pessoa que goste de nadar em água fria ou tomar banho frio [...] vai confirmar que pega muito menos resfriados e infecções respiratórias no inverno:** Brenner, I. K., *et al. Immune Changes in Humans During Cold Exposure: Effects of Prior Heating and Exercise.* J Appl Physiol (1985), 1999. **87**(2): pp. 699-710.

Eglin, C. M. e M. J. Tipton. *Repeated Cold Showers as a Method of Habituating Humans to the Initial Responses to Cold Water Immersion.* Eur J Appl Physiol, 2005. **93**(5-6): pp. 624-29.

Castellani, J. W., Brenner, I. K. e S. G. Rhind. *Cold Exposure: Human Immune Responses and Intracellular Cytokine Expression.* Med Sci Sports Exerc, 2002. **34**(12): pp. 2013-020.

Jansky, L., *et al. Immune System of Cold-Exposed and Cold-Adapted Humans.* Eur J Appl Physiol Occup Physiol, 1996. **72**(5-6): pp. 445-50.

Sramek, P., *et al. Human Physiological Responses to Immersion Into Water of Different Temperatures.* Eur J Appl Physiol, 2000. **81**(5): pp. 436-42.

152 **[...] 91% tenham afirmado que manteriam a rotina:** Buijze, G. A., *et al. The Effect of Cold Showering on Health and Work: A Randomized Controlled Trial.* PLoS One, 2016. **11**(9): p. e0161749.

153 **[...] boas evidências também de uma associação entre natação em água fria e redução de tensão e fadiga, melhora do humor e da memória:** Knechtle, B., *et al. Cold Water Swimming-Benefits and Risks: A Narrative Review.* Int J Environ Res Public Health, 2020. **17**(23): 8984.

REFERÊNCIAS | 291

Huttunen, P., L. Kokko e V. Ylijukuri. *Winter Swimming Improves General Wellbeing.* Int J Circumpolar Health, 2004. **63**(2): pp. 140-44.

153 **Teorias evolutivas consistentes explicam as razões pelas quais achamos a exposição à água fria tão revigorante [...] estamos programados para ser expostos à água fria:** McCullough, L. e S. Arora. *Diagnosis and Treatment of Hypothermia.* Am Fam Physician, 2004. **70**(12): pp. 2325-332.

Encyclopaedia Britannica Editors. *Human Nervous System.* [9 de abril de 1998, 30 de abril 2020, 2020]; disponível em: https://www.britannica.com/science/humannervous-system.

Nutt, D. J. *The neuropharmacology of Serotonin and Noradrenaline in Depression.* Int Clin Psychopharmacol, 2002. **17 Supl 1**: pp. S1-12.

Encyclopaedia Britannica Editors. *Hypothalamus.* [10 de janeiro de 1998, 1o de maio de 2019, 2019]; disponível em: https://www.britannica.com/science/hypothalamus.

Holloszy, J. O. e E. K. Smith. *Longevity of Cold-exposed Rats: a Reevaluation of the "Rate-of-Living Theory".* J Appl Physiol (1985), 1986. **61**(5): pp. 1656-660.

Tikuisis, P. *Heat Balance Precedes Stabilization of body Temperatures During Cold Water Immersion.* J Appl Physiol (1985), 2003. **95**(1): pp. 89-96.

Mooventhan, A. e L. Nivethitha. *Scientific Evidence-Based Effects of Hydrotherapy on Various Systems of the Body.*

Arumugam, T. V., *et al. Hormesis/Preconditioning Mechanisms.*

Iggo, A. e B. J. Iggo. *Impulse Coding in Primate Cutaneous Thermoreceptors in Dynamic Thermal Conditions.*

Woodworth, R. S. e H. Schlosberg. *Experimental Psychology [by] Robert S. Woodworth [and] Harold Schlosberg.*

Drummond, P. D. *Immersion of the Hand in Ice Water Releases Adrenergic Vasoconstrictor Tone in the Ipsilateral Temple.*

Jansky, L., *et al. Change in Sympathetic Activity, Cardiovascular Functions and Plasma Hormone Concentrations Due to Cold Water Immersion in Men.*

Edvinsson, L., *et al. Effect of Exogenous Noradrenaline on Local Cerebral Blood Flow After Osmotic Opening of the Blood-Brain Barrier in the Rat.*

Jedema, H. P., *et al. Chronic Cold Exposure Potentiates CRH-Evoked Increases in Electrophysiologic Activity of Locus Coeruleus Neurons.*

Nisenbaum, L. K., *et al. Prior Exposure to Chronic Stress Results in Enhanced Synthesis and Release of Hippocampal Norepinephrine in Response to a Novel Stressor.*

Wikipedia contributors. *Sympathetic Nervous System.*

292 | A NOVA CIÊNCIA DA LONGEVIDADE

Vaswani, K. K., C. W. Richard 3rd e G. A. Tejwani. *Cold Swim Stress-Induced Changes in the Levels of Opioid Peptides in the Rat CNS and Peripheral Tissues.*

Suzuki, K., *et al. Responses of the Hypothalamic-Pituitary-Adrenal Axis and Pain Threshold Changes in the Orofacial Region Upon Cold Pressor Stimulation in Normal Volunteers.*

Mizoguchi, H., *et al. [Met5]enkephalin and Delta2-Opioid Receptors in the Spinal Cord are Involved in the Cold Water Swimming-Induced Antinociception in the Mouse.*

Endorphins, in The Columbia Encyclopedia. P. Lagasse, Goldman, L., Hobson, A., Norton, S.R.

Encyclopaedia Britannica Editors. *Endorphin.*

154 **A literatura especializada sobre o papel da água fria no tratamento de depressão é extensa e de longa data:** Shevchuk, N. A. *Adapted Cold Shower as a Potential Treatment for Depression.*

154 **[…] confirma que nadar em água fria alivia a depressão em mulheres jovens:** Van Tulleken, C. *et al., Open Water Swimming as a Treatment for Major Depressive Disorder.* BMJ Case Reports, 2018. 2018: bcr-**2018**-225007.

154 **O estímulo do sistema nervoso simpático pode causar um infarto do miocárdio se os vasos sanguíneos do coração já estiverem estreitados em decorrência de aterosclerose ou da presença de coágulos:** Imai, Y., *et al. Acute Myocardial Infarction Induced by Alternating Exposure to Heat in a Sauna and Rapid Cooling in Cold Water.* Cardiology, 1998. **90**(4): pp. 299-301.

Manolis, A. S., *et al. Winter Swimming: Body Hardening and Cardiorespiratory Protection Via Sustainable Acclimation.* Curr Sports Med Rep, 2019. **18**(11): pp. 401-15.

Buijze, G. A., *et al. The Effect of Cold Showering on Health and Work: A Randomized Controlled Trial.*

154 **[…] uma breve exposição de todo o corpo à água fria (entre 15 ºC e 23 ºC) é segura:** Sramek, P., *et al. Human Physiological Responses to Immersion Into Water of Different Temperatures.*

Holloszy, J. O. e E. K. Smith. *Longevity of Cold-exposed Rats.*

154 **O efeito sobre a temperatura corporal central é tão desprezível que não há preocupação com hipotermia:** Doufas, A. G. e D. I. Sessler. *Physiology and Clinical Relevance of Induced Hypothermia.* Neurocrit Care, 2004. **1**(4): pp. 489-98.

Tikuisis, P. *Heat Balance Precedes Stabilization of Body Temperatures During Cold Water Immersion.*

155 **[…] também é benéfica para uma doença de pele conhecida que fica mais comum com a idade:** Dyhre-Petersen, N. e P. Gazerani. *Presence and Characteristics of Senile Pruritus Among Danish Elderly Living in Nursing Homes.* Future Sci OA, 2019. **5**(6): p. FSO399.

REFERÊNCIAS | 293

155 Banhos de chuveiro com água quente ou banhos de imersão frequentes em água quente agravam ou até mesmo causam este quadro: Roy, A., *et al. Plasma Norepinephrine Responses to Cold Challenge in Depressed Patients and Normal Controls.* Psychiatry Res, 1987. **21**(2): pp. 161-68.

Sramek, P., *et al. Human Physiological Responses to Immersion Into Water of Different Temperatures.*

Holloszy, J. O. e E. K. Smith. *Longevity of Cold-exposed Rats.*

155 [...] proximidade do mar – está associada a melhor humor, menos depressão, menos ansiedade e maior sensação de bem-estar em geral [...] segundo alguns estudos, sobretudo quando estamos mais velhos: Dempsey, S., *et al. Coastal Blue Space and Depression in Older Adults.* Health Place, 2018. **54**: pp. 110-17.

155-156 [...] a proximidade com o mar pode acrescentar de quatro a sete anos à expectativa de vida: Poulain, M., A. Herm e G. Pes. *The Blue Zones: Areas of Exceptional Longevity Around the World.* Vienna Yearb Popul Res, 2013. 11: pp. 87-108.

156 [...] estudo mostrou que os benefícios relacionados a humor e bem-estar são mais evidentes quando se tem uma visão do mar: Volker, S. e T. Kistemann. *Reimpressão de: "I'm Always Entirely Happy When I'm here!". Urban Blue Enhancing Human Health and Well-being in Cologne and Dusseldorf, Germany.* Soc Sci Med, 2013. **91**: pp. 141-52.

Mackerron, G. e S. Mourato. *Happiness is Greater in Natural Environments.* Global Environmental Change, 2013. 23: pp. 992-1000.

156 alguns estudos mostram que é evidente em particular quando ficamos mais velhos: Nutsford, D., *et al. Residential Exposure to Visible Blue Space (But Not Green Space) Associated with Lower Psychological Distress in a Capital City.* Health Place, 2016. **39**: pp. 70-8.

Finlay, J., *et al. Therapeutic Landscapes and Wellbeing in Later Life: Impacts of Blue and Green Spaces for Older Adults.* Health Place, 2015. **34**: pp. 97-106.

156 A proximidade com o mar também aumenta a probabilidade de se fazer atividades físicas: Foley, R. *Swimming in Ireland: Immersions in Therapeutic Blue Space.* Health Place, 2015. **35**: pp. 218-25.

Foley, R. *Swimming as an Accretive Practice in Healthy Blue Space.* Emot Space Socy, 2017. **22**. pp. 43-51.

CAPÍTULO 9

158 Alimentos muito calóricos desencadeiam a liberação de dopamina em "centros de prazer" do cérebro [...]. A consequência é obesidade e doenças decorrentes da obesidade: Grippo, R. M., *et al. Dopamine Signaling in the Suprachiasmatic Nucleus Enables Weight Gain Associated with Hedonic Feeding.* Curr Biol, 2020. **30**(2): pp. 196-208 e8.

294 | A NOVA CIÊNCIA DA LONGEVIDADE

158 Consumo de alimentos, dieta, genes e vias relacionadas com o metabolismo e a produção de energia celular são os principais determinantes de como as células envelhecem: Duggal, N. A. *Reversing the Immune Ageing Clock: Lifestyle Modifications and Pharmacological Interventions.* Biogerontology, 2018. **19**(6): pp. 481-96.

161 [...] ratos e pombos são do mesmo tamanho e têm a mesma taxa de metabolismo basal, mas os pombos vivem sete vezes mais que os ratos: Montgomery, M. K., A. J. Hulbert e W. A. Buttemer. *The Long Life of Birds: the Rat-pigeon Comparison Revisited.* PLoS One, 2011. **6**(8): e24138.

161-162 [...] descobrimos que 70% dos irlandeses com mais de 50 anos têm excesso de peso ou são obesos: Leahy, S., Nolan, A., O'Connell, J., Kenny, R. A. *Obesity in an Ageing Society: Implications for Health, Physical Function and Health Service Utilisation.* 2014. The Irish Longitudinal Study on Ageing (TILDA). https://www. doi.org/10.38018/TildaRe.2014-01.

162 A taxa metabólica basal das pessoas com sobrepeso ou obesas é mais alta do que a das pessoas com peso normal: Liu, X., *et al. Resting Heart Rate and Risk of Metabolic Syndrome in Adults: a Dose-response Meta-analysis of Observational Studies.* Acta Diabetol, 2017. **54**(3): pp. 223-35.

Zhang, S. Y., *et al. Overweight, Resting Heart Rate and Prediabetes/Diabetes: a Population-based Prospective Cohort Study Among Inner Mongolians in China.* Scientific Reports, 2016. **6**: 23939.

163 Chá verde, repolho, frutas vermelhas, espinafre, pimentas e café são exemplos de alimentos que aumentam a produção de gordura marrom: Velickovic, K., *et al. Caffeine Exposure Induces Browning Features in Adipose Tissue in Vitro and in Vivo.* Scientific Reports, 2019. **9**: 9104.

163 Portanto, para todos os efeitos, a gordura marrom é uma gordura boa: Virtanen, K. A., *et al. Functional Brown Adipose Tissue in Healthy Adults.* N Engl J Med, 2009. **360**(15): pp.1518-525.

163 Essa pode ser outra razão pela qual a exposição à água fria, inclusive banhos frios, é benéfica: Cohen, P. e B. M. Spiegelman. *Brown and Beige Fat: Molecular Parts of a Thermogenic Machine.* Diabetes, 2015. **64**(7): pp. 2346-351.

163 [...] ainda não entendemos por completo as interações sofisticadas entre genética, fisiologia e comportamento cognitivo que regulam a energia e o peso corporal: Lam, Y. Y. e E. Ravussin. *Analysis of Energy Metabolism in Humans: a Review of Methodologies.* Mol Metab, 2016. **5**(11): p. 1057-1071.

165 Esse chá contém catequina, que, nos camundongos, retarda o envelhecimento cerebral e aumenta os circuitos nervosos: Unno, K., *et al. Green Tea Catechins Trigger Immediate-Early Genes in the Hippocampus and Prevent Cognitive Decline and Lifespan Shortening.* Molecules, 2020. **25**(7): 1484.

REFERÊNCIAS | 295

165 Na maior parte das Zonas Azuis, as pessoas tomam de uma a três taças pequenas de vinho tinto por dia: Sass, C. *What Is the "Blue Zone" Diet? A Nutritionist Explains the Eating Plan That May Help You Live Longer and Healthier.* [28 de janeiro de 2019, 3 de abril de 2020, 2020]; disponível em: https://www.health.com/nutrition/blue-zone-diet.

165 A base da dieta mediterrânea são alimentos tradicionais: Martínez-González, M. A., A. Gea e M. Ruiz-Canela. *The Mediterranean Diet and Cardiovascular Health.* Circ Res, 2019. **124**(5): pp. 779-98.

165 Um recente artigo de revisão resumiu as informações sobre ela, extraídas de uma série de estudos: Dinu, M., *et al. Mediterranean Diet and Multiple Health Outcomes: an Umbrella Review of Meta-analyses of Observational Studies and Randomised Trials.* Eur J Clin Nutr, 2018. **72**(1): pp. 30-43.

167 Macacos-rhesus foram submetidos a uma dieta de restrição calórica durante vinte anos [...] os macacos submetidos à restrição calórica também vivem 30% a mais: Dorling, J. L., C. K. Martin e L. M. Redman. *Calorie Restriction for Enhanced Longevity: the Role of Novel Dietary Strategies in the Present Obesogenic Environment.* Ageing Res Rev, 2020 Dec; **64**: 101038.

170 Um estudo interessante feito com pessoas obesas e pré-diabéticas: Sutton, E. F., *et al. Early Time-restricted Feeding Improves Insulin Sensitivity, Blood Pressure, and Oxidative Stress Even Without Weight Loss in Men with Prediabetes.* Cell Metab, 2018. **27**(6): pp. 1212-221. e3.

171 Alguns organismos ficam dormentes durante os períodos de escassez de alimentos: Calixto, A. *Life Without Food and the Implications for Neurodegeneration.* Adv Genet, 2015. **92**: pp. 53-74.

171 [...] muitos dos benefícios do jejum intermitente para a saúde não são o simples resultado de menor produção de radicais livres ou perda de peso [...] a restrição calórica reduz a chance de se ter câncer: Mattson, M. P., V. D. Longo e M. Harvie. *Impact of Intermittent Fasting on Health and Disease Processes.* Ageing Res Rev, 2017. **39**: pp. 46-58.

171 Em um estudo multicêntrico realizado no Reino Unido em 2017: Lean, M. E. J., *et al. Primary Care-led weight Management for Remission of Type 2 Diabetes (DiRECT): an Open-label, Cluster-randomised Trial.* The Lancet, 2018. **391**(10120): pp. 541-51.

172 Uma excelente revisão publicada no New England Journal of Medicine resume os conhecimentos científicos atuais e conclui que o jejum está integrado evolutivamente [...] Nos animais, o jejum introduzido em qualquer estágio da vida adulta mostra todos os benefícios celulares detalhados antes, até mesmo em animais bem velhos: De Cabo, R. e M. P. Mattson. *Effects of Intermittent Fasting on Health, Aging, and Disease.* N Engl J Med, 2019. **381**(26): pp. 2541-551.

173 Vários estudos realizados em laboratório demonstraram proteção imunológica pela ação do resveratrol sobre o gene SIRT1: Lee, I. H. *Mechanisms and Disease Implications of Sirtuin-mediated Autophagic Regulation.* Exp Mol Med, 2019. **51**(9): p. 1-11.

296 | A NOVA CIÊNCIA DA LONGEVIDADE

173 **Para tomar a dose usada em estudos clínicos, recomenda-se o consumo de 2.000 mg de resveratrol por dia:** De la Lastra, C. A. e I. Villegas. *Resveratrol as an Anti-inflammatory and Anti-aging Agent: Mechanisms and Clinical Implications.* Mol Nutr Food Res, 2005. 49(5): pp. 405-30.

173 **[...] fisetina, que manipula o mTOR:** Niedernhofer, L. J. e P. D. Robbins. *Senotherapeutics for Healthy Ageing.* Nat Rev Drug Discov, 2018. 17(5): p. 377.

174 **A ação da metformina, um medicamento para diabetes tipo 2, também simula a restrição calórica:** Glossmann, H. H. e O. M. D. Lutz. *Metformin and Aging: a Review.* Gerontology, 2019. 65(6): pp. 581-90.

174 **[...] estudos clínicos recentes relataram o papel anti-inflamatório da metformina e efeito benéfico para as vias envolvidas em modelos murinos de artrite:** Son, H.-J., *et al. Metformin Attenuates Experimental Autoimmune Arthritis Through Reciprocal Regulation of Th17/Treg Balance and Osteoclastogenesis.* Mediators Inflamm, 2014. **2014**: 973986.

Martin-Montalvo, A., *et al. Metformin Improves Healthspan and Lifespan in Mice.* Nat Commun, 2013. **4**: 2192.

Campbell, J. M., *et al. Metformin Reduces All-cause Mortality and Diseases of Ageing Independent of its Effect on Diabetes Control: a Systematic Review and Meta-analysis.* Ageing Res Rev, 2017. **40**: pp. 31-44.

Saisho, Y. *Metformin and Inflammation: Its Potential Beyond Glucose-lowering Effect.* Endocr Metab Immune Disord Drug Targets, 2015. **15** (3):pp. 196-205.

Samaras, K., *et al. SAT-LB115 Metformin-Use is Associated with Slowed Cognitive Decline and Reduced Incident Dementia in Older Adults With Type 2 Diabetes Mellitus: The Sydney Memory and Ageing Study.* Diabetes Care, 2020 Nov:43(11): pp. 2691-701.

175 **[...] o índice de morte entre os japoneses que seguiam o regime alimentar recomendado pelo governo japonês era 15% menor:** Kurotani, K., *et al. Quality of Diet and Mortality Among Japanese Men and Women: Japan Public Health Center based prospective study.* BMJ, 2016. **352**: i1209.

176 **Cerca de 98% das crianças japonesas vão para a escola a pé ou de bicicleta:** Mori, N., F. Armada e D. C. Willcox. *Walking to School in Japan and Childhood Obesity Prevention: New Lessons from an Old Policy.* Am J Public Health, 2012. **102**(11): pp. 2068-073.

176 **O sistema de saúde japonês é um dos melhores do mundo:** Miller, L., Lu, W. *These Are the World's Healthiest Nations.* [24 de fevereiro de 2019, janeiro de 2019, 2021]; disponível em: https://www.bloomberg.com/news/articles/2019-02-24/spain-tops-italy-asworld-s-healthiest-nation-while-u-s-slips.

177 **Os ácidos graxos ômega 3 são imprescindíveis para o bom funcionamento do corpo e do cérebro:** Ruxton, C., *et al. The health benefits of Omega-3 Polyunsaturated Fatty Acids: a Review of the Evidence.* J Hum Nutr Diet, 2007. **20**(3): pp. 275-85.

REFERÊNCIAS | 297

177 [...] o peixe é considerado um dos alimentos mais saudáveis que existem para o coração: Link, R. *15 Incredibly Heart-Healthy Foods.* [Nutrition, 5 de março de 2018, 3 de abril de 2018, 2020]; disponível em: https://www.healthline.com/nutrition/heart-healthy-foods.

177 [...] muitos dos grandes estudos mostrem que quem come peixe com regularidade corre menor risco de infarto e AVC, bem como de morte por causas cardiovasculares: Djousse, L., *et al. Fish Consumption, Omega-3 Fatty Acids and Risk of Heart Failure: a Meta-analysis.* Clin Nutr, 2012. **31**(6): pp. 846-53.

Zheng, J., *et al. Fish Consumption and CHD Mortality: an Updated Meta-analysis of Seventeen Cohort Studies.* Public Health Nutr, 2012. **15**(4): pp. 725-37.

Chowdhury, R., *et al. Association Between Fish Consumption, Long Chain Omega 3 fatty acids, and Risk of Cerebrovascular Disease: Systematic Review and Meta-analysis.* BMJ, 2012. 345: e6698.

Buscemi, S., *et al. Habitual Fish Intake and Clinically Silent Carotid Atherosclerosis.* Nutr J, 2014. **13**: 2.

177 [...] as que comiam peixe apresentavam uma probabilidade 13% menor de ter infarto do miocárdio do que as carnívoras, e as vegetarianas, 22% a menos: Tong, T. Y. N., *et al. Risks of Ischaemic Heart Disease and Stroke in Meat Eaters, Fish Eaters, and Vegetarians Over 18 Years of Follow-up: Results from the Prospective EPIC-Oxford Study.* BMJ, 2019. **366**: l4897.

177 O consumo de peixe também é bom para o sistema imunológico: Mendivil, C. O. *Dietary Fish, Fish Nutrients, and Immune Function: A Review.* Front Nutr, 2021. **7**: 617652.

177 [...] as gorduras ômega 3 presentes no peixe são importantes em particular para o cérebro e os olhos: McCann, J. C. e B. N. Ames. *Is Docosahexaenoic Acid, an n-3 Long-chain Polyunsaturated Fatty Acid, Required for Development of Normal Brain Function? An Overview of Evidence from Cognitive and Behavioral Tests in Humans and Animals.* Am J Clin Nutr, 2005. **82**(2): pp. 281-95.

177 [...] quem come peixe regularmente tem mais substância cinzenta: Roques, S., et al. *Metabolomics and Fish Nutrition: a Review in the Context of Sustainable Feed Development.* Rev Aquac, 2020. **12**(1): pp. 261-82.

Raji, C. A., *et al. Regular Fish Consumption and Age-related Brain Gray Matter Loss.* Am J Prev Med, 2014. **47**(4): pp. 444-51.

178 Quem come peixe regularmente tem menos probabilidade de ter depressão: Grosso, G., *et al. Omega-3 Fatty Acids and Depression: Scientific Evidence and Biological Mechanisms.* Oxid Med Cell Longev, 2014. **2014**: 313570.

178 [...] em pacientes que foram diagnosticados com depressão, os ácidos graxos ômega 3 e o peixe reduzem os sintomas: Sarris, J., D. Mischoulon e I. Schweitzer. *Omega-3 for Bipolar Disorder: Meta-analyses of Use in Mania and Bipolar Depression.* J Clin Psychiatry, 2012. **73**(1): pp. 81-6.

298 | A NOVA CIÊNCIA DA LONGEVIDADE

Peet, M. e D. F. Horrobin. *A Dose-ranging Study of the Effects of Ethyleicosapentaenoate in Patients with ongoing Depression Despite Apparently Adequate Treatment with Standard Drugs.* Arch Gen Psychiatry, 2002. **59**(10): pp. 913-19.

Lin, P.Y. e K. P. Su. *A Meta-analytic Review of Double-blind, Placebo-controlled Trials of Antidepressant Efficacy of Omega-3 Fatty Acids.* J Clin Psychiatry, 2007. **68**(7): pp. 1056-061.

Grosso, G., *et al. Omega-3 Fatty Acids and Depression.*

178 Entre os pacientes que tinham se automutilado, os selecionados de modo aleatório para receber suplemento de óleo ômega por doze semanas, além de tratamento psiquiátrico, obtiveram reduções substanciais em marcadores de comportamento suicida: Hallahan, B., *et al. Omega-3 Fatty Supplementation in Patients with Recurrent Self-harm. Single-centre Double-blind Randomised Controlled Trial.* Br J Psychiatry, 2007. **190**: pp. 118-22.

178 O peixe também melhora nosso sono: Leech, J. *10 Reasons Why Good Sleep is Important.* Nutrition. [24 de fevereiro de 2020, 3 de abril de 2020.]. Disponível em: https://www.healthline.com/nutrition/10-reasons-why-good-sleep-is-important.

178 […] e aumentou o nível de energia diurno: Hansen, A. L., *et al. Fish Consumption, Sleep, Daily Functioning, and Heart Rate Variability.* J Clin Sleep Med, 2014. **10**(5): pp. 567-75.

179 Uma recente avaliação em grande escala de evidências fornecidas por diversos estudos clínicos analisou os efeitos da carne vermelha: Johnston, B. C., *et al. Unprocessed Red Meat and Processed Meat Consumption: Dietary Guideline Recommendations From the Nutritional Recommendations (NutriRECS) Consortium.* Ann Intern Med, 2019; **171**(10): pp. 756-64.

179 Na Irlanda, 29% das pessoas de 18 a 30 anos de idade e uma em cada cinco com mais de 50 anos têm carência de vitamina D […] É muito difícil obter vitamina D suficiente somente dos alimentos quando vivemos em locais de altitude elevada: Laird, E., Kenny, R. A., *et al. Vitamin D Deficiency is Associated with Inflammation in Older Irish adults.* J Clin Endocrinol Metab, 2014. **99**(5): pp. 1807-815.

Laird, E., Kenny, R. A., *et al. Vitamin D and Bone Health: Potential Mechanisms.* Nutrients, 2010. **2**(7): pp. 693-724.

180 A vitamina D é importante para o corpo de diversas outras maneiras: Vanherwegen, A. S., C. Gysemans e C. Mathieu. *Regulation of Immune Function by Vitamin D and Its Use in Diseases of Immunity.* Endocrinol Metab Clin North Am, 2017. **46**(4): pp. 1061-094.

Bacchetta, J., *et al. Antibacterial Responses by Peritoneal Macrophages Are Enhanced Following Vitamin D Supplementation.* PLoS One, 2014. **9**(12): e116530.

Sloka, S., *et al. Predominance of Th2 Polarization by Vitamin D Through a STAT6-dependent Mechanism.* J Neuroinflammation, 2011. **8**: 56.

REFERÊNCIAS | 299

180 **Nosso estudo confirma o papel da vitamina D na redução da gravidade da infecção pelo novo coronavírus, até mesmo diminuindo o número de mortes:** Rhodes, J. M., Kenny, R. A., *et al. Perspective: Vitamin D deficiency and COVID-19 severity – plausibly Linked by Latitude, Ethnicity, Impacts on Cytokines, ACE2 and Thrombosis.* J Intern Med, 2021. **289**(1): pp. 97-115.

Rhodes, J., Kenny, R. A., *et al. COVID-19 Mortality Increases with Northerly Latitude After Adjustment for Age Suggesting a Link with Ultraviolet and Vitamin D.* BMJ Nutr Prev Health, 2020 Jun 14; **3**(1): pp. 118-20.

Rhodes, J. M., Kenny, R. A., *et al. Letter: Low Population Mortality from COVID-19 in Countries South of Latitude 35º North Supports Vitamin D as a Factor Determining Severity. Author's reply.* Aliment Pharmacol Ther, 2020. **52**(2): pp. 412-13.

180 **A vitamina D também pode ser benéfica na inflamação associada à idade:** Ferrucci, L. e E. Fabbri. *Inflammageing: Chronic Inflammation in Ageing, Cardiovascular Disease, and Frailty.* Nat Rev Cardiol, 2018. **15**(9): pp. 505-22.

Di Rosa, M., *et al. Vitamin D3: a Helpful Immuno-Modulator.* Immunology, 2011. **134**(2): pp. 123-39.

180 **Para evitar os efeitos mais graves da covid-19, nossa pesquisa mostrou que a ingestão de pelo menos 800 UI [...]:** Huang, C., *et al. Clinical Features of Patients Infected with 2019 Novel Coronavirus in Wuhan, China.* Lancet, 2020. **395**(10223): pp. 497-506.

Xu, Z., *et al. Pathological findings of COVID-19 Associated with Acute Respiratory Distress Syndrome.* Lancet Respir Med, 2020.

Rhodes, J. M., Kenny, R. A., *et al. Perspective: Vitamin D Deficiency and COVID-19 Severity.*

Rhodes, J., Kenny, R. A., *et al. COVID-19 Mortality Increases with Northerly Latitude After Adjustment for Age Suggesting a Link with Ultraviolet and VITAMIN D.*

Rhodes, J. M., *et al. Letter: Low Population Mortality from COVID-19 in Countries South of Latitude 35° North Supports Vitamin D as a Factor Determining severity. Authors' reply.*

181 **Radicais livres são as moléculas tóxicas formadas de modo natural na célula durante a produção de energia. Elas causam "estresse oxidativo":** Christen, W. G., *et al. Vitamin E and Age-related Cataract in a Randomized Trial of Women.* Ophthalmology, 2008. **115**(5): pp. 822-29 e1.

Christen, W. G., *et al. Vitamin E and Age-related Macular Degeneration in a Randomized Trial of Women.* Ophthalmology, 2010. **117**(6): pp. 1163-168.

Christen, W. G., *et al. Age-related Cataract in a Randomized Trial of Vitamins E and C in Men.* Arch Ophthalmol, 2010. **128**(11): pp. 1397-405.

300 | A NOVA CIÊNCIA DA LONGEVIDADE

181 Nos Estados Unidos, os suplementos antioxidantes representam grande parte da ingestão total: National Center for Health Statistics (NCHS). *National Health and Nutrition Examination Survey US* [14 de agosto de 2009, 27 de agosto de 2020]; disponível em: https://www.cdc.gov/nchs/nhanes/index.htm.

181 Em um estudo do qual participaram quase 40 mil mulheres sadias a partir de 45 anos [...]. Outro grande estudo não encontrou nenhum benefício dos suplementos de vitamina C, vitamina E ou betacaroteno: Mursu, J., *et al. Dietary Supplements and Mortality Rate in Older Women: the Iowa Women's Health Study.* Arch Intern Med, 2011. **171**(18): pp. 1625-633.

Song, Y., *et al. Effects of vitamins C and E and Beta-carotene on the Risk of Type 2 Diabetes in Women at High Risk of Cardiovascular Disease: a Randomized Controlled Trial.* Am J Clin Nutr, 2009. 90(2): pp. 429-37.

Lee, I. M., *et al. Vitamin E in the Primary Prevention of Cardiovascular Disease and Cancer: the Women's Health Study: a Randomized Controlled Trial.* JAMA, 2005. **294**(1): pp. 56-65.

Cook, N. R., *et al. A Randomized Factorial Trial of Vitamins C and E and Beta Carotene in the Secondary Prevention of Cardiovascular Events in Women: Results from the Women's Antioxidant Cardiovascular Study.* Arch Intern Med, 2007. **167**(15): pp. 1610-618.

181 O estudo intitulado *Physicians' Health Study II*, do qual participaram mais de 14 mil médicos do sexo masculino de 50 anos ou mais, descobriu que nem os suplementos de vitamina E nem de vitamina C reduziam o risco de doença cardíaca: Gaziano, J. M., *et al. Vitamins E and C in the Prevention of Prostate and Total Cancer in Men: the Physicians' Health Study II Randomized Controlled Trial.* JAMA, 2009. **301**(1): pp. 52-62.

Sesso, H. D., *et al. Vitamins E and C in the Prevention of Cardiovascular Disease in Men: the Physicians' Health Study II Randomized Controlled Trial.* JAMA, 2008. **300**(18): pp. 2123-133.

Sesso, H. D., *et al. Multivitamins in the Prevention of Cardiovascular Disease in Men: the Physicians' Health Study II Randomized Controlled Trial.* JAMA, 2012. **308**(17): pp. 1751-760.

182 [...] suplementos de selênio e vitamina E, tomados isoladamente ou juntos, não evitaram câncer de próstata: Lippman, S. M., *et al. Effect of Selenium and Vitamin E on Risk of Prostate Cancer and Other Cancers: the Selenium and Vitamin E Cancer Prevention Trial (SELECT).* JAMA, 2009. **301**(1): pp. 39-51.

Klein, E. A., *et al. Vitamin E and the Risk of Prostate Cancer: the Selenium and Vitamin E Cancer Prevention Trial (SELECT).* JAMA, 2011. **306**(14): pp. 1549-556.

182 [...] se uma boa alimentação contém antioxidantes e evita as doenças mencionadas antes, por que os suplementos de antioxidantes não têm o mesmo benefício? *Crowe, F. L., et al. Fruit and Vegetable Intake and Mortality from Ischaemic Heart Disease: Results from the European Prospective Investigation into Cancer and Nutrition (EPIC)-Heart Study.* Eur Heart J, 2011. **32**(10): pp. 1235-243.

Jerome-Morais, A., A. M. Diamond e M. E. Wright. *Dietary Supplements and Human Health: for Better or for Worse?* Mol Nutr Food Res, 2011. **55**(1): pp. 122-35.

182 **Outras razões aventadas são de que a relação entre radicais livres e saúde é mais complexa do que se pensava:** Halliwell, B. *The Antioxidant Paradox: Less Paradoxical Now?* Br J Clin Pharmacol, 2013. **75**(3): pp. 637-44.

182 **[...] uma alimentação rica em antioxidantes tem diversos benefícios para a saúde, mas não existem evidências suficientes de que os suplementos antioxidantes possam substituir uma alimentação saudável:** Goodman, M., *et al. Clinical Trials of antioxidants as Cancer Prevention Agents: Past, Present, and Future.* Free Radic Biol Med, 2011. **51**(5): pp. 1068-084.

U. S. Food and Drug Administration. *What You Need To Know About Dietary Supplements.* [29 de novembro de 201, 6 de abril de 2020]; disponível em https://www.fda.gov/food/buy-store-serve-safe-food/what-you-need-know-about-dietarysupplements.

Gaziano, J. M., *et al. Vitamins E and C in the Prevention of Prostate and Total Cancer in Men.*

Sesso, H. D., *et al. Vitamins E and C in the Prevention of Cardiovascular Disease in Men: the Physicians' Health Study II Randomized Controlled Trial.*

Lippman, S. M., *et al. Effect of Selenium and Vitamin E on Risk of Prostate Cancer and Other Cancers.*

Klein, E. A., *et al. Vitamin E and the Risk of Prostate Cancer: the Selenium and Vitamin E Cancer Prevention Trial.*

Crowe, F. L., *et al. Fruit and Vegetable Intake and Mortality from Ischaemic Heart Disease.*

Jerome-Morais, A., A. M. Diamond e M. E. Wright. *Dietary Supplements and Human Health: for Better or for Worse?*

Halliwell, B. *The Antioxidant Paradox: Less Paradoxical Now?*

183 **A relação entre nosso microbioma e os alimentos que ingerimos é total e importante:** Young, E. *I Contain Multitudes. The Microbes Within us and a grander view of life.* First U.S. edition. ed. 2016, Nova York, NY: Ecco, uma reimpressão da HarperCollins Publishers, p. 355.

Enders, G. *Gut: The Inside Story of our Body's Most Underrated Organ.* 2015, Germany: Greystone Books.

183 **A história começa com a tribo hazda da Tanzânia, no leste da África, uma tribo caçadora-coletora que vive nas proximidades do lago Eyasi:** De Vrieze, J. *Gut Instinct.* Science, 2014. **343**(6168): pp. 241-43.

Spector, T. *The Diet Myth: the Real Science Behind What We Eat.* 2015: W&N.

302 | A NOVA CIÊNCIA DA LONGEVIDADE

184 **É bom que o microbioma seja diversificado**: Knight, R. *Follow Your Gut: How the Ecosystem in Your Gut Determines Your Health, Mood and More.* 2015: Simon & Schuster/TED.

Davis, N. *The human microbiome: Why Our Microbes Could Be Key to Our Health.* [26 de março de 2018, 6 de abril de 2020]; disponível em: https://www.theguardian.com/news/2018/mar/26/the-human-microbiome-why-our-microbes-could-be-key-toour-health.

184 **[...] inúmeros estudos que expandiram o possível papel causal do microbioma**: Anderson, S. C., Cryan, J. F., Dinan, T. *The Psychobiotic Revolution. Mood, Food and the New Science of the Gut-Brain Connection.* 2019: National Geographic.

Sandhu, K. V., et al. *Feeding the Microbiota-gut-brain Axis: Diet, Microbiome, and Neuropsychiatry.* Transl Res, 2017. **179**: pp. 223-44.

Knight, R. *Follow Your Gut.*

185 **[...] precisamos de diversos microrganismos e, portanto, de uma alimentação diversificada, para manter os microrganismos "interessados e estimulados"**: Valdes, A. M., *et al. Role of the Gut Microbiota in Nutrition and Health.* BMJ, 2018. **361**: p. k2179.

Spector, T. *The Diet Myth.*

185 **Os alimentos ricos em polifenóis**: Saxelby, C. *Top 100 polyphenols. What Are They and Why Are They Important?* [Superfoods, 15 de junho de 2011, 2020]; disponível em: https://foodwatch.com.au/blog/super-foods/item/top-100-polyphenols-what-are-theyand-why-are-they-important.html.

Saxelby, C. *Nutrition for Life.* 2020: Hardie Grant Books, p. 192.

185 **Existem microbiotas específicas associadas à longevidade**: Biagi, E., *et al. Gut Microbiota and Extreme Longevity.* Curr Biol, 2016. **26**(11): pp. 1480-485.

Haran, J. P., *et al. The Nursing Home Elder Microbiome Stability and Associations with Age, Frailty, Nutrition and Physical Location.* J Med Microbiol, 2018. **67**(1): pp. 40-51.

186 **[...] a mensagem é que pessoas longevas, sadias e em forma têm uma microbiota bastante diversificada**: Piggott, D. A. e S. Tuddenham. *The Gut Microbiome and Frailty.* Translational Research, 2020. **221**: pp. 23-43.

187 **Todos os alimentos ocidentais processados contêm emulsificantes [...]. Do mesmo modo, os adoçantes artificiais, apesar de "seguros", também produzem substâncias químicas tóxicas**: Chassaing, B., *et al. Dietary Emulsifiers Directly Alter Human Microbiota Composition and Gene Expression Ex Vivo Potentiating Intestinal Inflammation.* Gut, 2017. **66**(8): pp. 1414-427.

REFERÊNCIAS | 303

Vo, T. D., B. S. Lynch e A. Roberts. *Dietary Exposures to Common Emulsifiers and Their Impact on the Gut Microbiota: Is There a Cause for Concern?*. Comprehensive Reviews in Food Science and Food Safety, 2019. **18**(1): pp. 31-47.

188 [...] existem poucas evidências sobre quais são os prebióticos ou probióticos que as pessoas devem consumir; e, no que se refere a probióticos, não se sabe se os microrganismos vão colonizar seu intestino quando chegarem lá: Tsai, Y.-L., *et al. Probiotics, Prebiotics and Amelioration of Diseases.* J Biomed Sci, 2019. **26**(1): p. 3.

Quigley, E. M. M. *Prebiotics and Probiotics in Digestive Health.* Clin Gastroenterol Hepatol, 2019. **17**(2): pp. 333-44.

188 Se estiver tomando antibióticos ou tiver síndrome do intestino irritável, existem evidências de que os probióticos ajudam: National Health Service (NHS). *Probiotics.* [27 de novembro de 2018, 15 de junho de 2020]; disponível em: https://www.nhs.uk/conditions/probiotics/

189 Ben Eiseman, um cirurgião do Colorado, publicou com sua equipe um artigo descrevendo o tratamento bem-sucedido de quatro pacientes em estado crítico com transplante de fezes por via retal: Eiseman, B., *et al. Fecal Enema as an Adjunct in the Treatment of Pseudomembranous Enterocolitis.* Surgery, 1958. **44**(5): pp. 854-59.

CAPÍTULO 10

191 Em um artigo memorável sobre um grande estudo realizado com norte-americanos mais velhos: Lindau, S. T., *et al. A Study of Sexuality and Health Among Older Adults in the United States.* N Engl J Med, 2007. **357**(8): pp. 762-74.

192 Esse hormônio promove uma extensa atividade cerebral adicional, incluindo empatia e confiança: Quintana, D. S., *et al. Oxytocin Pathway Gene Networks in the Human Brain.* Nat Commun, 2019. **10**(1): p. 668.

192 [...] casais que trabalhavam juntos em projetos artísticos, e não separadamente, aumentavam os níveis desse hormônio: Kosfeld, M., *et al. Oxytocin Increases Trust in Humans.* Nature, 2005. **435**(7042): pp. 673-76.

192 Os participantes que receberam ocitocina demonstraram estar mais dispostos a confiar seu dinheiro a outra pessoa: Mikolajczak, M., *et al. Oxytocin Not Only Increases Trust When Money is at Stake, But Also When Confidential Information is in the Balance.* Biological Psychology, 2010. **85**(1): pp. 182-84.

192 Há uma ideia equivocada de que as pessoas perdem o interesse por sexo: Smith, L., *et al. Sexual Activity is Associated with Greater Enjoyment of Life in Older Adults.* J Sex Med, 2019. **7**(1): pp. 11-8.

192 [...] pessoas sexualmente ativas continuam a dar importância ao sexo: Lee, D. M., *et al. Sexual Health and Well-being Among Older Men and Women in England: Findings from the English Longitudinal Study of Ageing.* Arch Sex Behav, 2016. **45**(1): pp. 133-44.

304 | A NOVA CIÊNCIA DA LONGEVIDADE

Schick, V., *et al. Sexual behaviors, condom use, and sexual health of Americans over 50: implications for Sexual Health Promotion for Older Adults.* J Sex Med, 2010. **7 Supl 5**: pp. 315-29.

Lindau, S. T. e N. Gavrilova. *Sex, Health, and Years of Sexually Active Life Gained Due to Good Health: Evidence from Two US Population Based Cross Sectional Surveys of Ageing.* BMJ, 2010. **340**: c810.

Dunn, K. M., P. R. Croft e G. I. Hackett. *Association of Sexual Problems with Social, Psychological, and Physical Problems in Men and Women: a Cross Sectional Population Survey.* J Epidemiol Community Health, 1999. **53**(3): pp. 144-48.

Laumann, E. O., *et al. Sexual Problems Among Women and Men Aged 40-80 y: Prevalence and Correlates Identified in the Global Study of Sexual Attitudes and Behaviors.* Int J Impot Res, 2005. **17**(1): pp. 39-57.

Lindau, S. T., *et al. A Study of Sexuality and Health Among Older Adults in the United States.*

193 **[...] no nosso estudo Tilda, 80% dos casais (média de idade de 64 anos) consideram o sexo importante:** Orr, J., Layte, R. e O'Leary, N. *Sexual Activity and Relationship Quality in Middle and Older Age: Findings From the Irish Longitudinal Study on Ageing (TILDA).* J Gerontol B Psychol Sci Soc Sci, 2019. **74**(2): pp. 287-97.

193 **Ingleses mais velhos aproveitam mais a vida quando são sexualmente ativos:** Lee, D. M., *et al. Sexual Health and Well-being Among Older Men and Women in England.*

193 **Embora uma vida sexual ativa dependa em grande parte do fato de ter um cônjuge ou parceiro, uma coisa não exclui a outra:** Orr J., McGarrigle, C. e Kenny, R. A. *Sexual Activity in the Over 50s Population in Ireland.* 2017, Trinity College Dublin: TILDA (The Irish Longitudinal Study on Ageing).

Orr, J., R. Layte, N. O'Leary, Kenny, R. A. *Sexual Activity and Relationship Quality in Middle and Older Age.*

193 **O mais recente trabalho da dra. Stacy Lindau mostrou que a frequência de atividade sexual das pessoas mais velhas é semelhante à dos adultos de 18 a 59 anos:** Laumann, E. O., et al. *The Social Organization of Sexuality. Sexual Practices in the United States.* 1994: The University of Chicago Press Books, p. 750.

193 **De modo geral, os casais que têm relações sexuais com regularidade e estão satisfeitos com a sua vida sexual estão mais satisfeitos com a vida conjugal:** Byers, E. S. *Relationship Satisfaction and Sexual Satisfaction: a Longitudinal Study of Individuals in Long-term Relationships.* J Sex Res, 2005. **42**(2): pp. 113-18.

Fisher, W. A., *et al. Individual and Partner Correlates of Sexual Satisfaction and Relationship Happiness in Midlife Couples: Dyadic Analysis of the International Survey of Relationships.* Arch Sex Behav, 2015. **44**(6): pp. 1609-620.

REFERÊNCIAS | 305

193 Homens e mulheres sexualmente ativos têm uma memória melhor e maior capacidade de concentração: Wright, H. e R. A. Jenks. *Sex on the brain! Associations Between Sexual Activity and Cognitive Function in Older Age.* Age Ageing, 2016. **45**(2): pp. 313-17.

Maunder, L., D. Schoemaker e J. C. Pruessner. *Frequency of Penile-Vaginal Intercourse is Associated with Verbal Recognition Performance in Adult Women.* Arch Sex Behav, 2017. **46**(2): pp. 441-53.

193 Satisfação e frequência sexuais estão associadas a melhor comunicação em casais: Gillespie, B. J. *Sexual Synchronicity and Communication Among Partnered Older Adults.* J Sex Marital Ther, 2017. **43**(5): pp. 441-55.

194 Níveis mais altos de endorfinas fazem bem para o sistema imunológico: Plein, L. M. e H. L. Rittner. *Opioids and the Immune System – Friend or Foe.* Br J Pharmacol, 2018. **175**(14): pp. 2717-725.

194 Masters e Johnson foram os fantásticos pioneiros dos estudos sobre sexualidade que, em meados da década de 1960, reuniram observações sem precedentes sobre a atividade sexual e suas consequências biológicas: Brecher, E. M. The Journal of Sex Research, 1970. **6**(3): pp. 247-50.

195 Estudos mais recentes que usaram "tecnologias vestíveis" para determinar o gasto energético durante o sexo: Frappier, J., *et al. Energy Expenditure During Sexual Activity in Young Healthy Couples.* Plos One, 2013. **8**(10): e79342.

195 Em muitos casos, quando se trata de pessoas mais velhas e sexo, médicos, enfermeiros e outros profissionais costumam enterrar a cabeça na areia: Gott, M., S. Hinchliff e E. Galena. *General Practitioner Attitudes to Discussing Sexual Health Issues with Older People.* Soc Sci Med, 2004. **58**(11): pp. 2093-103.

Malta, S., *et al. Do You Talk to Your Older Patients About Sexual Health? Health Practitioners' Knowledge of, and Attitudes Towards, Management of Sexual Health Among Older Australians.* Aust J Gen Pract, 2018. **47**(11): pp. 807-11.

195 [...] a maior parte dos problemas biológicos que complicam o sexo na velhice pode ser investigada e tratada: Heiman, J. R., *et al. Sexual Satisfaction and Relationship Happiness in Midlife and Older Couples in Five Countries.* Arch Sex Behav, 2011. **40**(4): pp. 741-53.

Ambler, D. R., E. J. Bieber e M. P. Diamond. *Sexual Function in Elderly Women: a Review of Current Literature.* Rev Obstet Gynecol, 2012. **5**(1): pp. 16-27.

Muller, B., *et al. Sexuality and affection among elderly German men and women in long-term relationships: results of a prospective population-based study.* PLoS One, 2014. **9**(11): p. e111404.

196 Os pesquisadores teorizaram, de maneira bastante sensata, que os benefícios se deviam à liberação de ocitocina, dopamina e outras endorfinas: Wright, H. e R. A. Jenks. *Sex on the Brain!*

306 | A NOVA CIÊNCIA DA LONGEVIDADE

196 Outras pesquisas realizadas na última década tanto com seres humanos quanto com animais ressaltam que a atividade sexual frequente pode melhorar as habilidades mentais: Wright, H., R. Jenks e N. Demeyere. *Frequent Sexual Activity Predicts Specific Cognitive Abilities in Older Adults.* J Gerontol B Psychol Sci Soc Sci, 2017. **74** (1): pp. 47-51.

196 Além de sexo vaginal e sexo oral, masturbação, beijos, afagos e carícias estão associados a uma memória melhor: Wright, H., R. A. Jenks e D. M. Lee. *Sexual Expression and Cognitive Function: Gender-Divergent Associations in Older Adults.* Arch Sex Behav, 2020. **49**(3): pp. 941-51.

Maunder, L., D. Schoemaker e J. C. Pruessner. *Frequency of Penile-Vaginal Intercourse is Associated with Verbal Recognition Performance in Adult Women.*

196 Um estudo de 2010 descobriu uma ligação entre atividade sexual e o desenvolvimento de novas células cerebrais em ratos machos: Leuner, B., E. R. Glasper e E. Gould. *Sexual Experience Promotes Adult Neurogenesis in the Hippocampus Despite an Initial Elevation in Stress Hormones.* PLOS One, 2010. **5**(7): p. e11597.

196 [...] outros estudos feitos com ratos machos descobriram que a atividade sexual diária estava associada não apenas à formação de novas células cerebrais, mas também a melhor função cerebral [...] o aspecto de "recompensa" da relação sexual pode ser um mecanismo pelo qual se formam novas células cerebrais: Glasper, E. R. e E. Gould. *Sexual Experience Restores Age-related Decline in Adult Neurogenesis and Hippocampal Function.* Hippocampus, 2013. **23**(4): pp. 303-12.

197 Tanto o estresse quanto a depressão impedem a formação de novas células cerebrais: Spalding, K. L., *et al. Dynamics of hippocampal neurogenesis in adult humans. Cell*, 2013. **153**(6): pp. 1219-227.

197 [...] o sexo vaginal aumenta os níveis de serotonina e ocitocina: Allen, M. S. *Sexual Activity and Cognitive Decline in Older Adults.* Arch Sex Behav, 2018. **47**(6): pp.1711-719.

Wright, H. e R. A. Jenks. *Sex on the Brain!*

197 [...] a sexualidade não desaparece – só fica menos evidente: Yoquinto, L. *Sex Life Becomes More Satisfying for Women After 40.* [30 de maio de 2013, 8 de abril de 2013, 2020]; disponível em: https://www.livescience.com/36073-women-sex-life-age.html.

197 A ocorrência de infecções urinárias após a relação também se torna mais frequente: Raz, R. *Urinary Tract Infection in Postmenopausal Women.* Korean J Urol, 2011. **52**(12): pp. 801-08.

198 [...] um estudo alemão realizado com mulheres solteiras relatou atitudes e experiências relativas a relações sexuais não convencionais de mulheres mais velhas: Von Sydow, K. *Unconventional Sexual Relationships: Data About German Women Ages 50 to 91 Years.* Arch Sex Behav, 1995. **24**(3): pp. 271-90.

REFERÊNCIAS | 307

198 Um grande estudo feito na Califórnia analisou a atividade sexual e a satisfação sexual de 1.300 mulheres [...] algumas não têm nenhum tipo de contato íntimo e são muito felizes assim: Trompeter, S. E., R. Bettencourt e E. Barrett-Connor. *Sexual Activity and Satisfaction in Healthy Community-dwelling Older Women.* Am J Med, 2012. **125**(1): pp. 37-43 e1.

Orr, J., R. Layte, N. O'Leary, Kenny, R. A. *Sexual Activity and Relationship Quality in Middle and Older Age.*

Yoquinto, L. *Sex Life Becomes More Satisfying for Women After 40.*

199 **Oitenta e cinco por cento dos britânicos entre 60 e 69 anos de idade são sexualmente ativos:** Lindau, S. T., et al. *A Study of Sexuality and Health Among Older Adults in the United States.*

200 **Muitos homens têm disfunção erétil durante períodos de estresse. Esse pode ser também um sinal de problemas emocionais ou dificuldades no relacionamento [...] o tratamento com reposição de testosterona pode ser eficaz se os níveis forem baixos:** Schaefer, A. *12 Surprising Facts About Erections* [4 de dezembro de 2015, 8 de abril de 2017, 2020]; disponível em: https://www.healthline.com/health/erectile-dysfunction/surprising-facts#1.

Ferguson, S. *Everything You Need to Know About Penis Health* [26 de março de 2019]; disponível em: https://www.healthline.com/health/penis-health.

York, S., Nicholls, E. *All About the Male Sex Drive* [10 de outubro de 2017, 8 de abril de 2019, 2020]; disponível em: https://www.healthline.com/health/mens-health/sex-drive .

Cheng, J. Y. W., *et al. Alcohol Consumption and Erectile Dysfunction: Meta-Analysis of Population-based Studies.* Int J Impot Res, 2007. **19**(4): pp. 343-52.

Healthline Editorial Team. *A List of Blood Pressure Medications* [7 de abril de 2019, 8 de abril de 2020, 2020]; disponível em: https://www.healthline.com/health/highblood-pressure-hypertension-medication.

CAPÍTULO 11

203 **Jerry Morris e Margaret Crawford perceberam que estavam fazendo mais autópsias de motoristas do que de cobradores de ônibus [...] tivemos provas claras de que o trabalho sedentário podia matar mais:** Morris, J. N. e M. D. Crawford. *Coronary Heart Disease and Physical Activity of Work; Evidence of a National Necropsy Survey.* BMJ, 1958. 2(5111): pp. 1485-496.

204 **[...] em uma grande análise de quase 1 milhão de pessoas acompanhadas durante vinte anos, as pessoas sedentárias tinham uma probabilidade quarenta vezes maior de ter morte precoce:** Nocon, M., *et al. Association of Physical Activity with All-cause and Cardiovascular Mortality: a Systematic Review and Meta-analysis.* Eur J Cardiovasc Prev Rehabil, 2008. **15**(3): pp. 239-46.

308 | A NOVA CIÊNCIA DA LONGEVIDADE

205 A atividade física regular também melhora a saúde mental, aumenta a sensação de bem-
-estar: Teychenne, M., K. Ball e J. Salmon, *Physical Activity and Likelihood of Depression in Adults: a Review.* Prev Med, 2008. **46**(5): pp. 397-411.

205 [...] ou alivia a depressão: Conn, V. S. *Depressive Symptom Outcomes of Physical Activity Interventions: Meta-analysis Findings.* Ann Behav Med, 2010. **39**(2): pp. 128-38.

205 O fator neurotrófico derivado do cérebro protege contra o estresse. Isso explica, em parte, por que nos sentimos tão bem e mais felizes depois de nos exercitar, além de ter uma visão mais clara sobre os problemas: Reed, J. e D. Ones. *The Effect of Acute Aerobic Exercise on Positive Activated Affect: a Meta-analysis.* Psychol Sport Exerc, 2006. **7**: pp. 477-514.

Puetz, T. W., P. J. O'Connor e R. K. Dishman. *Effects of Chronic Exercise on Feelings of Energy and Fatigue: a Quantitative Synthesis.* Psychol Bull, 2006. **132**(6): pp. 866-76.

205-206 O BDNF liberado durante o exercício leva ao desenvolvimento de novas células nervosas: Coelho, F. G. d. M., *et al. Physical Exercise Modulates Peripheral Levels of Brain-derived Neurotrophic Factor (BDNF): a Systematic Review of Experimental Studies in the Elderly.* Ach Gerontol Geriatr, 2013. **56**(1): pp. 10-5.

Erickson, K. I., *et al. Exercise Training Increases Size of Hippocampus and Improves Memory.* Proc Natl Acad Sci USA, 2011. **108**(7): pp. 3017-022.

206 [...] um artigo publicado na revista cruelmente intitulada *American Journal of Insanity* descreveu os benefícios do exercício no tratamento da depressão: Shepherd Ivory Franz e G. V. Hamilton. *The Effects of Exercise Upon the Retardation in Conditions of Depression.* Am J Psychiatry, 1905. 62(2): pp. 239-56.

206 [...] foram descobertas diversas substâncias químicas liberadas pelo cérebro durante o exercício físico que são importantes tanto na prevenção quanto no tratamento de depressão e ansiedade: Deslandes, A., *et al. Exercise and Mental Health: Many Reasons to Move.* Neuropsychobiology, 2009. **59**(4): pp. 191-98.

206 O exercício físico confere benefícios psicológicos adicionais: Daley, A. *Exercise and Depression: a Review of Reviews.* J Clin Psychol Med Settings, 2008. **15**(2): pp. 140-47.

Martinsen, E. W. *Physical Activity in the Prevention and Treatment of Anxiety and Depression.* Nord J Psychiatry, 2008. **62 Supl 47**: pp. 25-9.

206 [...] estudo Tilda também mostrou que os níveis de atividade física dos adultos que sofrem de depressão são baixos: López-Torres Hidalgo, J., *et al. Effectiveness of Physical Exercise in the Treatment of Depression in Older Adults as an Alternative to Antidepressant Drugs in Primary Care.* BMC Psychiatry, 19, **21** (2019).

Hamer, M., K. L. Lavoie e S. L. Bacon. *Taking up Physical Activity in Later Life and Healthy Ageing: the English Longitudinal Study of Ageing.* Br J Sports Med, 2014. **48**(3): pp. 239-43.

REFERÊNCIAS | 309

Mammen, G. e G. Faulkner. *Physical Activity and the Prevention of Depression: a Systematic Review of Prospective Studies.* Am J Prev Med, 2013. **45**(5): pp. 649-57.

Donoghue, O., M. O'Connel e R. A. Kenny. *Walking to Wellbeing: Physical Activity, Social Participation and Psychological Health in Irish Adults Aged 50 Years and Older.* Dublin: The Irish Longitudinal Study on Ageing (TILDA), 2016.

Teychenne, M., K. Ball e J. Salmon. *Physical Activity and Likelihood of Depression in Adults.*

207 **Vale ressaltar que o exercício físico aumenta o tamanho do hipocampo [...]. Com o aumento do tamanho do hipocampo, há também maior liberação de fator neurotrófico derivado do cérebro:** Hillman, C. H., K. I. Erickson e A. F. Kramer. *Be Smart, Exercise Your Heart: Exercise Effects on Brain and Cognition.* Nat Rev Neurosci, 2008. **9**(1): pp. 58-65.

Van Praag, H., *et al. Exercise Enhances Learning and Hippocampal Neurogenesis in Aged Mice.* J Neurosci, 2005. **25**(38): pp. 8680-685.

Cotman, C. W. e N. C. Berchtold. *Exercise: a Behavioral Intervention to Enhance Brain Health and Plasticity.* Trends Neurosci, 2002. **25**(6): pp. 295-301.

Creer, D. J. *et al., Running Enhances Spatial Pattern Separation in Mice.* Proc Natl Acad Sci USA, 2010. **107**(5): pp. 2367-372.

Vaynman, S., Z. Ying e F. Gomez-Pinilla. *Hippocampal BDNF Mediates the Efficacy of Exercise on Synaptic Plasticity and Cognition.* Eur J Neurosci, 2004. **20**(10): pp. 2580-590.

Li, Y., *et al. TrkB Regulates Hippocampal Neurogenesis and Governs Sensitivity to Antidepressive Treatment.* Neuron, 2008. **59**(3): pp. 399-412.

207 **[...] o exercício aeróbico aumenta o número de células em outras áreas do cérebro envolvidas em importantes tarefas cognitivas:** Colcombe, S. J., *et al. Aerobic Exercise Training Increases Brain Volume in Aging Humans.* J Gerontol A Biol Sci Med Sci, 2006. **61**(11): pp.1166-170.

Colcombe, S. J., *et al. Cardiovascular Fitness, Cortical Plasticity, and Aging.* Proc Natl Acad Sci U S A, 2004. **101**(9): pp. 3316-321.

Rosano, C., *et al. Psychomotor Speed and Functional Brain MRI 2 Years After Completing a Physical Activity Treatment.* J Gerontol A Biol Sci Med Sci, 2010. **65**(6): pp. 639-47.

Erickson, K. I., *et al. Physical Activity Predicts Gray Matter Volume in Late Adulthood: the Cardiovascular Health Study.* Neurology, 2010. **75**(16): pp. 1415-422.

Erickson, K. I. *et al., Aerobic Fitness is Associated with Hippocampal Volume in Elderly Humans.* Hippocampus, 2009. **19**(10): pp. 1030-039.

Honea, R. A., *et al. Cardiorespiratory Fitness and Preserved Medial Temporal Lobe Volume in Alzheimer Disease.* Alzheimer Dis Assoc Disord, 2009. **23**(3): pp. 188-97.

310 | A NOVA CIÊNCIA DA LONGEVIDADE

Pereira, A. C., *et al. An in Vivo Correlate of Exercise-induced Neurogenesis in the Adult Dentate Gyrus.* Proc Natl Acad Sci U S A, 2007. **104**(13): pp. 5638-643.

Burdette, J. H., *et al. Using Network Science to Evaluate Exercise-associated Brain Changes in Older Adults.* Front Aging Neurosci, 2010. **2**: p. 23.

207 **A corrida, em particular, eleva os níveis de catepsina B**: Moon, H. Y., *et al. Running-Induced Systemic Cathepsin B Secretion Is Associated with Memory Function.* Cell Metab, 2016. **24**(2): p. 332-40.

207 **[…] elas são tão viciantes como a morfina, a heroína ou a nicotina**: Fernandes, R. M., *et al. The Effects of Moderate Physical Exercise on Adult Cognition: A Systematic Review.* Front Physiol, 2018. **9**: p. 667.

Van den Berg, V., *et al. Physical Activity in the School Setting: Cognitive Performance is Not Affected by Three Different Types of Acute Exercise.* Front Psychol, 2016. **7**: p. 723.

Best, J. R., *et al. Larger Lateral Prefrontal Cortex Volume Predicts Better Exercise Adherence Among Older Women: Evidence from Two Exercise Training Studies.* J Gerontol A Biol Sci Med Sci, 2017. **72**(6): pp. 804-10.

Tsai, C. L., *et al. Impact of Acute Aerobic Exercise and Cardiorespiratory Fitness on Visuospatial Attention Performance and Serum BDNF Levels.* Psychoneuroendocrinology, 2014. **41**: pp. 121-31.

Olson, R. L., *et al. Neurophysiological and Behavioral Correlates of Cognitive Control During Low and Moderate Intensity Exercise.* Neuroimage, 2016. **131**: pp. 171-80.

207 **Hoje existe um consenso de que o exercício na meia-idade evita ou retarda a demência na velhice**: Alty, J., Farrow, M., Lawler, K. *Exercise and Dementia Prevention.* Pract Neurol, 2020 May; **20**(3): pp. 234-40.

208 **Como parte de um estudo, os pesquisadores modificaram os genes dos camundongos para que eles tivessem maior probabilidade de ter demência**: Collins, A., *et al. Exercise Improves Cognitive Responses to Psychological Stress Through Enhancement of Epigenetic Mechanisms and Gene Expression in the Dentate Gyrus.* PLoS One, 2009. **4**(1): e4330.

Choi, S. H., *et al. Combined Adult Neurogenesis and BDNF Mimic Exercise Effects on Cognition in an Alzheimer's Mouse Model.* Science, 2018. **361**(6406): eaan8821.

Maejima, H., *et al. Exercise and Low-level GABAA Receptor Inhibition Modulate Locomotor Activity and the Expression of BDNF Accompanied by Changes in Epigenetic Regulation in the Hippocampus.* Neurosci Lett, 2018. **685**: pp. 18-23.

Moon, H. Y., *et al. Running-Induced Systemic Cathepsin B Secretion Is Associated with Memory Function.*

209 **A inflamação de base tem estreita relação com a gordura corporal [...]. A atividade física regular reduz a gordura**: Ghilotti, F., *et al. Obesity and Risk of Infections: Results from Men and Women in the Swedish National March Cohort.* Int J Epidemiol, 2019. **48**(6): pp. 1783-794.

REFERÊNCIAS | 311

Ross, R. e A. J. Bradshaw. *The Future of Obesity Reduction: Beyond Weight Loss.* Nat Rev Endocrinol, 2009. **5**(6): pp. 319-25.

209 **As células de gordura também tornam o sistema imunológico menos eficiente:** Lowder, T., D. A. Padgett e J. A. Woods. *Moderate Exercise Protects Mice from Death Due to Influenza Virus.* Brain Behav Immun, 2005. **19**(5): pp. 377-80.

209 **[…] a necessidade de ventilação mecânica na Unidade de Terapia Intensiva dos pacientes com Covid-19 era sete vezes maior entre os pacientes obesos:** Simonnet, A., *et al. High Prevalence of Obesity in Severe Acute Respiratory Syndrome Coronavirus-2 (SARS-CoV-2) Requiring Invasive Mechanical Ventilation.* Obesity (Silver Spring), 2020. **28**(7): pp. 1195-199.

Centers for Disease Control and Prevention. *People of Any Age with Underlying Medical Conditions.* [25 de junho de 2020, 17 de julho de 2020]; disponível em: https://www.cdc.gov/coronavirus/2019-ncov/need-extra-precautions/people-with-medicalconditions.html.

210 **Exercícios musculares também liberam enzimas chamadas miocinas, que bloqueiam por um tempo proteínas inflamatórias prejudiciais:** Gulcelik, N. E., *et al. Adipocytokines and Aging: Adiponectin and Leptin.* Minerva Endocrinol, 2013. **38**(2): pp. 203-10.

Vieira-Potter, V. J. *Inflammation and Macrophage Modulation in Adipose Tissues.* Cell Microbiol, 2014. **16**(10): pp. 1484-492.

Gleeson, M., *et al. The Anti-inflammatory Effects of Exercise: Mechanisms and Implications for the Prevention and Treatment of Disease.* Nat Rev Immunol, 2011. **11**(9): pp. 607-15.

Ross, R. e A. J. Bradshaw. *The Future of Obesity Reduction.*

210 **Existem fortes evidências de que nunca é tarde para começar a se exercitar ou aumentar a quantidade de exercícios:** Bartlett, D. B., *et al. Habitual Physical Activity is Associated with the Maintenance of Neutrophil Migratory Dynamics in Healthy Older Adults.* Brain Behav Immun, 2016. **56**: pp. 12-20.

Timmerman, K. L., *et al. Exercise Training-induced Lowering of Inflammatory (CD14+CD16+) Monocytes: a Role in the Anti-inflammatory Influence of Exercise?* J Leukoc Biol, 2008. **84**(5): pp. 1271-278.

Duggal, N. A., *et al. Major Features of Immunesenescence, Including Reduced Thymic Output, Are Ameliorated by High Levels of Physical Activity in Adulthood.* Aging Cell, 2018. **17**(2):e12750.

210 **Muitos estudos sobre exercícios realizados de uma a seis vezes por semana por um período de seis semanas a dez meses mostraram diversos efeitos positivos:** Shimizu, K., *et al. Effect of Moderate Exercise Training on T-helper Cell Subpopulations in Elderly People.* Exerc Immunol Rev, 2008. **14**: pp. 24-37.

Suchanek, O., *et al. Intensive Physical Activity Increases Peripheral Blood Dendritic Cells.* Cell Immunol, 2010. **266**(1): pp. 40-5.

312 | A NOVA CIÊNCIA DA LONGEVIDADE

Arner, P., *et al. Adipose Lipid Turnover and Long-term Changes in Body Weight*. Nat Med, 2019. **25**(9): pp. 1385-389.

210 As pessoas com mais de 65 anos são mais suscetíveis não apenas à gripe, mas também aos seus graves efeitos colaterais: Ciabattini, A., *et al. Vaccination in the Elderly: the Challenge of Immune Changes with Aging*. Semin Immunol, 2018. **40**: pp. 83-94.

210 Infelizmente, a vacina não é tão eficaz nos adultos mais velhos quanto nos adultos jovens: Osterholm, M. T., *et al. Efficacy and Effectiveness of Influenza Vaccines: a Systematic Review and Meta-analysis*. Lancet Infect Dis, 2012. **12**(1): pp. 36-44.

Jefferson, T., *et al. Efficacy and Effectiveness of Influenza Vaccines in Elderly People: a Systematic Review*. Lancet, 2005. **366**(9492): pp. 1165-174.

Siegrist, C. A. e R. Aspinall. *B-cell Responses to Vaccination at the Extremes of Age*. Nat Rev Immunol, 2009. **9**(3): pp. 185-94.

211 [...] a realização de exercícios aeróbicos três meses antes de tomar vacina contra gripe aumentou de modo significativo a resposta à vacina: Kohut, M. L., *et al. Moderate Exercise Improves Antibody Response to Influenza Immunization in Older Adults*. Vaccine, 2004. **22**(17-18): pp. 2298-306.

Long, J. E., *et al. Vaccination Response Following Aerobic Exercise: Can a Brisk Walk Enhance Antibody Response to Pneumococcal and Influenza Vaccinations?*. Brain Behav Immun, 2012. **26**(4): pp. 680-87.

211 [...] a atividade física regular esteja associada a esses importantes benefícios à saúde: Shepherd, S. O., *et al. Low-Volume High-Intensity Interval Training in a Gym Setting Improves Cardio-Metabolic and Psychological Health*. PLoS One, 2015. **10**(9):e0139056.

211 [...] a maioria dos adultos não segue as diretrizes recomendadas pela Organização Mundial da Saúde (OMS): World Health Organization. *Global Recommendations on Physical Activity for Health*. [6 de maio de 2010, 2020]; disponível em: https://www.who. int/dietphysicalactivity/publications/9789241599979/en/.

211 [...] adultos de 40 anos ou mais disseram que passavam mais tempo por semana no banheiro do que caminhando: UK Active. *Inactive Brits Spend Twice as Long on Toilet Per Week as They do Exercising*. [24 de setembro de 2017, 7 de maio de 2017, 2020]; disponível em: https://www.ukactive.com/events/inactive-brits-spend-twice-as-long-on-toilet-per-week-asthey-do-exercising/.

212 [...] é preciso fazer exercícios de fortalecimento muscular e tomar suplementação proteica: Tessier, A. J. e S. Chevalier. *An Update on Protein, Leucine, Omega-3 Fatty Acids, and Vitamin D in the Prevention and Treatment of Sarcopenia and Functional Decline*. Nutrients, 2018. **10**(8): p. 1099.

212 [...] além de fazer exercício físico, as recomendações atuais são ficar em pé sempre que possível e levantar-se da cadeira a cada 45 minutos durante atividades que obriguem

REFERÊNCIAS | 313

a ficar sentado por tempo prolongado: Miller, K. J., *et al. Comparative Effectiveness of Three Exercise Types to Treat Clinical Depression in Older Adults: A Systematic Review and Network Meta-analysis of Randomised Controlled Trials.* Ageing Res Rev, 2020. **58**: 100999.

Harris, T., *et al. Effect of Pedometer-based Walking Interventions on Long-term Health Outcomes: Prospective 4-year Follow-up of Two Randomised Controlled Trials Using Routine Primary Care Data.* PLoS Med., 2019. **16**: e1002836.

GreyMatters. *Stand Up for Your Brain.* [13 de maio de 2019, 2021]; disponível em: https://greymattersjournal.com/stand-up-for-your-brain/

Jung, J.-Y., H.-Y. Cho e C.-K. Kang. *Brain Activity During a Working Memory Task in Different Postures: an EEG study.* Ergonomics, 2020. **63**(11): pp. 1359-370.

213 **Isso ajuda a "despertar" nossos sistemas fisiológicos:** Maasakkers, C., Kenny R. A., *et al. Hemodynamic and Structural Brain Measures in High and Low Sedentary Older Adults.* J. Cereb. Blood Flow Metab. Outubro de 2021; **41**(10): pp. 2607-616

213 **[…] é preferível combinar exercícios aeróbicos e de fortalecimento muscular com o hábito de se levantar após ficar sentado por longos períodos:** Davidsen, P. K.,*et al. High Responders to Resistance Exercise Training Demonstrate Differential Regulation of Skeletal Muscle MicroRNA Expression.* J Appl Physiol (1985), 2011. **110**(2): pp. 309-17.

213 **[…] de sarcopenia é relativamente novo na medicina […] Trata-se de uma doença muscular progressiva e generalizada que ocorre com o envelhecimento:** Marzetti, E. *et al. Sarcopenia: an Overview.* Aging Clin Exp Res, 2017. **29**(1): pp. 11-7.

Cruz-Jentoft, A. J., *et al. Sarcopenia: Revised European Consensus on Definition and Diagnosis.* Age Ageing, 2019. **48**(1): pp. 16-31.

Vellas, B., *et al. Implications of ICD-10 for Sarcopenia Clinical Practice and Clinical Trials: Report by the International Conference on Frailty and Sarcopenia Research Task Force.* J Frailty Aging, 2018. **7**(1): p. 2-9.

213 **[...] a cada dez anos nós perdemos 15% da força muscular:** McLean, R. R. e D. P. Kiel. *Developing Consensus Criteria for Sarcopenia: An Update.* J Bone Miner Res, 2015. **30**(4): pp. 588-92.

Limpawattana, P., P. Kotruchin e C. Pongchaiyakul. *Sarcopenia in Asia.* Osteoporosis Sarcopenia, 2015. **1**.

213 **Os estudos variam em relação à prevalência da sarcopenia, mas alguns estimam que acometa até dois terços das pessoas com mais de 70 anos:** Nascimento, C. M., *et al. Sarcopenia, Frailty and Their Prevention by Exercise.* Free Radic Biol Med, 2019. **132**: pp. 42-9.

Siparsky, P. N., D. T. Kirkendall e W. E. Garrett Jr. *Muscle Changes in Aging: Understanding Sarcopenia.* Sports Health, 2014. **6**(1): pp. 36-40.

314 | A NOVA CIÊNCIA DA LONGEVIDADE

213 […] se estiver acamado há alguns dias por causa de um forte resfriado, faça um esforço para movimentar os músculos: Morley, J. E. *Frailty and Sarcopenia: the New Geriatric Giants.* Rev Invest Clin, 2016. **68**(2): pp. 59-67.

Frederiksen, H., *et al. Hand Grip Strength: a Phenotype Suitable for Identifying Genetic Variants Affecting Mid- and Late-life Physical Functioning.* Genet Epidemiol, 2002. **23**(2): pp. 110-22.

Marzetti, E., *et al. Sarcopenia: an Overview.*

Nascimento, C. M., *et al. Sarcopenia, Frailty and Their Prevention by Exercise.*

Kalinkovich, A. e G. Livshits. *Sarcopenic Obesity or Obese Sarcopenia: a Cross Talk Between Age-associated Adipose Tissue and Skeletal Muscle Inflammation as a Main Mechanism of the Pathogenesis.* Ageing Res Rev, 2017. **35**: pp. 200-21.

214 Embora os exercícios aeróbicos sejam imprescindíveis, a partir da meia-idade eles não bastam, é preciso acrescentar exercícios resistidos: Fragala, M. S., *et al. Resistance Training for Older Adults: Position Statement From the National Strength and Conditioning Association.* J Strength Cond Res, 2019. **33**(8): pp. 2019-052.

214 […] a perda de massa muscular costuma ser gradual: Melton, L. J., 3rd, *et al. Epidemiology of Sarcopenia.* J Am Geriatr Soc, 2000. **48**(6): pp. 625-30.

214 […] quem faz atividade física desde cedo tem uma vantagem: Gallagher, D., *et al. Appendicular Skeletal Muscle Mass: Effects of Age, Gender, and Ethnicity.* J Appl Physiol (1985), 1997. **83**(1): pp. 229-39.

Janssen, I., *et al. Skeletal Muscle Mass and Distribution in 468 Men and Women Aged 18-88 yr.* J Appl Physiol (1985), 2000. **89**(1): pp. 81-8.

Frontera, W. R., *et al. Aging of Skeletal Muscle: a 12-yr Longitudinal Study.* J Appl Physiol (1985), 2000. **88**(4): pp. 1321-326.

Goodpaster, B. H., *et al. The Loss of Skeletal Muscle Strength, Mass, and Quality in Older Adults: the Health, Aging and Body Composition Study.* J Gerontol A Biol Sci Med Sci, 2006. **61**(10): pp. 1059-064.

214 Os exercícios resistidos suavizam os efeitos do envelhecimento sobre os nervos que inervam os músculos esqueléticos: Fragala, M. S., *et al. Resistance Training for Older Adults.*

214 No nível celular, o estresse oxidativo melhora: Johnston, A. P., M. de Lisio e G. Parise. *Resistance Training, Sarcopenia, and the Mitochondrial Theory of Aging.* Appl Physiol Nutr Metab, 2008. **33**(1): pp. 191-99.

214 A abordagem deve ser personalizada e periodizada […] recomece assim que puder: McGrath, R. P., *et al. Muscle Strength is Protective Against Osteoporosis in an Ethnically Diverse Sample of Adults.* J Strength Cond Res, 2017. **31**(9): p. 2586-2589.

REFERÊNCIAS | 315

McLean, R. R., *et al. Criteria for Clinically Relevant Weakness and Low Lean Mass and Their Longitudinal Association with Incident Mobility Impairment and Mortality: the Foundation for the National Institutes of Health (FNIH) Sarcopenia Project.* J Gerontol A Biol Sci Med Sci, 2014. **69**(5): pp. 576-83.

Peterson, M. D., *et al. Muscle Weakness Thresholds for Prediction of Diabetes in Adults.* Sports Med, 2016. **46**(5): pp. 619-28.

Dalsky, G. P., *et al. Weight-bearing Exercise Training and Lumbar Bone Mineral Content in Postmenopausal Women.* Ann Intern Med, 1988. **108**(6): pp. 824-28.

Nelson, M. E., *et al. Effects of High-intensity Strength Training on Multiple Risk Factors for Osteoporotic Fractures. A Randomized Controlled Trial.* JAMA, 1994. **272**(24): pp. 1909-914.

Westcott, W. L. *Resistance Training is Medicine: Effects of Strength Training on Health.* Curr Sports Med Rep, 2012. **11**(4): pp. 209-16.

Shaw, C. S., J. Clark e A. J. Wagenmakers. *The Effect of Exercise and Nutrition on Intramuscular Fat Metabolism and Insulin Sensitivity.* Annu Rev Nutr, 2010. **30**: pp. 13-34.

Bweir, S., *et al. Resistance Exercise Training Lowers HbA1c more Than Aerobic Training in Adults with Type 2 Diabetes.* Diabetol Metab Syndr, 2009. **1**: 27.

214 **[...] apenas 8% dos adultos com mais de 75 anos de idade nos Estados Unidos fazem exercícios de fortalecimento muscular e exercícios resistidos**: National Center for Health Statistics (NCHS), *National Health Interview Survey,* 2015. 2016, Centers for Disease Control and Prevention (CDC): Hyattsville, Maryland.

214 **As barreiras relatadas são medo, preocupações com a saúde, dor, cansaço, falta de apoio social**: Burton, E., *et al. Motivators and Barriers for Older People Participating in Resistance Training: A Systematic Review.* J Aging Phys Act, 2017. **25**(2): pp. 311-24.

215 **Se você não está fazendo exercícios resistidos para complementar os exercícios aeróbicos, recomendo que comece**: Bunout, B., *et al. Effects of Nutritional Supplementation and Resistance Training on Muscle Strength in Free Living Elders. Results of One Year Follow.* J Nutr Health Aging, 2004. **8**(2): pp. 68-75.

Pahor, M., *et al. Effects of a Physical Activity Intervention on Measures of Physical Performance: Results of the Lifestyle Interventions and Independence for Elders Pilot (LIFE-P) Study.* J Gerontol A Biol Sci Med Sci, 2006. **61**(11): pp. 1157-165.

Latham, N. K., *et al. Effect of a Home-based Exercise Program on Functional Recovery Following Rehabilitation After Hip Fracture: a Randomized Clinical Trial.* JAMA, 2014. **311**(7): pp. 700-08.

215 **[...] até mesmo pessoas com 90 anos ou mais podem fazer exercícios resistidos**: Papa, E.V., X. Dong, e M. Hassan. *Resistance Training for Activity Limitations in Older Adults with Skeletal Muscle Function Deficits: a Systematic Review.* Clin nterv Aging, 2017. **12**: pp. 955-61.

316 | A NOVA CIÊNCIA DA LONGEVIDADE

215 [...] suplementos de proteína devem ser usados para complementar os programas de
exercícios resistidos: Kimball, S. R. e L. S. Jefferson. *Control of Protein Synthesis by Amino Acid Availability.* Curr Opin Clin Nutr Metab Care, 2002. **5**(1): pp. 63-7.

Dardevet, D., *et al. Stimulation of in Vitro Rat Muscle Protein Synthesis by Leucine Decreases with Age.* J Nutr, 2000. **130**(11): pp. 2630-635.

Hasten, D. L., *et al. Resistance Exercise acutely increases MHC and Mixed Muscle Protein Synthesis Rates in 78-84 and 23-32 yr Olds.* Am J Physiol Endocrinol Metab, 2000. **278**(4): pp. E620-6.

Balagopal, P., et al. *Effects of Aging on in Vivo Synthesis of Skeletal Muscle Myosin Heavy-chain and Sarcoplasmic Protein in Humans.* Am J Physiol, 1997. **273**(4): pp. E790-800.

215 [...] o grupo tratado todos os dias com proteína do soro do leite enriquecida com leucina
(um aminoácido) e vitamina D durante três meses apresentou aumento significativo:
Robinson, S., C. Cooper e A. Aihie Sayer. *Nutrition and Sarcopenia: A Review of the Evidence and Implications for Preventive Strategies.* J Aging Res, 2012. **2012**: 510801.

Tessier, A. J. e S. Chevalier. *An Update on Protein, Leucine, Omega-3 Fatty Acids, and Vitamin D in the Prevention and Treatment of Sarcopenia and Functional Decline.*

215-216 Estudos experimentais realizados com animais e seres humanos mostram que a
vitamina E estimula a formação de novos músculos: Chung, E., *et al. Potential Roles of Vitamin E in Age-relatedchanges in Skeletal Muscle Health.* Nutr Res, 2018. **49**: pp. 23-36.

Agradecimentos

Gostaria de agradecer às seguintes pessoas: meu marido, Gary, por sua paciência e suas informações, e meus filhos, Redmond e Pearse Traynor, que ajudaram na revisão do texto (obrigada, Pearse, por seu mergulho profundo e persistente nos fatos e seu *feedback* minucioso do ponto de vista de um rapaz de 20 e poucos anos). Às minhas irmãs Kate, Paula e Grace, com quem dei muitas risadas e derramei muitas lágrimas durante o processo de elaboração do livro.

À fabulosa equipe do estudo Tilda, com a qual tenho trabalhado ao longo dos últimos quinze anos, inclusive ao dr. Silvin Knight, por algumas ilustrações, ao dr. Cathal McCrory, por modificar os testes do Tilda, a Deirdre O'Connor e Eleanor Gaffney, pelo apoio administrativo.

Agradeço aos participantes do estudo Tilda, que, generosamente, deram muito do seu tempo para tornar possível um excelente estudo que nos ajudou a compreender o processo de envelhecimento e a mudar a política e a medicina em todo o mundo.

A Daniel McCaughey, que ajudou com as pesquisas na literatura especializada e com a revisão dos dados enquanto estudava medicina; e aos meus queridos mentores, professor Richard Sutton e professor Davis Coakley.

318 | A NOVA CIÊNCIA DA LONGEVIDADE

A Helen Fitzpatrick, minha secretária há quinze anos, por sua paciência, sabedoria e trabalho árduo.

Gostaria de agradecer também a Bill Hamilton, meu agente literário, e à excelente equipe da Bonnier, com quem gostei imensamente de trabalhar.

Tenho uma vida bastante privilegiada na medicina e ainda amo cada minuto dedicado à minha profissão. O meu "muito obrigada" a todos os pacientes que compartilharam suas vidas e experiências.

CRÉDITOS DAS ILUSTRAÇÕES

Página 23

O gráfico de barras foi reproduzido de:
Belsky, D. W., Caspi, A., Houts, R., Cohen, H. J., Corcoran, D. L., Danese, A., Harrington, H., Israel, S., Levine, M. E., Schaefer, J. D. e Sugden, K. *Quantification of Biological Aging in Young Adults.* PNAS 112(30); publicado em 28 de julho de 2015, página 4105, Figura 2.

Página 38

As fotografias das freiras são cortesia da School Sisters of Notre Dame North American Archives, Milwaukee, Wisconsin.

Página 55

A imagem do cromossomo é cortesia de 123rf.com.

Página 107

As imagens da cabeça e do cérebro humanos são cortesia de 123rf.com.

Página 141

A imagem da célula é cortesia de 123rf.com.

Página 167

As fotografias dos macacos em envelhecimento foram reproduzidas com permissão da American Association for the Advancement of Science, da revista *Science*.

Impresso por :

gráfica e editora

Tel.:11 2769-9056